正骨入门·常见骨折诊治

ZHENGGU RUMEN CHANGJIAN GUZHE ZHENZHI

主　编　尹　恒　汪志芳
副主编　谢英彪　苏秋菊　邵　阳
编　者　华　瑧　祝春雷　於　浩　崔恒燕
　　　　孙文渊　傅璟玥　石　磊　薛昌林
　　　　刘光明　王　燕　谢　勇　高　青
　　　　崔　颖

河南科学技术出版社

· 郑州 ·

内容提要

　　本书简要介绍了骨折的病因、病机、临床检查、诊断等基础知识，详细阐述了骨折的治疗方法，包括固定手法复位和药物治疗，以及敷贴、熏蒸、药熨、指压、推拿、耳压、药枕、物理、化学、刮痧、拔罐、艾灸、针刺、药浴等疗法。本书内容丰富，科学实用，可操作性强，适合广大基层医师及护师、技师阅读参考。

图书在版编目（CIP）数据

　　正骨入门：常见骨折诊治/尹恒，汪志芳主编. —郑州：河南科学技术出版社，2023.9

　　ISBN 978-7-5725-1272-8

　　Ⅰ.①正… Ⅱ.①尹… ②汪… Ⅲ.①骨疾病-诊疗 Ⅳ.①R68

　　中国国家版本馆 CIP 数据核字（2023）第 149694 号

出版发行：河南科学技术出版社
　　　　　北京名医世纪文化传媒有限公司
　　　　　地址：北京市丰台区万丰路 316 号万开基地 B 座 115 室　邮编：100161
　　　　　电话：010-63863186　010-63863168
策划编辑：焦万田
责任编辑：焦万田　郭春喜
责任审读：周晓洲
责任校对：龚利霞
封面设计：中通世奥
版式设计：崔刚工作室
责任印制：程晋荣
印　　刷：河南省环发印务有限公司
经　　销：全国新华书店、医学书店、网店
开　　本：850 mm×1168 mm　1/32　　印张：12.25　　字数：300 千字
版　　次：2023 年 9 月第 1 版　　　　2023 年 9 月第 1 次印刷
定　　价：58.00 元

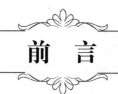

前　言

　　骨折是指骨结构的连续性完全或部分断裂。发生骨折的原因有直接暴力、间接暴力或积累性劳损。骨折多见于儿童及老年人，中青年人也时有发生。患者常为一个部位骨折，少数为多发性骨折。经及时恰当处理，多数患者能恢复原来的功能，少数患者可遗留有不同程度的后遗症。

　　骨折的全身表现有休克和发热等临床表现。对于多发性骨折、骨盆骨折、股骨骨折、脊柱骨折及严重的开放性骨折，患者常因广泛的软组织损伤、大量出血、剧烈疼痛或并发内脏损伤等而引起休克。因为骨折处有大量内出血，血肿吸收时体温略有升高，但一般不超过 38℃，开放性骨折体温升高时应考虑有感染的可能。

　　骨折的局部表现包括骨折的特有体征和其他表现。①畸形：骨折端移位可使患肢外形发生改变，主要表现为缩短、成角、延长。②异常活动：正常情况下肢体不能活动的部位，骨折后出现不正常的活动。③骨擦音或骨擦感：骨折后两骨折端相互摩擦撞击，可产生骨擦音或骨擦感。以上三种体征只要发现其中之一即可确诊，但未见此三种体征者也不能排除骨折的可能。

　　治疗骨折的最终目的是使受伤肢体最大限度地恢复功能。因此，在骨折治疗中，其复位、固定、功能锻炼这三个基本原则十分重要。①复位：是将骨折后发生移位的骨折断端重新恢复正常或接近原有解剖关系，以重新恢复骨骼的支架作用。复位的方法有闭合复位和手术复位。②固定：骨折复位后，因不稳定，容易发生再移位，因此要采用不同的方法将其固定在满意的位置，使其逐渐愈合。常用的固定方法有小夹板、石膏绷带、外固定支架、牵引制动固定等,这些固定方法称外固定。如果通过手术切开用钢板、钢针、髓内针、螺丝钉等固定,则称内固定。③功能锻炼:通过受伤肢体肌肉收缩,增加骨折周围组织的血液循环,促进骨折愈合,防止肌肉萎缩,通过主动或被动活动未被固定的关节,防止关节粘连、关节囊挛缩等,使受伤肢体的功能尽快恢复到骨折前的正常状态。经及时恰当处理,多数患者能恢复原来的功能,少数可遗留有不同程度的后遗症。

患者发生骨折后应及时就医,由医师决定合适的治疗方法。除了手术治疗外,无创伤的治疗方法可以减轻患者的不适,使患者更积极地配合治疗。我们邀集相关专家,共同编撰了《正骨入门·常见骨折诊治》。本书简要介绍了骨折的病因、病机、临床检查、诊断等基础知识,详细阐述了骨折的治疗方法,包括固定手法复位和药物治疗,以及敷贴、熏蒸、药熨、指压、耳压、药枕、物理、化学、刮痧、拔罐、艾灸、针刺、药浴等方法。本书内容丰富,科学实用,适合广大基层医师及护师、技师阅读参考。重点介绍了28种常见骨折的无创伤疗法。本书涉及的无创伤疗法主要有西药治疗、中药汤剂治疗、中成药治疗、敷贴、敷脐、吹药、含漱、药浴、熏蒸、药熨、涂搽、灌肠、药佩、药膳食疗、艾灸、拔罐、推拿、指压、耳压、足部按摩和康复锻炼等。这些治疗方法大都适合居家进行,患者可在医师指导下学习掌握必要的治疗方法。

在本书的编写过程中,参考了许多公开发表的著作,在此谨向原作者们表示衷心的感谢。愿《正骨入门·常见骨折诊治》能成为骨科疾病患者的好帮手!

作 者

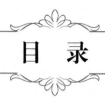

目　录

第1章 概 述

第一节 人体骨骼的基础知识

人体共有 206 块骨骼,分为颅骨、躯干骨和四肢骨 3 个大部分。其中,颅骨 29 块、躯干骨 51 块、四肢骨 126 块(图 1-1)。

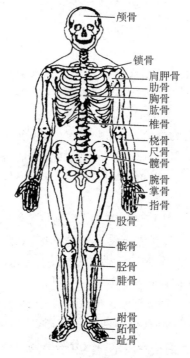

图 1-1 人体骨骼示意图

骨骼是生物结构复杂化的基础,骨骼系统又是生物形态进化的限制因素。骨骼是组成脊椎动物的坚硬器官,功能是运动、支持和保护身体,制造红细胞和白细胞,储藏矿物质。骨骼由各种不同的形状组成,有复杂的内在和外在结构,使骨骼在减轻重量的同时能够保持坚硬。骨骼的成分之一是矿物质化的骨骼组织,其内部是坚硬的蜂巢状立体结构;其他组织还包括骨髓、骨膜、神经、血管和软骨。人体的骨骼起着支撑身体的作用,是人体运动系统的一部分。骨与骨之间一般用关节和韧带连接起来。

骨骼中包含有结缔组织硬骨、软骨、纤维性结缔组织、血管、血液和神经组织。人体骨骼的种类包括长骨(如肱骨、股骨)、短骨(如腕骨)、扁平骨(如肩胛骨)、不规则骨(如脊柱骨)和圆骨(如髌骨,通常很小,位于关节内层)。骨骼具有支持、保护、运动、造血、储存脂质及矿物质等功用。

1. 支持作用　人体不同的骨骼通过关节、肌肉、韧带等组织连成一个整体,对身体起支撑作用。假如人类没有骨骼,那只能是瘫在地上的一堆软组织,不可能站立,更不能行走。

2. 保护作用　人类的骨骼如同一个框架,保护着人体重要的脏器,使其尽可能地避免外力的"干扰"和损伤。例如,颅骨保护着大脑组织,脊柱和肋骨保护着心脏、肺,骨盆骨骼保护着膀胱、子宫等。没有骨骼的保护,外来的冲击、打击很容易使内脏器官受损伤。

3. 运动功能　骨骼与肌肉、肌腱、韧带等组织协同,共同完成人的运动功能。骨骼提供运动必需的支撑,肌肉、肌腱提供运动的动力,韧带的作用是保持骨骼的稳定性,使运动得以连续地进行下去。所以,我们说骨骼是运动的基础。

4. 代谢功能　骨骼与人体的代谢关系十分密切。骨骼中含有大量的钙、磷及其他有机物和无机物,是体内无机盐代谢的参与者和调节者。骨骼还参与人体内分泌的调节,影响体内激素的分泌和代谢。骨骼还与体内电解质平衡有关。

5. 造血功能 骨骼的造血功能主要表现在人的幼年时期,骨髓腔内含有大量的造血细胞,这些细胞参与血液的形成。到成年后,部分松质骨内仍存在具有造血功能的红骨髓。

第二节 骨折的定义

骨质的连续性发生完全或部分性中断称骨折。全身及局部的疾病,可使骨结构变脆弱,较小的外力即可诱发骨折,称之为病理性骨折:①全身性疾病,如软骨病、维生素 C 缺乏(坏血病)、脆骨症、骨软化症等。②局部骨质病变,如骨髓炎、骨囊肿、骨肿瘤等。

长期、反复的直接或间接暴力(如长途行走),可集中在骨骼的某一点上发生骨折,如第 2～3 跖骨及胫骨或腓骨干下 1/3 的疲劳骨折,骨折无移位,但愈合慢。

骨折与年龄也有一定关系,儿童骨质韧性大而强度不足,易发生青枝骨折。老年骨质疏松,脆性大,加上年龄大,行走协调性差,易发生 Colles 骨折及股骨颈骨折,且骨折后不易愈合。

第三节 骨折的主要原因

骨折是骨的完整性或连续性受到破坏所引起的,以疼痛、肿胀、青紫、功能障碍、畸形及骨擦音等为主要表现的疾病。多见于儿童及老年人,中青年人也时有发生。患者常为一个部位骨折,少数为多发性骨折。经及时恰当处理,多数患者能恢复原来的功能,少数患者可遗留有不同程度的后遗症。骨折基本上都是意外伤害造成的,在高速发展的现代生活中意外伤害事故是经常发生的。造成骨折并不可怕,首先要端正态度,必须到正规医院接受检查和治疗。

发生骨折的主要原因主要有 3 种情况。

1. 直接暴力　暴力直接作用于骨骼某一部位而致该部骨折，使受伤部位发生骨折，常伴不同程度软组织损伤，如车轮撞击小腿，于撞击处发生胫腓骨骨干骨折。

2. 间接暴力　作用时通过纵向传导、杠杆作用或扭转作用使远处发生骨折，如从高处跌落足部着地时，躯干因重力关系急剧向前屈曲，胸腰脊柱交界处的椎体发生压缩性或爆裂骨折。

3. 积累性劳损　长期、反复、轻微的直接或间接损伤可致使肢体某一特定部位骨折，又称疲劳骨折，如远距离行走易致第 2、3 跖骨及腓骨下 1/3 骨干骨折。

第四节　骨折的分类

1. 依据骨折是否和外界相通分类

(1)开放性骨折：骨折附近的皮肤和黏膜破裂，骨折处与外界相通。耻骨骨折引起的膀胱或尿道破裂，尾骨骨折引起的直肠破裂，均为开放性骨折。因与外界相通，此类骨折伤口及骨折断端受到污染。

(2)闭合性骨折：骨折处皮肤或黏膜完整，不与外界相通。此类骨折没有污染。

2. 依据骨折的程度分类

(1)完全性骨折：骨的完整性或连续性全部中断，管状骨骨折后形成远、近两个或两个以上的骨折段。横形骨折、斜形骨折、螺旋形骨折、粉碎性骨折、嵌插骨折、压缩性骨折、凹陷性骨折及骨骺分离均属完全性骨折。

(2)不完全性骨折：骨的完整性或连续性仅有部分中断，如颅骨、肩胛骨及长骨的裂缝骨折，儿童的青枝骨折等均属不完全性骨折。

3. 依据骨折的形态分类(图 1-2)

(1)横形、斜形及螺旋形骨折：多发生在骨干部。

(2)粉碎性骨折：骨碎裂成两块以上，称粉碎性骨折。骨折线

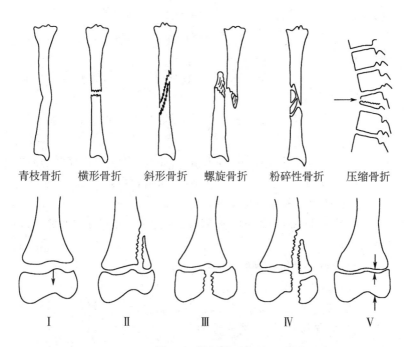

青枝骨折　横形骨折　斜形骨折　螺旋骨折　粉碎性骨折　压缩骨折

Ⅰ　　Ⅱ　　Ⅲ　　Ⅳ　　Ⅴ

图 1-2　骨折的形态

　　Ⅰ型为骨骺与干骺端完全分离,整个骺板的所有层都断裂;Ⅱ型为部分骺板断裂,可以有干骺端小的骨折片仍与骨骺相连,但干骺端的主要部分与骨骺分离;Ⅲ型为骨骺骨折延伸到干骺端,并波及关节面,可以部分与干骺端分离;Ⅳ型为骨折线穿过干骺端、骺板和骨骺的骨折,多数也穿过关节软骨;Ⅴ型为骺板的压缩性损伤,一般不伴有骨损伤,最初多无异常 X 线表现。

　　呈"T"形或"Y"形时,又称"T"形骨折或"Y"形骨折。

　　(3)压缩骨折:松质骨因压缩而变形,如椎体和跟骨。

　　(4)星状骨折:多因暴力直接着力于骨面所致,如颅骨及髌骨可发生星状骨折。

　　(5)凹陷骨折:如颅骨因外力使之发生部分凹陷。

　　(6)嵌入骨折:发生在长管骨干骺端皮质骨和松质骨交界处。骨折后,皮质骨嵌插入松质骨内,可发生在股骨颈和肱骨外科颈等处。

(7)裂纹骨折:如长骨干或颅骨伤后可有骨折线,但未通过全部骨质。

(8)青枝骨折:多发生在小儿,骨质部分断裂,骨膜及部分骨质未断。

(9)骨骺分离:通过骨骺的骨折,骨骺的断面可带有数量不等的骨组织,是骨折的一种。

4. 依据解剖部位分类　依据解剖部位,可分为椎体骨折,附件骨折,长骨的骨干骨折,骨骺分离,干骺端骨折,关节内骨折等。

5. 依据骨折前骨组织是否正常分类

(1)外伤性骨折:骨结构正常,因暴力引起的骨折,称之为外伤性骨折。

(2)病理性骨折:不同于一般的外伤性骨折,其特点是在发生骨折以前,骨本身即已存在着影响其结构坚固性的内在因素,这些内在因素使骨结构变得薄弱,在不足以引起正常骨骼发生骨折的轻微外力作用下,即可造成骨折。

6. 依据骨折稳定程度分类

(1)稳定骨折:骨折端不易移位或复位后经适当的外固定不易发生再移位者称稳定性骨折,如裂缝骨折、青枝骨折、嵌插骨折、长骨横形骨折、压缩骨折等。

(2)不稳定骨折:骨折端易移位或复位后易于发生再移位者称不稳定骨折,如斜形骨折、螺旋骨折、粉碎性骨折。股骨干横形骨折,因受肌肉强大的牵拉力,不能保持良好对应,也属不稳定骨折。

7. 依据骨折后的时间分类

(1)新鲜骨折:新发生的骨折和尚未充分地纤维连接,还可能进行复位者,2～3周的骨折。

(2)陈旧性骨折:伤后3周以上的骨折,3周的时限并非恒定,如儿童肘部骨折,超过10日就很难整复。

第五节　骨折段的移位

1. 骨折段移位的原因　大多数骨折均有移位,其发生的因素如下。

(1)暴力的大小、作用方向和性质。

(2)肢体远侧段的重量。

(3)肌肉牵拉力,此种力量经常存在,可因疼痛肌肉发生痉挛而增强。

(4)搬运及治疗不当。

2. 骨折段移位的类型　一般有 5 种不同的移位。临床上常合并存在。

(1)侧方移位:远侧骨折端移向侧方。一般以近端为基准,以远端的移位方向称为向前、向后、向内或向外侧方移位。

(2)成角移位:两骨折段之轴线交叉成角,以角顶的方向称为向前、向后、向内或向外成角。

(3)旋转移位:骨折段围绕骨的纵轴而旋转。

(4)分离移位:骨折段在同一纵轴上互相分离。

(5)缩短移位:骨折段互相重叠或嵌插,骨长度因而缩短。

第六节　骨折的临床表现

1. 骨折的全身表现

(1)休克:对于多发性骨折、骨盆骨折、股骨骨折、脊柱骨折及严重的开放性骨折,患者常因广泛的软组织损伤、大量出血、剧烈疼痛或并发内脏损伤等而引起休克。

(2)发热:骨折处有大量内出血,血肿吸收时体温略有升高,但一般不超过 38℃,开放性骨折体温升高时应考虑感染的可能。

2. 骨折的局部表现

(1)骨折的一般表现:为局部疼痛、肿胀和功能障碍。骨折时,骨髓、骨膜及周围组织血管破裂出血,在骨折处形成血肿,以及软组织损伤所致水肿,使患肢严重肿胀,甚至出现张力性水疱和皮下瘀斑,由于血红蛋白的分解,可呈紫色、青色或黄色。骨折局部出现剧烈疼痛,特别是移动患肢时加剧。局部肿胀和疼痛使患肢活动受限,如为完全性骨折,可使受伤肢体活动功能完全丧失。

（2）骨折的特有体征：①畸形,骨折段移位可使患肢外形发生改变,主要表现为短缩、成角或旋转；②异常活动,正常情况下肢体不能活动的部位,骨折后出现不正常的活动；③骨擦音或骨擦感,骨折后,两骨折端相互摩擦时,可产生骨擦音或骨擦感。

第七节　骨折的诊断与检查

根据临床表现及影像学检查即可确诊或排除诊断（图 1-3,图 1-4）。

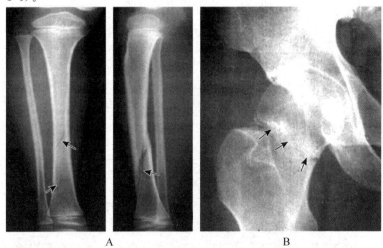

A   B

图 1-3　骨折诊断的影像学检查示例（1）

X 线正位片（A）示左胫骨下段骨折呈斜行透明线（↑）；（B）左股骨颈骨折呈致密线影（↑）。

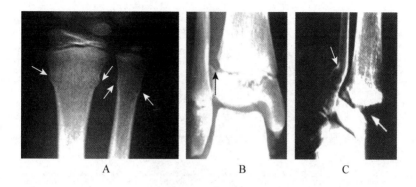

图 1-4　骨折诊断的影像学检查示例(2)

X 线正位片,(A)示左桡尺骨远端青枝骨折,骨皮质、骨纹理扭曲;(B)示右胫骨下端骨骺分离;(C)示右胫骨骨骺分离,腓骨骨皮质、骨纹理扭曲。

凡疑为骨折者应常规进行 X 线片检查,可显示临床上难以发现的不完全性骨折、深部的骨折、关节内骨折和小的撕脱性骨折等。即使临床上已表现为明显骨折者,X 线片检查也是必需的,可以了解骨折的类型和具体情况,对治疗具有指导意义。

X 线摄片应包括正、侧位片,必须包括邻近关节,有时须加摄斜位、切线位或健侧相应部位的 X 线片。仔细阅读 X 线片后应辨明以下几点:①骨折是损伤性或病理性。②骨折是否移位,如何移位。③骨折对位对线是否满意,是否须整复。④骨折是新鲜的还是陈旧的。⑤有否邻近关节或骨损伤。

对于骨折不明确但又不能排除者、脊柱骨折有可能压迫脊髓神经根者及复杂骨折者均可行 CT 检查。三维 CT 重建可以更直观便捷地进行骨折分型,对治疗方案选择帮助很大,目前临床上常用。MRI 检查虽然显示骨折线不如 CT 检查,但对于脊髓神经根及软组织损伤的显示有独特优点,已广泛用于脊柱骨折的检查。

第八节 骨折的并发症

1. 骨折早期并发症

（1）休克：严重损伤，骨折引起大出血或重要器官损伤所致。

（2）脂肪栓塞综合征：发生于成人，是由于骨折处髓腔内血肿张力过大破坏，脂肪滴进入破裂的静脉窦内，可引起肺、脑脂肪栓塞。

（3）重要内脏器官损伤：①肝、脾破裂；②肺损伤；③膀胱和尿道损伤；④直肠损伤。

（4）重要周围组织损伤：①重要血管损伤；②周围神经损伤；③脊髓损伤。

（5）骨筋膜室综合征：即由骨、骨间膜、肌间隔和深筋膜形成的骨筋膜室内肌肉和神经因急性缺血而产生的一系列早期症候群。最多见于前臂掌侧和小腿，常由损伤骨折的血肿和组织水肿使其室内内容物体积增加或外包扎过紧、局部压迫使骨筋膜室容积减小而导致骨筋膜室内压力增高所致。

2. 骨折晚期并发症

（1）坠积性肺炎：多发生于因骨折长期卧床不起的患者，特别是年老体弱和伴有慢性病的患者，有时可因此而危及患者生命，应鼓励患者及早下床活动。

（2）压疮：严重骨折后患者长期卧床不起，身体骨突起处受压，局部血液循环障碍易形成压疮。常见部位有骶部、髋部、足跟部。

（3）下肢深静脉血栓形成：多见于骨盆骨折或下肢骨折，下肢长时间制动，静脉血回流缓慢，加之损伤所致血液高凝状态，易发生血栓形成。应加强活动锻炼，预防其发生。

（4）感染：开放性骨折特别是污染较重或伴有较严重的软组织损伤者，若清创不彻底，坏死组织残留或软组织覆盖不佳，可能发生感染。处理不当可致化脓性骨髓炎。

(5)损伤性骨化:又称骨化性肌炎。由于关节扭伤、脱位或关节附近骨折,骨膜剥离形成骨膜下血肿,处理不当使血肿扩大、机化并在关节附近软组织内广泛骨化,造成严重关节活动功能障碍。多见于肘关节。

(6)损伤性关节炎:关节内骨折,关节面遭到破坏,又未能准确复位,骨愈合后使关节面不平整,长期磨损易引起损伤性关节炎,致使关节活动时出现疼痛。

(7)关节僵硬:患肢长时间固定,静脉和淋巴回流不畅,关节周围组织中浆液纤维性渗出和纤维蛋白沉积,发生纤维粘连,并伴有关节退变和周围肌挛缩,致使关节活动障碍。这是骨折和关节损伤最为常见的并发症。及时拆除固定和积极进行功能锻炼是预防和治疗关节僵硬的有效方法。

(8)急性骨萎缩:即损伤所致关节附近的病理性骨质疏松,亦称反射性交感神经性骨营养不良,好发于手、足骨折后,典型症状是疼痛和血管舒缩紊乱。

(9)缺血性骨坏死:骨折使某一骨折段的血液供应被破坏,而发生该骨折段缺血性坏死。常见的有腕舟状骨骨折后近侧骨折段缺血性坏死。

(10)缺血性肌挛缩:多为骨筋膜室综合征处理不当的严重后果,是骨折最严重的并发症之一。它可由骨折和软组织损伤所致,也常因骨折处理不当造成,特别是外固定过紧。一旦发生则难以治疗,常致严重残疾。典型的畸形是爪形手和爪形足。

第九节 骨折的急救原则

骨折通常分为闭合性和开放性骨折两大类。闭合性骨折指皮肤软组织相对完整,骨折端尚未和外界连通;开放性骨折则是指骨折处有伤口,骨折端已与外界连通。全身各个部位都可发生骨折,但最常见的还是四肢骨折。一旦怀疑有骨折,应尽量减少患处的活动,转送时要用硬板床。

1. 抢救生命　严重创伤现场急救的首要原则是抢救生命。发现患者心搏、呼吸已经停止或濒于停止,应立即进行胸外心脏按压和人工呼吸;昏迷患者应保持呼吸道通畅,及时清除口咽部异物;患者有意识障碍者可针刺其人中、百会等穴位;开放性骨折患者伤口处可有大量出血,一般可用敷料加压包扎止血。严重出血者若使用止血带止血,一定要记录开始使用止血带的时间,每隔30分钟应放松1次(每次30～60秒),以防肢体缺血坏死。如遇以上有生命危险的骨折者,应快速送往医院救治。

2. 伤口处理　开放性伤口的处理除应及时恰当地止血外,还应立即用消毒纱布或干净布包扎伤口,以防伤口继续被污染。伤口表面的异物要取掉,外露的骨折端切勿推入伤口,以免污染深层组织。有条件者最好用高锰酸钾等消毒液冲洗伤口后再包扎、固定。

3. 简单固定　现场急救时及时正确地固定断肢,可减少患者的疼痛及周围组织继续损伤,同时也便于患者的搬运和转送。但急救时的固定是暂时的。因此,应力求简单而有效,不要求对骨折准确复位;开放性骨折有骨端外露者更不宜复位,而应原位固定。急救现场可就地取材,如木棍、板条、树枝、手杖或硬纸板等都可作为固定器材,其长短以固定住骨折处上下两个关节为准。如找不到固定的硬物,也可用布带直接将伤肢绑在身上,骨折的上肢可固定在胸壁上,使前臂悬于胸前;骨折的下肢可同健肢固定在一起。

4. 必要镇痛　严重外伤后,强烈的疼痛刺激可引起休克,因此应给予必要的镇痛药。如口服索米痛片,也可注射镇痛药,如吗啡10mg或哌替啶50mg。但有脑、胸部损伤者不可注射吗啡,以免抑制呼吸中枢。

5. 安全转运　经以上现场救护后,应将患者迅速、安全地转运到医院救治。转运途中要注意动作轻稳,防止震动和碰坏伤肢,以减少患者的疼痛;注意其保暖和适当的活动。

第十节　骨折的临床治疗

骨折患者的典型表现是伤后出现局部变形、肢体等出现异常运动、移动肢体时可听到骨擦音。此外,伤口剧痛,局部肿胀、瘀血,伤后出现运动障碍。出现外伤后尽可能少搬动患者,如需搬动必须动作谨慎、轻柔、稳妥,以不增加患者痛苦为原则。治疗骨折的最终目的是使受伤肢体最大可能和最大限度地恢复其功能。因此,在骨折治疗中,复位、固定及功能锻炼这些基本原则是十分重要的。

1. 复位　是将骨折后发生移位的骨折断端重新恢复正常或接近原有正常位置,以重新恢复骨骼的支架作用。复位的方法有闭合复位和手术复位、外固定架复位。

2. 固定　骨折复位后,因为其不稳定,容易发生再移位,因此要采用不同的方法将其固定在满意的位置上,使其逐渐愈合。常用的固定方法有小夹板、石膏绷带、外固定支架、牵引制动固定等,这些叫外固定。如果通过手术切开上钢板、钢针、髓内针、螺丝钉等,就叫内固定。

3. 功能锻炼　后期的骨折患者主要是以重点关节为主的全身功能锻炼,通过受伤肢体肌肉收缩,增加骨折周围组织的血液循环,促进骨折愈合,防止肌肉萎缩。通过主动或被动活动未被固定的关节,防止关节粘连、关节囊挛缩等,使受伤肢体的功能尽快恢复到骨折前的正常状态。骨折患者功能锻炼要遵循循序渐进、由轻到重、由小到大,主动功能锻炼为主,被动活动为辅的原则。

人体骨折后,骨骼的愈合速度十分缓慢,一般最快的要3个月,慢的要6个月才能基本康复,有些骨折长达1年以上都难以愈合。所以在骨折后应适当使用骨伤药物帮助骨骼的生长愈合。

4. **成人常见骨折临床愈合时间** ①锁骨骨折 4～6 周;②内、外及后踝部骨折 4～6 周;③肱骨外科颈骨折 4～6 周;④髌骨骨折 4～6 周;⑤肱骨髁上骨折 4～6 周;⑥骨远端骨折 4～6 周;⑦肱骨干骨折 4～8 周;⑧胫腓骨骨折 8～10 周;⑨股骨粗隆间骨折 8～12 周;⑩股骨干骨折 8～12 周;⑪股骨颈骨折 12～24 周。

5. **骨折的临床愈合标准** ①局部无压痛,无纵向叩击痛;②局部无异常活动;③X 线片显示骨折线模糊,有连续性骨痂通过骨折线;④功能测定,在解除外固定情况下,上肢能平举 1kg 重物达 1 分钟,下肢能连续徒手步行 3 分钟,并不少于 30 步,连续观察 2 周,骨折处不变形,则观察的第 1 天即为临床愈合日期。②、④两项功能的测定必须慎重(尽量不要自测),以不发生变形或再骨折为原则。

骨折后整体恢复期很长,成人需要 2～4 年,在如此长的时间段,如不加快骨折痊愈,还会有一定的并发症。因此,骨折后选择有效的药物联合治疗促进骨折愈合,是十分必要的。

第十一节　骨折的非手术复位法

1. **手摸心会** 所谓手摸心会就相当于中医的望、闻、问、切,凭借多年的行医经验,在手摸的过程中,通过 X 线片示意图,找准骨骼的移位方向而复位。

2. **拔伸牵引** 骨折程度有成角度骨折或者骨断开的两种情况。拔伸牵引是通过肌肉的拉力,将骨骼拉开,进行骨骼间的复位。它的主要作用是对抗肌肉的力量,矫正骨端的重叠移位,恢复肢体的长度。

3. **旋转回绕** 由于外作用力导致骨骼断开,断开后的骨骼由于肌肉的拉力重新拉回,造成骨骼回绕错位。这种骨折很难恢复原位,断开的骨端无法直接牵引拉回,这时需要利用肌肉的拉力同时向相反方向旋转拉伸,使其恢复到原来的位置。这一手法主要解决的是骨折断端间的旋转和背向移位。

4.屈伸收展 针对的是弯曲的骨折状况,根据角度的大小进行调节。主要解决骨折断端间的成角移位。

5.成角折顶 骨断开后受肌肉的拉力在骨折面成角度地重叠在一起,这种骨折通过普通的拉伸难以对正,这时需要通过折顶来解决残余骨断面的重叠移位。成角折顶主要解决骨折断端横断或带有锯齿的骨折。

6.端挤提按 主要解决的是骨折的侧方移位。

7.夹挤分骨 依据不同成角度的骨折采用或夹或挤的方式,使其骨断面重合。主要适用于小腿骨折及前臂骨折。

8.摇摆触碰 骨折复位后,骨骼之间有间隙,通过上下摇摆使骨骼间的间隙达到最小,这样有利于骨折的愈合。主要解决骨折复位后的间隙,使骨折断端的间隙达到最紧密程度,使断端面接触得最紧。

9.对扣捏合 如跟骨的骨折有多块,依据以上的方法将骨块对正到一起,其他的骨碎块就须用这种捏合的方式进行修补。主要用于矫正粉碎性骨折及分叉性骨折。

10.按摩推拿 完成整个的骨复位后,进行捋骨顺筋,将扭曲的肌肉、肌腱等进行最后的调整。

第十二节　骨折后期的康复治疗

尽早进行系统合理的功能锻炼,不仅能维持机体正常的生理功能水平、加快骨折愈合、防止毗邻未受伤关节的功能障碍,更重要的是可以防止因肌肉粘连、关节僵硬及肌肉萎缩所引起的受伤关节的永久的功能障碍,最大限度地恢复患者的肢体功能,预防肢体失用性萎缩及关节挛缩。

四肢骨折,尤其是关节及关节周围骨折术后的康复,最重要的是关节活动度和肌力的训练。早期关节活动度训练要以被动活动为主,应掌握循序渐进的原则,有条件可使用持续被动活动机进行功能锻炼。术后 3 日可开始逐步加强主动的关节活动。康复训练要逐步加大并维持关节的最大活动度,切忌小范围快节奏活动,这样不仅无助关节活动度的改善,而且对骨折局部也有影响。

人体上下肢的功能各有侧重,上肢侧重于精细动作,这些功能的恢复是功能锻炼的重点。锻炼时要注意手指屈伸都要达到最大限度,以防止手部关节僵硬粘连。下肢的主要功能是负重,但在下肢骨折愈合前如果过度负重会造成固定物松动、折断,所以下肢骨折的康复一定要遵循"早活动、晚负重"的原则。股四头肌是大腿前侧的一块重要肌肉,伤后和术后如果长时间不活动很容易萎缩,而且一旦萎缩很难恢复,直接影响功能康复结果。

不适当的肌力训练和关节活动训练可以加重痉挛,适当的康复训练可以使这种痉挛得到缓解,从而使肢体运动趋于协调。

第十三节　骨折患者的饮食

1. **骨折患者的饮食原则**　①骨折初期宜食三七、山楂、薤白、荠菜、韭菜、螃蟹等活血化瘀、消肿止痛的食物。②骨折中期宜食补肝肾、续筋接骨的食物,如枸杞子、杜仲等。③骨折久不愈合者,可食紫河车、桂圆肉、黑豆、鹌鹑等补益气血、滋补肝肾类食物。④限制食用柑橘类水果和番茄,以防其限制钙的吸收。⑤应在饮食中包含乳酸钙和磷酸钙,注意摄取有充足的维生素 D 的食物。⑥要多食用含钙的食物,睡前服用,这是钙吸收最佳时间,还有助于睡眠。⑦骨伤患者忌食醋。醋中含有 3％～4％ 的醋酸,而醋酸又有软化骨骼及脱钙的作用。不少骨伤患者食醋后,第二天伤处感觉酸软,疼痛加剧,甚至更加肿胀,可见食醋确能影响骨折愈合。因此,骨折患者在治疗期间避免食醋。

2. **注重饮食调理**　俗话说:伤筋动骨一百天。说的是骨折之后恢复的时间是比较长的,因为骨折的患者在较长的恢复期间,患者的家属和患者都要注意饮食上的调养。骨折早期因忧思少动,气机郁滞,无力推运,常有大便秘结,卧床患者更多见。宜多食含纤维素多的蔬菜,吃些香蕉、蜂蜜等促进排便。骨折后 1~2周,骨折部位瘀血肿胀,经络不通,气血阻滞,此期需注意活血化瘀,行气消散。患者骨折部位疼痛,食欲及胃肠功能均有所降低,因此饮食应以清淡开胃、易消化、易吸收的食物为主,如蔬菜、蛋类、豆制品、水果、鱼汤、瘦肉等,制作以清蒸炖熬为主,避免煎炸炒烩的酸辣、燥热、油腻之食品。至于黄豆骨头汤,属于肥腻滋补的范畴,所含脂肪较多,不易消化吸收,有诱发大便干燥之嫌,此阶段最好不要食用。骨折后 2~4 周,患者从生理上及精神上对骨折后的境况有所适应,骨折所引起的疼痛也已缓解,瘀血肿胀大部分消失,食欲及胃肠功能均有所恢复。饮食上应由清淡转为适当的高营养,以满足骨痂生长的需要,可在初期的食谱上加以骨头汤、三七煲鸡、鱼类、蛋类及动物肝之类,以补给更多的维生素 A、维生素 D、钙及蛋白质。适当多吃一些青椒、西红柿、苋菜、青菜、包菜、萝卜等维生素 C 含量丰富的蔬菜,以促进骨痂生长和伤口愈合。骨折后 5 周以上,骨折部位瘀肿基本吸收,已经开始有骨痂生长,并从骨痂向骨组织转化。患者胃口大开,饮食上并无禁忌,可食用任何高营养食物及富含钙、磷、铁等矿物质的食物。

3. 术后营养 骨折术后患者因对热能及蛋白质的需要量大增,但患者进食量却有所减少,容易造成营养缺乏。对于这类患者应给予积极有效的营养治疗,以使创伤早日恢复。较轻骨折患者的固定术后,早期即可经口摄取食物。但选择食物时要求高蛋白、高脂肪、富含维生素和矿物质,以有利于骨折的修复和愈合。较重骨折患者表现为多处骨折,或出血较多的开放性骨折,或伴有较为严重的软组织挫伤。患者消耗明显增加,也可影响胃肠功能。可考虑给予静脉营养治疗,有利于创伤愈合和控制并发症,待病情好转稳定后可逐步过渡到经口进食,并减少肠外营养制剂的用量,直至最终停用。术后患者由于活动减少,食欲减退,消化功能减弱,经口摄入食物应根据患者的口味和饮食习惯进行调整,并尽量做到供给易于消化且富含营养素的饮食。骨折等创伤固定术后,组织的修复和生长将消耗较多的钙、镁、锌等矿物和微量元素,应注意从静脉或食物中给予补充。

4. 骨折患者的6忌

(1)忌盲目补充钙质:钙是构成骨骼的重要原料,有人以为骨折以后多补充钙质能加速断骨的愈合。但科学研究发现,增加钙的摄入量并不加速断骨的愈合,而对于长期卧床的骨折患者,还有引起血钙增高的潜在危险,而同时伴有血磷降低。此是由于长期卧床,一方面抑制对钙的吸收利用,一方面肾小管对钙的重吸收增加的结果。所以,对于骨折患者来说,身体中并不缺乏钙质,只要根据病情和按医师嘱咐,加强功能锻炼和尽早活动,就能促进骨对钙的吸收利用,加速断骨的愈合。尤其对于骨折后卧床期间的患者,盲目地补充钙质,并无裨益,还可能有害。

(2)忌多吃肉骨头:一些人认为,骨折后多吃肉骨头,可使骨折早期愈合。其实不然,现代医学经过多次实践证明,骨折患者多吃肉骨头,非但不能早期愈合,反而会使骨折愈合时间推迟。究其原因,是因为受损伤后骨的再生,主要是依靠骨膜、骨髓的作用,而骨膜、骨髓只有在增加骨胶原的条件下,才能更好地发挥作用,而肉骨头的成分主要是磷和钙。若骨折后大量摄入,就会促使骨质内无机质成分增高,导致骨质内有机质的比例失调。所以,就会对骨折的早期愈合产生阻碍作用。但新鲜的肉骨头汤味道鲜美,有刺激食欲作用,少吃无妨。

(3)忌偏食:骨折患者,常伴有局部水肿、充血、出血、肌肉组织损伤等情况,机体本身对这些有抵抗修复能力,而机体修复组织,长骨生肌,骨痂形成,化瘀消肿的原料就是靠各种营养素,由此可知,保证骨折顺利愈合的关键就是营养。

（4）忌不消化之物：骨折患者因固定石膏或夹板而活动限制，加上伤处肿痛，精神忧虑，因此食欲往往缺乏，时有便秘。所以，食物既要营养丰富，又要容易消化及通便。忌食山芋、芋艿、糯米等易胀气或不消化食物，宜多吃水果、蔬菜。

（5）忌少喝水：卧床骨折患者，尤其是脊柱、骨盆及下肢骨折患者，行动十分不便，因此就尽量少喝水，以减少排尿次数，如此虽排尿次数减少，但更大的麻烦也产生了。如卧床患者活动少，肠蠕动减弱，再加上饮水减少，就很容易引起大便秘结。长期卧床，尿潴留，也容易诱发尿路结石和泌尿系感染。所以，卧床骨折患者想喝水就喝，不必顾虑重重。

（6）忌过食白糖：大量摄取白糖后，将引起葡萄糖的急剧代谢，从而产生代谢的中间物质，如丙酮酸、乳酸等，使机体呈酸性中毒状态。这时，碱性的钙、镁、钠等离子，便会立即被调动参加中和作用，以防止血液出现酸性。如此钙的大量消耗，将不利于骨折患者的康复。同时，过多的白糖亦会使体内维生素 B_1 的含量减少，这是因维生素 B_1 是糖在体内转化为能量时必需的物质。维生素 B_1 不足，大大降低神经和肌肉的活动能力，亦影响功能的恢复。所以，骨折患者忌摄食过多的白糖。

第十四节　骨折的预防方法

1. 坚持做些功能性体育活动，如每日坚持慢走等。这样可防止骨质疏松，减少骨折概率。

2. 多吃一些含钙丰富的食品，如牛奶、鱼类、豆制品、蛋类等，必要时可以补充药物钙剂。

3. 居室要合理，地面不要太滑，桌凳不要乱摆，常用的东西放置高度要适度。提醒老年人在起床时，在由坐位到站立等改变体位时须慢慢适应。

4. 在日常生活中注意安全，防止外伤和意外事故发生，以免造成骨折。①锻炼时选择安静人少的地方;②外出时选择适宜的交通工具,避开交通高峰,并最好有人陪同扶持,上街时最好不要骑自行车,不要到拥挤的公共场所;③在浴室中放置防滑垫;④在便池旁安装扶手,地板选用防滑材料;⑤保留夜间照明灯;⑥保持室内空气流通及适当采光;⑦使用拐杖等。

5. 可适量服用抗衰老类药物,如维生素 D、钙剂,必要时可使用性激素,但要在医师指导下应用,严格控制用药剂量与用药时间。还可常服补益肝肾、强筋药物。

6. 消除引起骨折的非骨骼因素。①日常活动注意安全,避免摔倒;②选择适当的锻炼方法,以免受伤;③营造良好的居室环境和照明设施;④衣着大方宽松,行动方便;⑤调整药物,保持较好的精神状态;⑥高龄老人外出要有人照顾;⑦对骨质疏松症患者采取综合措施,改善肌力和视力,提高平衡和反应能力,防碰,防摔,防骨折。

第 2 章　上肢骨折

第一节　肩胛骨骨折

肩胛骨骨折(SF)多见于成年人,儿童极为少见。肩胛骨体部骨折常为多发伤的一部分,多因仰卧位跌倒或由高能量暴力直接作用于肱骨近端外侧,因肱骨头撞击盂窝所致,可伴有肋骨骨折,并可有胸部并发症。外力也可自侧后方直接撞击肩胛骨骨突部位,如肩胛冈、肩峰或喙突造成骨折,肌肉或韧带的牵拉则可造成撕脱骨折,多为粉碎性骨折,有时亦有横行或斜行骨折。因肩胛骨前后均有肌肉保护,多无明显骨折移位,但须注意有无肋骨骨折或胸腔脏器伤。

一、解剖特点

肩胛骨(图 2-1)是一块不规则的三角形扁骨,前面稍凹,分二面三缘。背面被肩胛冈分为冈上窝和冈下窝,此处骨质菲薄,无法放置内固定物。肩胛骨外侧缘相对较厚,上缘骨质薄而短,但有喙突加强,这三条骨脊称为"三柱"。内侧缘、外侧缘和肩胛冈是放置内固定物的重要部位。肩胛颈狭窄,骨质薄弱,易骨折,其稳定性依靠三柱的完整性,单纯非手术治疗易造成骨折畸形愈合。正常成年人中肩胛盂约 3/4 有 7°(2°～12°)的后倾角,约 1/4 有 2°～4°的前倾角。如果有畸形愈合超过这一生理范围,可造成盂肱关节不稳定或脱位。肩胛骨是肩悬吊复合体的一部分,连接上肢与中轴骨,其周围有丰富肌肉包绕,也是多块肌肉的起始点

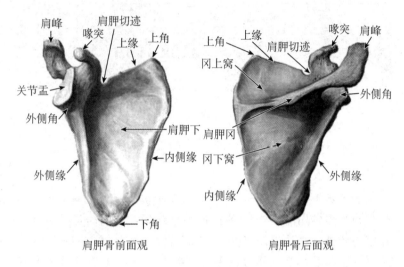

图 2-1　肩胛骨

和附着点。前方有臂丛、肩部血管、头静脉等；外侧缘三边孔、四边孔，孔内有旋肩胛血管、腋神经、旋肱后血管通过；肩峰下有肩胛上神经血管，骨折移位或手术时极易损伤。

二、骨折分类与类型

SF 的分类较多，均以放射学为基础。

1. Hardegger 根据骨折部位提出的分类方法

(1)体部骨折：占 SF 的 35％～50％，骨折多位于肩胛下方的薄弱区。由于肩胛骨体部周围有丰厚的肌群覆盖，大部分骨折移位轻微且无须手术治疗。临床上偶有肩胛骨体部爆裂骨折，其外缘尖端可刺入盂肱关节，并妨碍关节活动。

(2)盂缘骨折：约占 SF 的 25％，常继发于肱骨头脱位，手法整复后可能遗有不同程度的肩关节失稳。

(3)盂窝骨折：占 SF 的 6％～10％，常由肱骨头直接撞击盂窝所致,其中损伤严重者约占盂窝骨折的 10%。

(4)解剖颈骨折:由于受到肱三头肌长头的持续牵拉,其骨折远端通常向外下方明显移位,单纯依靠手法整复常难以纠正骨折移位。

(5)外科颈骨折:肩胛骨外角可明显移位,其移位程度主要取决于是否伴有同侧锁骨骨折和(或)喙锁韧带断裂。当肩关节悬吊的稳定性受到严重破坏时,局部肌肉的拉力和患肢重量将使骨折远端向前、下、内侧旋转移位。这种三维方向移位可使肩峰及盂肱关节周围肌群的起止关系和结构长度发生改变,从而导致肩关节的动力平衡失调。骨折可使肩盂的倾斜角度改变,这是导致肩关节脱位的解剖学基础。

(6)肩峰骨折:约占 9%,受到三角肌的持续牵拉,其骨折远端常向下倾斜移位,从而损害肩袖功能。

(7)肩胛冈骨折:占 6%~11%,常伴有肩胛骨体部骨折,严重者可导致肩袖损伤,有些移位明显的肩胛冈基底部骨折往往愈合困难。

(8)喙突骨折:约占 5%,移位严重的喙突基底部骨折可压迫神经血管束。

2. Miller 按照肩胛骨的形态特点分类　将其分为突起部、颈部、肩盂关节部及体部,并据此将 SF 简化为四种主要类型及相关亚型。ⅠA 型:肩峰骨折;ⅠB 型:肩峰基底或肩胛冈骨折;ⅠC型:喙突骨折;ⅡA 型:肩胛颈骨折,骨折线位于肩峰至肩胛冈基底外缘;ⅡB 型:肩胛颈横断骨折,骨折线延伸至肩峰基底部或肩胛冈;Ⅲ型:肩盂关节内骨折;Ⅳ型:肩胛骨体部骨折。

以上两种分型方法基本可以概括骨折的全部类型,在临床上被较普遍接受。矫形外科创伤学会(OTA)编码和分型委员会于2012 年第 4 次修订的 AO/OTA 分型,主要依据肩胛骨解剖学位置将 SF 分为 A 型肩胛盂骨折、B 型肩胛骨突起部骨折和 C 型肩胛骨体部骨折 3 类,其临床价值有待进一步临床研究。此外,常用分型还包括 Hardegger 分型、Zdravkovic-Damholt 分型、Kuhn 分型、Ogawa 分型等。

三、病因

SF 多为直接暴力打击,如砸伤或摔伤。可分为肩胛骨体部骨折、肩胛颈部骨折、肩胛盂骨折、喙突骨折和肩峰骨折。肩胛骨体部骨折是 SF 的常见类型,多为粉碎性骨折,肩胛骨体部骨折线可为斜行、纵行或星形,亦可贯通全肩胛冈。由于肩胛骨被肌肉、筋膜紧紧包裹,骨折移位多不明显。

四、诊断

依靠患者的主诉、症状、体格检查及影像学检查,SF 一般不难诊断。但是当 SF 伴其他联合损伤时,往往容易漏诊。

(一)症状与体征

1. 疼痛 限于肩胛部,肩关节活动时尤为明显。其压痛部位多与骨折线相一致。

2. 肿胀 须双侧对比方可发现,其程度视骨折类型而定。粉碎性骨折者因出血多,肿胀明显易见,甚至皮下可有瘀斑出现。而一般的裂缝骨折则多无肿胀。

3. 关节活动受限 患侧肩关节活动范围受限,尤以外展为甚,并伴有剧痛而拒绝活动。

4. 肌肉痉挛 包括冈上肌、冈下肌及肩胛下肌等因骨折及血肿刺激而出现持续性收缩样改变症状。X 线照片检查、CT 扫描和 CT 三维结构重建可清晰显示 SF 类型和移位情况。

SF 必须进行仔细的体格检查,其也是进行进一步影像学检查的基础,SF 后主要表现为肩关节外形的改变,局部肿胀瘀斑、压痛,可触及骨擦感。肩关节因疼痛活动受限,上肢不能外展,有时因肩袖肌肉受到血肿及炎症刺激而导致肌肉痉挛,肩关节外展明显受限,出现假性肩袖损伤体征。仔细的体格检查在轻微的无移位的 SF 或者是联合损伤较重等容易发生漏诊现象的病例中发挥的作用尤为重要。为了把握骨折的最佳治疗时机,对患者肢体远端的血供状况与臂丛神经功能状况进行检查具有重要的作用。为了提高诊断率,避免出现漏诊误诊,要在完成以上常规检查的基础上,牢记联合损伤其他部位的仔细查体。

(二)辅助检查

1. X 线检查

(1)前后标准位摄片:X 线投射中心垂直于肩胛冈的前后位片,矢状偏斜 30°,观察盂肱关节与肩胛骨整体形态之间的对应关系。

(2)侧位摄片:要保持 X 线投射中心和肩胛冈处于平行的方向,也要保持其和矢状面呈向后 30°的侧位像。那么,肩峰的后部与喙突的前部就是 Y 影像的上支,肩胛骨的体部边缘就是 Y 影像的下支,盂窝就处于三支交界处,肱骨头位于盂窝的中央。

(3)腋窝位摄片:即 X 线的投射中心指向腋窝顶部,观察肩峰、盂窝前后缘和喙突基底部。另外,锁骨远端及肱骨头骨折脱位同样属于观察的范围。

临床上前后位摄片是肩部最常用的 X 线检查,侧位和腋窝位检查比较少用,此时通常采用 CT 重建进行代替。

(4)X 线表现:①肩胛体骨折,因肩胛体部甚薄,无移位骨折其折线多不明显,容易漏诊。应重点观察肩胛骨内、外、上缘骨皮质是否连续,有无断裂。骨折移位时,肩胛骨边缘有阶梯状改变。骨折重叠时,则出现条状的致密白线。②肩胛盂骨折,正位片可显示骨折部位及向内下方的移位;肩部腋位片可显示折片向前、后的移位。③肩胛颈骨折,正位片可显示骨折部位及嵌插移位,肩部腋位片可显示骨折片向前方旋转移位。④肩峰骨折,正位片显示肩峰端向上移位,基底部骨折则向下移位。⑤喙突骨折,并发于肩锁关节脱位时,多向上移位;并发于肩关节脱位时,多向下移位。

2. CT 检查　对诊断 SF 非常重要,是 SF 分型和治疗的重要依据。

3. 三维 CT 重建检查　X 线检查在某些情况下有一定的漏诊率,这主要是由于肩胛骨的不规则的特殊形态,与其他的骨性结构具有重叠的部分,也存在着关节面的曲度,有时难以判断骨折与否、骨折的严重程度及骨折的移位大小。对此,三维 CT 具有独特优势。作为重要的检查手段,三维 CT 广泛地用于了解骨折情况与对骨折的诊断治疗。在手术治疗前行肩胛骨三维 CT 检查,能够观察到特定骨折块的骨折线的走向、解剖空间位置关系和骨折块的大小。另外,SF 块形状与移位程度同样能够通过三维 CT 成像进行观察。三维成像技术的使用甚至能够对手术的过程进行模拟,通过使用三维成像,能够确定哪些骨块需要固定、具体的固定位置。另外,对螺钉的长短、钢板的种类和进针方向等同样能够通过三维成像来实现。通过该技术,有利于骨折部位的固定,术后可早期进行功能锻炼,促进 SF 的早日恢复。三维 CT 重建能够帮助完善术前手术计划,指导手术入路方式的选择,一方面可以保证在尽量暴露比较少的情况下实现骨折部位的固定;另一方面,能够显著缩短手术时间,有利于术后肩关节功能的恢复。

(三)鉴别诊断

SF 应与肱骨外科颈骨折、肩关节脱位相鉴别,并注意排除肋骨骨折及气血胸。

五、并发症

1. 早期并发症　SF 的并发症较少见。SF 并发的损伤的位置通常是骨折通过的区域。由于彼此毗邻,关节盂骨折和喙突骨折经常分别伴发腋神经和肩胛下神经损伤。此外,造成 SF 的暴力往往同时造成其他损伤,如肋骨骨折、气胸和血管撕脱。当发生肩胛胸腔分离时,全部或部分低位臂丛神经存在损伤的可能。

这些破坏性损伤如果处理不当很容易造成前臂骨筋膜室综合征。伴肩胛胸腔分离的臂丛神经完全撕脱预后很差。

2. 晚期并发症　SF 的晚期并发症主要包括上肢功能不全。肩胛骨体部和肩胛冈移位骨折,很少造成上肢肌力弱和活动时疼痛。类似的肩峰骨折可以造成疼痛和继发于肩峰下撞击的关节活动受限。移位的关节盂关节内骨折可能并发肩关节半脱位或脱位,也可能引起早期的退变性关节炎。

六、西医治疗

1. 非手术治疗　一般移位小,属稳定性骨折,采用非手术治疗即可。

(1)肩胛骨体部骨折:一般不需要复位,可用三角巾悬吊 4 周,骨折即可愈合。解除制动后应积极进行肩关节功能锻炼。

(2)肩胛颈骨折、肩胛盂骨折:对无移位或轻度移位者不需复位,仅用三角巾悬吊患肢 4 周,早期开始进行肩关节功能锻炼。对严重移位的肩胛颈骨折在局麻下手法复位,用外展架固定 4 周;或使患者卧床牵引 3～4 周后,改用三角巾悬吊患肢进行功能锻炼。肩胛盂骨折并发移位的,如不能复位,应考虑手术复位固定。肩胛盂粉碎骨折,可采用与肩胛颈骨折相同的牵引治疗。

(3)肩峰骨折:对无移位或轻度移位骨折,可采用三角巾悬吊患肢,如不能复位或复位时,应手术切开复位,以克氏针内固定。

(4)喙突骨折:一般无须手术治疗,患肢用三角巾悬吊 4 周即可。

2. 手术治疗　利用上肢的外展或内收来观察骨折端的对位情况,多采用外展架或卧床牵引将肢体置于理想对位状态固定。需要手术复位及固定者仅为个别病例。SF 一般预后均良好,即使骨块有明显移位而畸形愈合者亦多无影响。除非骨折错位压迫胸廓引起症状时方考虑做手术。一般认为,3～4 周应力争完成手术,这将有利于术中整复,提高远期疗效。目前多数学者主张,对移位严重的骨折,当患者全身情况稳定后宜限期手术治疗。

(1)手术指征:①肩峰骨折,移位在5～8毫米,下陷畸形,妨碍肩峰下关节活动;②肩胛冈骨折,移位>8毫米,影响功能;③喙突骨折,压迫神经血管束或存在喙肩、喙锁韧带损伤;④肩胛颈骨折,横断面或冠状面上成角畸形>40°,骨折移位>10毫米,经牵引治疗无效或合并SSSC损伤或FSI;⑤肩胛骨体部骨折,粉碎性SF或肩胛骨体部外缘骨折刺入盂肱关节;⑥盂缘骨折,合并肱骨头脱位,有肩关节失稳,骨折移位>10毫米;⑦盂窝骨折,累及盂窝前部1/4或后部3/4,关节面阶梯移位在3～5毫米或伴有SSSC损伤。

(2)手术方法:术前1日开始预防性应用抗生素。采用颈丛麻醉或全麻。根据骨折类型和移位情况选择不同的入路:①肩盂骨折伴有前方骨片者由前方入路,如三角肌胸大肌进路。②肩胛冈、体部、盂窝及肩胛颈骨折或后方有骨片者采用后方入路,从肩峰至肩胛骨下角连线切口,由冈下肌与小圆肌之间暴露肩胛骨;或选择Judet入路,患者健侧俯卧位,切口从肩峰基点开始沿肩胛冈下缘,直到肩胛骨内侧缘转向肩胛下角,直视下切断并向外侧翻转三角肌后部纤维,沿冈下肌与小圆肌间隙进入或沿内侧缘及肩胛冈切开冈下肌,用骨刀剥离即可显露肩胛冈下方骨部,直达肩胛骨外侧缘及颈部、体部、肩峰基底部及盂缘后方骨折处。术中注意保护肩胛上神经、血管及三边孔、四边孔内容物(旋肩胛动脉、旋肱后动脉和腋神经)。③处理肩峰、盂窝上半或中央横骨折采用后上入路。④处理肩峰、锁骨及肩胛颈的联合损伤采用前后联合入路。固定方法:就肩胛骨而言,肩胛颈、肩胛冈、喙突、肩峰和肩胛体部边缘的构造比较厚实,可以用于骨折固定。合并锁骨骨折或肩锁关节脱位者同时先固定。术中不需要输血。术后使用抗生素3～7日防止感染;颈前臂三角巾悬吊于胸前制动。创伤反应消失后即可进行肩关节功能锻炼;3周后加用电磁波治疗仪(TDP)及骨伤治疗仪等物理治疗。

SF 处理要根据其骨折部位、粉碎程度及移位情况而定,肩胛体部骨折常用非手术治疗,骨折在 6～8 周可获愈合,多数患者在 6～12 个月取得最大限度的康复,治疗结果令人满意。肩胛颈部移位骨折如不进行手术复位,会产生外展力量减弱,肩峰下方疼痛,平卧时畸形部受压迫等后遗症。肩盂移位骨折,如不复位导致肩关节活动幅度下降,因为肩袖的作用是拉紧肱骨头,在肩部动作时使头部紧压肩盂成为一体,如肩盂移位,就会作用受阻。肩盂的移位,甚至肩胛冈的移位均会改变肩袖的杠杆力量,使肌肉力量减弱或消失。处理 SF 的主要原理是保持肩袖功能。肩胛体部、颈部及肩胛冈骨折可选用厚 3.5 毫米短动力加压钢板或 1/3 管形钢板或重建钢板;肩峰喙突骨折可选用拉力螺钉或张力带钢丝固定;肩盂及盂唇骨折可选用小松质骨螺钉固定;当肩胛骨体部边缘被有效固定后,肩胛骨的解剖形态多可自行恢复。

　　(3)手术注意事项:①根据肩胛骨的解剖结构特点,肩胛骨的内外侧缘、肩胛冈、肩胛颈骨质相对比较坚硬,比较适合放置钢板及螺钉。②术中注意保护从肩胛冈切迹穿出的肩胛上动脉及肩胛上神经,从三边孔穿出的旋肩胛动脉,从四边孔穿出的腋神经及旋肱后动脉。③术中注意辨认清楚冈下肌及小圆肌肌间隙,误入小圆肌及大圆肌肌间隙会损伤四边孔内的腋神经及旋肱后动脉,也不要从冈下肌中间劈开显露肩胛骨,这样会造成冈下肌下部肌肉瘫痪。④在肩胛骨外侧缘入路时,在冈下肌及小圆肌之间进行骨膜下剥离,避免损伤位于外侧四边孔内的腋神经及旋肱后动脉。⑤进入肌间隙暴露肩胛骨后,骨膜下剥离,但应避免过度剥离骨膜,以防骨化性肌炎形成。⑥因为肩胛骨关节面有一定的倾斜度,关节盂周围厚而中间薄,中间凹陷,周围有纤维软骨加深关节,所以在使用钢板螺钉固定时注意钻孔向内倾斜 $20°～30°$,同时注意螺钉不能太长,以防螺钉进入关节腔。⑦上钢板螺钉钻孔时用限深器,避免钻孔过深而损伤肋间血管、神经及胸膜和肺。

　　(4)手术并发症:SF 大多是由于受到高能量暴力创伤所引

起,一些移位较轻的 SF,通过非手术治疗恢复快效果好,很少出现严重的并发症,但是那些严重移位的不稳定的 SF 往往软组织损伤严重,如果通过非手术治疗,外固定时间长,患者不能进行有效的功能锻炼,势必会出现一些并发症,主要表现在以下几个方面:①肩关节外展受限,主要发生在肩胛颈骨折。②创伤性关节炎,主要出现在盂缘骨折与肩胛盂窝骨折得不到较好的复位情况下。③肩袖损伤,主要是由于骨折复位与固定的过程中,没有重建肩袖的功能,使得肩关节动力失衡。④异位骨化,主要出现在软组织损伤比较严重的情况下。⑤肱骨头肩峰撞击征,主要是由于肩峰骨折畸形愈合。⑥重要的神经及血管的损伤,手术时容易伤及,如从四边孔穿出的腋神经及旋肱后血管,术中分离冈下肌及小圆肌时容易损伤,肩胛上神经及血管从冈上切迹穿出,如不贴骨膜进行剥离肌肉很容易伤及。

七、中医治疗

(一)汤剂疗法

1. **骨折早期** 是指骨折的 1～2 周。此时筋伤骨断,气血瘀滞,血离经脉而壅塞于经道,不通则痛,故骨折早期肿胀疼痛。治宜行气消瘀,开窍活血。方用复原活血汤:柴胡 15g,红花 6g,瓜蒌根 9g,当归 9g,桃仁 15g,甘草 6g,大黄 30g,穿山甲 6g。每日 1剂,加黄酒水煎服。

2. **骨折中期** 是指骨折后 2～4 周。治宜和营生新,接骨续损,舒筋止痛。方用续骨活血汤:当归 10g,土鳖虫 6g,赤芍 10g,骨碎补 12g,生地黄 15g,红花 3g,落得打 10g,煅自然铜 15g,白芍10g,川续断 12g,乳香 6g,没药 6g。水煎服,每日 1 剂。

3. **骨折后期** 是指骨折后 4 周以上。治宜补益肝肾,强筋壮骨。方用十全大补汤:人参 8g,茯苓(焙)8g,肉桂 8g,炙甘草 5g,白术(焙)10g,川芎 5g,地黄(酒洗)15g,川当归 10g,黄芪 15g,白芍 8g。水煎服,每日 1 剂。

（二）正骨疗法

无移位的 SF、轻度 SF 及嵌入骨折，无须复位，仅用三角巾悬吊即可。有移位的肩胛体横断骨折及严重移位的肩胛颈骨折，均需进行手法整复，合并肋骨骨折或胸部脏器损伤者，应予及时处理。

1. 手法复位

（1）肩胛颈骨折：患者仰卧或坐位，患肩外展 70°～90°，医者立于患者外后侧，一助手握其腕部，另一助手用宽布带在腋下绕过胸部，两助手行拔伸牵引。然后医者一手由肩上偏后方向下、向前按住肩部内侧，固定骨折近端，另一手置于腋窝前下方，将骨折远端向上向后推顶，矫正骨折远端向下、向前的移位，再将肩关节放在外展 70°的位置，屈肘 90°，用拳或掌叩击患肢肘部，使两骨折端产生纵向嵌插，有利于骨折复位后的稳定和骨折愈合。

（2）肩峰骨折：肩峰基底部骨折向前下方移位者，患肢屈肘，医者一手按住肩峰，一手推挤肘关节向上，使肱骨头顶压骨折块而复位。

（3）肩胛体横断或斜形骨折：患者侧卧或坐位，医者立于背后，一手按住肩胛冈以固定骨折上段，另一手按住肩胛下角将骨折下段向内推按，使之复位。

（4）肩胛盂骨折：患者坐位，助手双手按住患者双肩，固定患者不使动摇。医者握患侧上臂将肩关节外展至 70°～90°，借肌肉韧带的牵拉，即可使骨折复位。注意不可强力牵引和扭转。

（5）肩胛冈骨折：移位不多，一般无须复位。

（6）喙突骨折：主要以整复肩锁关节脱位和肩关节脱位为主，随着关节脱位的整复，喙突骨折块也多可随之复位，若仍稍有移位，可用手推回原位。

2. 固定方法　无移位、轻度移位及嵌插的各种 SF，用三角巾悬吊患肢 2～3 周。不同部位的有移位骨折，复位后采取不同的固定方法。

(1)肩胛颈及肩胛盂骨折:在患侧腋窝内垫以圆柱形棉花垫或布卷、竹管,使患肢抬起,用斜"8"字绷带进行固定,再用三角巾将患肢悬吊于胸前。亦可用铁丝外展架将上肢肩关节固定于外展80°～90°,前屈30°的位置上,固定3～4周。骨折移位者,复位后还可将上臂置于外旋及外展70°位皮肤牵引,牵引重量2～3kg,牵引3～4周,并密切观察患肢血供。

(2)肩胛体骨折:可用一块比肩胛骨稍大的杉树皮夹板放置患部外侧,用胶布条固定于皮肤上,然后用绷带从患处腋下开始,经患处压住夹板,至健侧肩上,再经胸前至患侧胁下,逐渐绕到健侧胁下,再经胸背来回缠5～10层。

(3)肩峰骨折:骨折远端向下移位者,用三角巾兜住患侧上肢,减少肢体下垂的重量或采用宽胶布自肩至肘向上托起固定,颈腕带悬吊患肢。骨折远端向上移位者,用肩锁关节脱位的压迫固定法固定。必要时,让患者卧床,肩外展90°做上肢皮肤牵引,2～3周后改用三角巾悬吊。

(4)喙突骨折:复位后可仅用三角巾悬吊。骨折固定后,要定期检查固定的松紧度。

(三)经穴治疗

1. 针灸

方法 1

取穴:主穴取阿是穴。配肩髃、曲池、巨骨、天宗、肩贞、肩髎。

治法:每次取3穴,毫针刺,每日1次,治疗6次。适用于骨折早期。

方法 2

取穴:阿是穴、足三里、血海、三阴交。

治法:阿是穴用温针灸,其他穴位用毫针刺,每次3穴,隔日1次,治疗10次为1个疗程。适用于骨折中末期。

2. 电针

取穴:阿是穴、曲池、合谷。

治法:在肩上部或肩胛冈上、冈下部找到明显的压痛点或敏感点数个。以痛点的多少,取 30 号 2 寸毫针数根。局部常规消毒,在肩上部痛点向肩关节内刺入至骨,在冈上部痛点可沿冈上肌刺入至冈上窝,面积圈套者可做 2～3 针傍刺。在冈下部时可沿冈下肌向冈下窝刺入,痛点在肩井周围时,应平刺以免伤肺。肩部及冈上、冈下的针感均为局部胀痛。针刺患侧曲池时,直刺约 1.8 寸,针感局部胀痛。针刺患侧合谷时,向后溪穴方向刺入约 1.8 寸,针感局部胀痛。上法可加电针,以能耐受为度,留针 40 分钟,取针后拔火罐 1 分钟左右,每日 1 次,10 次为 1 个疗程,休息 5 日可继续治疗。

3. 推拿按摩　推拿按摩可在损伤后 3 日开始行手法治疗。手法以改善肩关节周围组织血供为主,不可动摇固定部位。

患者取半坐位,一助手用宽布带通过伤侧腋下向健侧牵拉;另一助手握伤肢腕部及前臂,外旋外展持续牵引 5～10 分钟,待断端嵌插消除,医者立于伤侧,一手由腋下向上推远段肩胛颈及肱骨头,另一手由肩部向下压肩峰和肩胛冈,如有骨响,说明复位。此时可叩击肱骨大结节使断端嵌插。内收伤肢,将上臂用胸臂绷带固定胸前。伤侧腋下放棉垫,前臂中立位,置于胸前。用宽胶布由肩经肘环绕固定,另用 1 条宽胶布将上臂围胸固定 1 周,最后前臂用三角巾悬吊。

4. 中药外敷　取五加皮 2 份,地龙 2 份,乳香 1 份,没药 1 份,土鳖虫 1 份,骨碎补 1 份,白及 1 份。共研细末,取适量蜂蜜或白酒调成厚糊状,敷于患肩,纱布包扎,固定。

(四)其他治疗

1. 温热敷

(1)取当归 10g,白芍 10g,姜黄 6g,宽筋藤 15g,松节 6g,海桐皮 12g,羌活 10g,防风 10g,续断 10g,甘草 6g。加水煎煮至沸,过滤取液倒入盆中,先使热气对着患肩熏蒸,待水温适度时,用毛巾蘸取药液反复擦洗。每日 1 次,10 次为 1 个疗程。

(2)取海桐皮、透骨草、乳香、没药各6g,当归5g,川芎、红花、威灵仙、甘草、防风、白芷各3g,川椒10g。加水煎煮至沸,过滤取液倒入盆中,先使热气熏蒸患处,待水温适度时,用毛巾蘸取药液反复擦洗。每日1次,10次为1个疗程。适用于骨折中、后期及解除固定后。

2. 康复锻炼　SF不管采用非手术治疗还是手术治疗,康复锻炼在恢复和改善肩关节功能上具有极其重要的意义。在肩胛骨的治疗中,患者的康复锻炼应该在医护人员的指导下进行,循序渐进,贯穿于骨折愈合的始终。功能锻炼以不感到疲劳,骨折部位不感到疼痛为度,遵循活动度由小到大,时间由短到长,强度由弱到强。

(1)提倡早日进行伤肢功能锻炼,在使用颈腕带或三角巾悬吊固定伤肢2～3周进行伤肢远端手指抓握、手腕旋转端杯子,端碗,拿筷子,肘关节前屈等活动,配合按摩,恢复肌肉张力,协调肌肉间支配能力。固定2～3周后进行肩关节主动活动,首先由患者自己掌握,一般开始不过分活动,双手叉腰外展、前屈、后伸,内收、双手放下来。避免急于求成,过分牵拉肌肉。

(2)进入到骨折恢复期后主要锻炼肩关节的活动度,恢复肩关节的活动范围及关节活动的顺利程度,最终达到无障碍活动,进而使肩胛骨的功能得到最大化的恢复。对于原发创伤及其并发症,往往采用急性期康复的治疗方法,通过慢性康复,能够使患者受伤的肢体的功能得到良好的恢复。

(3)在手术后的1～10日,要让患者有意地锻炼腕、肘和指间关节,促进血液循环,并且有利于肿胀消退。在手术后10～14日,患者要有意识地锻炼肩关节,尽量使肩关节多做钟摆式活动,促进肩胛骨功能的恢复。在手术后4～5周,患者要有意识地完成抱颈、卧位旋臂和立位操练等恢复锻炼。通过这样的锻炼,能够防止SF恢复过程中出现后遗症,也能够使患者在比较短的时间内康复,从而提高患者的自理能力。可是,在患者完成康复锻炼的过程中,要注意锻炼的适度性,防止锻炼过度或者不正确的锻炼方式带来的不良影响。

八、预防与调护

1. 肩胛骨周围血液供应丰富,且有较多肌肉包裹,SF 大多移位较小,一般采用非手术治疗可获得骨折愈合。即使严重的骨折,经恰当的治疗,早期功能锻炼,亦可恢复良好。肩胛盂粉碎性骨折,常造成肩关节功能活动障碍。

2. 嘱患者不要压伤侧或侧卧。首周每 3～4 日检查 1 次,以后每周检查 1 次。服接骨中药 2 周。一般 4 周左右可解除固定。做肩部锻炼以恢复功能。大方纱布对角折叠从伤侧腋下向上,在肩上呈"8"字形交叉后至健侧腋下结扎,可使骨折下移的肩关节向上,此种软式固定有利于维持姿势。肩部骨折推荐用一直径为 4 厘米左右的腋管,然后使用斜"8"字绷带固定,可维持复位。

3. 固定期间要及时检查,随时调整松紧度。

4. SF 患者应早期进行功能锻炼,可以避免发生肩关节功能障碍。整复固定后即可进行患肢肘、肋、手部练功活动。无明显移位的骨折,1～2 周后开始练习肩关节活动,移位明显者,固定 4 周后开始练习肩关节活动。对老年患者,功能锻炼更为重要。

宜食多维生素、多钙质饮食,忌食辛辣生冷。

第二节　锁骨骨折

锁骨骨折多见于儿童及青壮年。伤后局部有较明显的肿胀、疼痛和压痛,锁骨部畸形,检查可摸到移位的骨折断端,患者常有特殊的异常姿势,如患肩下沉,并向前内倾斜,常用健侧手掌支托患肢肘部,以减轻因上肢的重量牵拉所引起的疼痛,必要时应做 X 线摄片检查。过去,锁骨中段骨折即使移位明显,非手术治疗也是首选。近些年来,手术治疗效果受到越来越多医师及患者的认可。锁骨骨折治疗的目标是达到骨愈合,同时最小化功能障碍,减小畸形愈合发生率。目前,无移位锁骨中段骨折,非手术治疗已成为共识。

一、解剖特点

锁骨位于胸前方,是上肢带骨与躯干骨的唯一骨性连接结构。锁骨细长,部位表浅,容易受暴力致骨折,是最常见的骨损伤之一,锁骨骨折占上肢骨折的 17.02%,发生率占全身骨折的 5%~10%。锁骨呈"S"形,内侧 2/3 前凸,呈圆柱和棱柱状;外侧 1/3 后凸,为扁平状。锁骨中 1/3 是棱柱向扁平的转化区,骨骼较细也是骨折好发区。锁骨内侧段有胸锁乳突肌、胸大肌附着,外侧段有三角肌、斜方肌附着,骨折后,由于肌肉收缩可使断端移位。

二、骨折分类与类型

间接暴力造成骨折多为斜形或横形,其部位多见于中段;直接暴力造成骨折因着力点不同而异,多为粉碎或横形。幼儿多为青枝骨折。骨折好发于锁骨中段。因肌肉牵拉和肢体重力骨折断端重叠移位。近段受胸锁乳突肌牵拉向上,远段因上肢重量及胸大肌牵拉向下,向前及向内移位。

锁骨骨折分为锁骨中部骨折与锁骨内侧端或外侧端骨折,根据 Allman、Rowe 和 Neer 的描述,为了分型的需要,锁骨骨折被分成 3 种类型。

1. 中段骨折类型　发病比较常见,主要发病部位集中在锁骨下肌肉止点、锥形韧带止点的中间部位,其发生率高达 76%。一般情况下,该类骨折在受到外力撞击作用下,会出现中间部位短斜面或横断面情况。

2. 外 1/3 骨折类型　该类骨折主要出现在人体锥形韧带支点位置与肩部锁骨关节部位之间,日常生活中,患者受到外力影响,肢体受到严重的创伤损伤,相较于上述骨折类型,该类骨折并不常见,仅为 11%。而且这类骨折主要为斜断面、横断面,较少出现粉碎性骨折情况,一般会在锁骨外 1/3 位置处发生骨折。

3. 内 1/3 骨折类型 内 1/3 锁骨骨折是自胸部位置的锁骨关节,直至锁骨下肌肉止点位置,临床治疗过程中,这类骨折发生率不高,仅为 6% 左右,与上述两种骨折类似相似,这类骨折远端位移发生率较高。

三、病因

锁骨位置表浅,易发生骨折。间接暴力造成骨折多见。跌倒时手或肘着地,外力自前臂或肘部沿上肢向近心端冲击;肩部着地更多见,撞击锁骨外端造成骨折。多发生于儿童及青壮年。

间接暴力造成骨折多为斜形或横形,其部位多见于中段;如跌倒时手或肘部着地,外力自前臂或肘部沿上肢向近心端冲击;肩部着地更多见,撞击锁骨外端造成骨折。间接暴力造成的骨折多为斜形或横形,其部位多见于中外 1/3 处。直接暴力造成骨折因着力点不同而异,多为粉碎或横形。

四、诊断

(一)症状与体征

1. 主要表现为局部肿胀、皮下瘀血、压痛或有畸形,畸形处可触到移位的骨折断端,如骨折移位并有重叠,肩峰与胸骨柄间距离变短。

2. 伤侧肢体功能受限,肩部下垂,上臂贴胸不敢活动,并用健手托扶患肘,以缓解因胸锁乳突肌牵拉引起的疼痛。触诊时骨折部位压痛,可触及骨擦音及锁骨的异常活动。

3. 有时直接暴力引起的骨折,可刺破胸膜发生气胸,或损伤锁骨下血管和神经出现相应症状和体征。

4. 合并臂丛神经损伤表现为:①外侧索损伤,胸大肌、上肢前面肌肉麻痹、萎缩,前臂桡侧皮肤感觉障碍,屈肘、屈腕和前臂旋前肌力减弱。②内侧索损伤,前臂屈肌和手内在肌萎缩,上肢内侧、手部尺侧皮肤感觉障碍,手指不能屈伸,拇指不能对掌、对指。③后侧索损伤,三角肌、上肢伸肌萎缩,肩部外侧、前臂和手部背侧皮肤感觉障碍,肩关节不能外展,肘、腕关节背伸无力。

5. 琴键征阳性,如果锁骨骨折合并肩锁关节脱位,锁骨远端上移,按压锁骨远端时可产生弹性活动感。

(二)辅助检查

检查方法主要是影像学检查,锁骨骨折常发生在中段。多为横断或斜形骨折,内侧断端因受胸锁乳突肌的牵拉常向上后移位,外侧端受上肢的重力作用向内、下移位,形成凸面向上的成角、错位缩短畸形。

1. X线检查 疑有锁骨骨折时需摄 X 线像确定诊断(图 2-2)。一般中 1/3 锁骨骨折拍摄前后位及向头倾斜 45°斜位像。拍摄范围应包括锁骨全长,肱骨上 1/3、肩胛带及上肺野,必要时需另拍摄胸片。前后位像可显示锁骨骨折的上下移位,45°斜位像可观察骨折的前后移位。婴幼儿的锁骨无移位骨折或青枝骨折有时在原始 X 线像上难以明确诊断,可于伤后 5～10 日再复查拍片,常可呈现有骨痂形成。外 1/3 锁骨骨折中,一般可由前后位

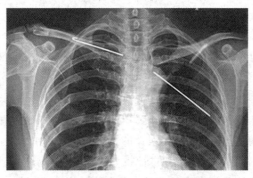

图 2-2　锁骨骨折的 X 线摄像检查

及向头倾斜 40°位 X 线像做出诊断。锁骨外端关节面骨折,常规 X 线像有时难以做出诊断,常需摄断层 X 线像或行 CT 检查。锁骨内 1/3 前后位 X 线像与纵隔及椎体相重叠,不易显示出骨折。拍摄向头倾斜 40°~45°X 线像,有助于发现骨折线。在检查时,不能满足于 X 线正位片未见骨折而诊断为软组织损伤,需仔细检查是否有锁骨内端或对局部骨折征象,以便给予正确的诊断。

2. CT 检查　对于可疑骨折脱位又因外伤体位受限等原因 X 线不能确诊的,可行 CT 检查以明确诊断;另外,对锁骨远端骨折合并有肩锁脱位或 SF,锁骨的胸骨端骨折等情况的患者可行螺旋 CT 重建以明确损伤类型,指导制订进一步的治疗方案。

3. MRI 检查　可明确锁骨相关的韧带、肌肉损伤情况,以及了解合并神经血管损伤的情况。还可评估骨折及脱位的情况、软组织的损伤程度、肩锁关节退行性改变(关节软骨盘及锁骨远端的退行性改变)的程度。

(三)鉴别诊断

1. 锁骨骨折合并肩锁关节脱位　肩锁关节脱位常合并锁骨远端骨折。因此,如发现锁骨远端骨折应注意排除肩锁关节脱位,双侧肩锁关节对比,应力位 X 线片,必要时肩部 CT 检查。

2. 肩部软组织挫伤　无明显移位的锁骨骨折临床上常漏诊,易误诊为肩部软组织挫伤。如果肩部外伤,上举困难,锁骨部有明显压痛时,应注意行 X 线片检查排除。

3. 肩袖损伤　两者均可有肩部外伤,肩上举困难。但肩袖损伤外力较轻或无明显外伤史,压痛点在冈上肌及周围,疼痛弧试验(＋)。而锁骨骨折压痛点在锁骨部或肩锁关节部。

4. 胸锁关节脱位　胸锁关节前脱位或后脱位与锁骨近端骨折症状相似。二者须鉴别,除常规 X 线片检查外,还须行 CT 检查。

五、并发症

1. 邻近骨与关节损伤　可合并胸锁关节、肩锁关节分离，SF。

2. 臂丛神经损伤　骨折早期多为牵拉伤或严重移位骨折或骨折块刺伤可造成臂丛神经直接损伤，但极少见。或骨折后期由于骨折端后缘大量骨痂形成，肋锁间隙变窄，压迫臂丛神经而出现症状。早期并发神经牵拉或损伤，经复位固定多能自行恢复。后期出现的臂丛神经受压症状严重者，可行手术治疗。

3. 血管损伤　锁骨骨折合并血管损伤较罕见，可见于较大暴力的高能量外伤或骨折移位明显者。血管损伤的病理改变常表现为：血管受压、血管痉挛、静脉瘀血等。如有血管刺伤或撕裂伤可采用手术治疗。

4. 胸膜及肺损伤　若为高能量损伤致严重移位的骨折，刺破胸膜或肺尖，可造成气胸、血胸或血气胸，但临床上较少见。

5. 骨折不愈合　锁骨骨折不愈合临床上较为少见，多为粉碎性骨折或严重移位骨折，或骨折端肌肉或其他软组织嵌夹的患者。骨折不愈合多为成年人，多发生于中 1/3 骨折，但锁骨外 1/3 骨折由于诊断治疗不及时，或骨折移位，或复位后不易维持固定，亦可造成骨折不愈合。锁骨骨折不愈合如有明显症状时可采用植骨内固定治疗。

6. 骨折畸形　愈合骨折存在移位明显，成角或短缩畸形。对于儿童的成角畸形，大多在发育过程中可自行矫正。成年人畸形愈合如无明显症状，对功能活动无明显影响者可无须处理。如畸形明显，有临床症状，影响肩部活动者，可考虑手术矫正畸形。

7. 肩锁关节炎、胸锁关节炎　部分关节内骨折患者后期出现肩锁关节炎或胸锁关节炎，关节疼痛，活动受限。X 线表现为关节间隙变窄，骨质增生，锁骨端有囊性改变。

六、西医治疗

锁骨骨折应视骨折类型、移位程度酌情选择相应的治疗。主要以非手术治疗为主。非手术治疗虽然难以达到解剖复位,但绝大部分骨折均可达到愈合。非手术治疗骨折不愈合率仅0.1%～0.8%,而手术的不愈合率可达3.7%。随着人们审美观念的改变,尤其是女性,有手术要求的,可适当放宽手术适应证。

(一)非手术治疗

1. **一般治疗** 骨折患者疼痛症状明显,可予非甾体抗炎药(用于一般常见的疼痛)、中枢性镇痛药(用于中等程度的各种急性疼痛及手术后疼痛等)、麻醉性镇痛药(用于晚期癌症患者的骨折)。患者<17岁时,为预防服用非甾体抗炎药引起的代谢性酸中毒,改用布洛芬片。患者需经常保持叉腰姿势,睡眠时需免枕,肩胛间垫高,以保持双肩后仰。正常饮食。初期可做腕、肘关节屈伸功能锻炼。

2. **物理疗法** 包括体外震波、高频磁场、蜡疗、激光、红外线照射等,对缓解疼痛、促进骨修复有益,可根据患者情况每日予以单项或者多项选择性治疗。

3. **药物治疗** 骨折的愈合治疗主要有两大类药物,即调节骨代谢药物、改善循环药物。

(1)调节骨代谢药物:目前临床上多应用含多种骨代谢的活性肽类。此类药物具有调节骨代谢、刺激成骨细胞增殖、促进新骨形成及调节钙磷代谢、增加骨钙沉积、防治骨质疏松、抗炎、镇痛作用。药物中骨诱导多肽类生物因子可有效促进机体内影响骨形成和吸收的骨源性生长因子的合成,包括骨形态发生蛋白(BMP)、转化生长因子-β(TGF-β)、成纤维细胞生长因子(FGF)等。此类药物适用于大多数骨折患者,尚未见不良反应发生。如出现发热或皮疹,请酌情减少用量或停药。少数患者合并有其他疾病的如甲状旁腺功能亢进所致的病理学骨折,需要应用激素类或胎儿血清注射等。

(2)改善循环药物:选用甘露醇注射液,必要时加激素类药物联合使明,消肿效果更好。但需要注意激素的递减停药。疗程3～5日。

4. 固定与复位 ①青枝骨折:无移位者以"8"字绷带固定即可,有成角畸形的,复位后仍以"8"字绷带维持对位。有再移位倾向较大的儿童,则以"8"字石膏为宜。②成年人无移位骨折:以"8"字石膏绷带固定6～8周,并注意对石膏塑形以防止发生移位。③有移位骨折:均应在局麻下先行手法复位,之后再施以"8"字石膏固定。患者端坐、双手叉腰挺胸、仰首及双肩后伸。医者立于患者后方,双手持住患者双肩前外侧处(或双肘外侧)朝上后方用力,使其仰伸挺胸;同时用膝前部抵于患者下胸段后方形成支点,这样可使骨折获得较理想的复位。在此基础上再行"8"字石膏绷带固定。为避免腋部血管及神经受压,在绕缠石膏绷带全过程中,助手应在蹲位状态下用双手中、示指呈交叉状置于患者双侧腋窝处。石膏绷带通过助手双手中、示指绕缠,并持续至石膏绷带成形为止。在一般情况下,锁骨骨折并不要求完全达到解剖对位,只要不是非常严重的移位,骨折愈合后均可获得良好的功能。

(二)手术治疗

手术指征包括开放骨折;合并血管、神经损伤的骨折;有喙锁韧带断裂的锁骨外端或外1/3移位骨折;骨折不连接。内固定方法可视骨折的类型和部位等不同,选择"8"字钢丝、克氏针或钢板螺钉固定等。

1. 克氏针内固定 是针对骨折无法通过手法复位康复效果而开展的治疗方式。克氏针应用于锁骨骨折固定中,可进行锁骨复位,之后进行穿刺固定,使之恢复正常结构,促进患者愈合,效果较好,是我国早期锁骨固定的手术方式。克氏针内固定可与其他方式联合使用,有效降低患者出现肩部疼痛、切口感染、延迟愈合、退钉等并发症,优化了患者术中指标,提高了肩关节活动功能恢复及内固定稳定性,促进了骨折愈合,方法简便,临床效果良好。

2. 钢板螺钉内固定术 切开复位钢板内固定是移位锁骨中段骨折的标准手术治疗方法,临床疗效得到证实。该技术基于骨折直接复位加压固定的原则,使骨折达到生物力学稳定性,使患者术后可更早进行患肢功能锻炼。传统多使用 3.5 毫米加压钢板及 3.5 毫米重建钢板,近些年锁定钢板越来越多地应用于临床。然而,钢板内固定也有其缺点,如内固定失败、感染、切口瘢痕、内置物激惹、再次手术取内固定、内固定取出后再骨折等。此外,钢板固定手术极易造成锁骨上神经损伤,术后易造成患侧肩和胸上部皮肤感觉障碍,不利于后期骨折端和伤口愈合。

3. 微创锁定加压接骨板内固定 临床使用较广,是微创性的手术治疗方式,结合了钢板固定优点,是新型接骨板,对骨折患者治疗效果明显,可进行标准加压固定;适用于锁骨等特殊解剖结构固定,无须进行术前弯曲等;改善了传统固定模式,减少了骨骼间的摩擦,降低了骨膜与血供的破坏。微创锁定加压接骨板内固定治疗可有效降低患者创伤程度,减少不良骨代谢影响,促进了骨折愈合,临床效果明显。

4. 形状记忆合金环抱器内固定 随着内固定器械的完善与发展,形状记忆性合金环抱器内固定被广泛用于锁骨骨折治疗中。该内固定方法为临床运用的新型治疗锁骨骨折的方式,形状记忆合金具有耐疲劳、耐腐蚀等特点,与人体骨骼最为接近,生物相容性与低生物蜕变性较好,对人体安全性高,根据记忆能力可进行良好内固定作用。形成记忆性合金环抱器接骨板用于锁骨骨折治疗中,尤其是粉碎性锁骨骨折中,操作安全可靠,而且不需钻孔,2/3 圆弧形臂设计,其固定方法更佳适用,于锁骨中 1/3 粉碎性骨折患者。该方法不仅可提高内固定坚强度,还可缩短手术时间。此外,该固定方法不需进行钻孔、内置螺钉,因此操作安全可靠,避免置入过程中对周围血管神经组织造成的伤害。环抱器上凸起上面有多个锯齿状,不仅可以控制骨折端活动,还可保证固定的稳定性。于 37℃ 条件下,环抱器的弹性约为不锈钢的 1/4,可降低对应力遮挡率,还可促骨折部位尽早愈合,环抱臀圆形结构保持与锁骨不完全圆形解剖性状呈点状接触,促骨痂骨折部位的尽早愈合。

除波及肩锁或胸锁关节及神经血管或胸腔受损外,绝大多数锁骨骨折患者预后均佳。一般畸形及新生的骨痂多可自行改造。

七、中医治疗

(一)汤剂疗法

1. **骨折早期**　局部肿胀,疼痛,活动受限,舌质暗,或有瘀斑,舌苔薄白或薄黄,脉弦。治宜活血化瘀,消肿止痛。方用舒筋活血汤加减:羌活 9g,防风 6g,荆芥 6g,独活 9g,当归 9g,续断 9g,青皮 6g,牛膝 9g,五加皮 9g,杜仲 9g,红花 9g,枳壳 6g;或用活血止痛汤:当归 12g,川芎 6g,乳香 6g,苏木 5g,没药 6g,土鳖虫 3g,三七 3g,赤芍 9g,陈皮 5g,落得打 6g,紫荆藤 9g。水煎 3 次后合并药液,分早、中、晚服,每日 1 剂。

2. **骨折中期**　局部疼痛剧烈,痛有定处,活动明显受限,痛处拒按,舌质黯紫,或有瘀斑,舌苔薄白或薄黄,脉沉涩或脉弦。治宜舒筋活血,强壮筋骨。方用壮筋养血汤加减:白芍 9g,当归 9g,川芎 6g,川续断 12g,红花 5g,生地黄 12g,牛膝 9g,牡丹皮 9g,杜仲 6g;或用续骨活血汤:当归尾 12g,赤芍 10g,白芍 10g,生地黄 15g,红花 6g,土鳖虫 6g,骨碎补 12g,煅自然铜 10g,续断 12g,落得打 10g,乳香 6g,没药 6g。水煎 3 次后合并药液,分早、中、晚服,每日 1 剂。

3. **骨折后期**　中年以上患者,并发肩关节周围炎,疼痛缠绵日久,反复发作,包括肝肾阴虚及肝肾阳虚证。治宜补肝肾,舒筋活络。方用补肾壮筋汤加减:熟地黄 12g,当归 12g,牛膝 10g,山茱萸 12g,茯苓 12g,续断 12g,杜仲 9g,白芍 9g,青皮 6g,五加皮 9g。或用当归、柴胡、花粉、穿山甲、桃仁、红花、防风、乳香、没药、赤芍、贝母、白芷、陈皮、甘草。水煎 3 次后合并药液,分早、中、晚服,每日 1 剂。用至症状消失止。

4. 术后康复期　可根据锁骨骨折术后证候分类辨证选择中药汤剂。

(1)血瘀气滞:伤后 1～2 周。由于筋骨脉络的损伤,血离经脉瘀积不散,气机凝滞,经络受阻。舌质淡,苔薄白,脉弦。治宜活血化瘀,行气消散。方用身痛逐瘀汤合四君子汤加减。

(2)瘀血凝滞:伤后 3～4 周。此期肿胀消退,疼痛明显减轻,但瘀肿虽消未尽,骨尚未连接,舌红或有瘀点,苔白,脉弦。治宜和营止痛,祛瘀生新,接骨续筋。方用新伤续断汤。

(3)肝肾不足:伤后 4 周以上。断骨未坚,筋脉疲软,可出现头晕耳鸣,腰膝酸软,两目干涩,视物模糊,五心烦热,遗精盗汗,舌红苔薄,脉细数。治宜补益肝肾、气血。方用八珍汤加减。

(二)中成药疗法

1. 七厘胶囊　口服,每次 2～3 粒,每日 1～3 次。疗程 2 周。

2. 独一味胶囊　口服,每次 3 粒,每日 3 次。疗程 7 日。

3. 六味地黄丸　口服,大蜜丸每次 1 丸,每日 2 次。疗程 2 周。

4. 三七活血丸　口服,每次 1 丸,每日 2 次。

5. 跳骨片　口服,10—20 岁每次 4 片,20—30 岁每次 5 片,30—40 岁每次 6 片,50 岁以上每次 7 片,每日 2 次。孕妇忌服。

6. 舒筋活血定痛散　口服,每次 6g,每日 2 次,温黄酒或温开水送服。

7. 跌打损伤散　口服,每次 1 包,每日 2 次,黄酒为引。

8. 筋骨宁搽剂　外用适量。先用热毛巾擦净患处,将药液涂于患处,用手反复揉擦至干。如此反复 3～4 次,用热毛巾温敷。每日 2～4 次。

(三)正骨疗法

婴幼儿的无移位骨折或青枝骨折,均不需要手法整复,可给予适当外固定以限制活动。对于儿童或成人骨折有重叠移位或成角畸形者,则应予手法整复及固定。因骨折端轻度移位,日后对上肢功能妨碍不大,故不必强求解剖复位。对于粉碎性骨折,若用力按压骨折片,不但难以使垂直的骨折碎片平复,反而有可能造成锁骨下动、静脉或臂丛神经损伤,故忌用按压手法。垂直的骨碎片一般不会影响骨折愈合,在骨折愈合过程中,随着骨痂的生长,这些骨碎片可逐渐被新生骨痂所包裹,愈合后骨折局部仅形成一隆起,一般不会引起骨折部位疼痛或不适,更不会影响肩部及上肢功能。但是,也有少数患者可因垂直骨碎片未能被骨痂包裹而形成骨刺,或骨折畸形愈合,骨端突出,可采用手术修正。

1. 手法整复

(1)膝顶复位法:患者坐凳上,挺胸抬头,双臂外展,双手叉腰。助手站于患者背后,一足踏在凳缘上,将膝部顶在患者背部两肩胛骨之间,双手握患者两肩外侧,向背后徐徐拔伸,使患者肩部后伸,以矫正骨折端重叠移位,并使骨折远端向上后接对骨折近端。医者面对患者,以两手拇指、示指、中指分别捏住骨折近远端,用捺正手法矫正侧方移位。

(2)外侧牵引复位法:患者坐凳上,一助手立于健侧,双手绕患侧腋下抱住其身。另一助手站于患侧,双手握住患肢前臂,向后上方徐徐牵引拔伸。医者面对患者,两手拇、示、中指分别捏住骨折近远端,用捺正手法矫正侧方移位。

(3)仰卧复位法:适合于体质瘦弱或为多发性骨折的患者。患者仰卧位,在两肩胛之间(背部正中线)纵向垫一枕头。助手站于患者头侧,两手按压患者两肩部前方,使患者呈挺胸、耸肩状,以矫正重叠移位和成角。医者站在患侧,用两手拇、示、中指在骨折断端进行端提、捺正,使之复位。此法较安全稳妥,复位效果亦佳。

（4）穿腋复位法：患者坐凳上，医者站患侧背后。以右侧为例，医者右手臂抱绕右患肢上臂，穿过其腋下，手掌抵住患侧肩胛骨，利用杠杆作用，使肩部后伸，从而将骨折远端向外侧拔伸，矫正骨折重叠移位。医者左手拇、示、中指捏住骨折近端，向前下捺正，接合骨折远端。

整复过程中应注意切忌使用粗暴手法；切忌反复手法推按；无须强调解剖对位；对粉碎性骨折严禁反复手法。整复中，注意观察患者情况，防止发生意外，尤其是老年体弱患者。

2. 固定

（1）肩肘带固定法：肩肘带由肩腋环行带和"8"字形提肘带组成，用白布（宽约 10 厘米）制成。固定时事先在患侧肩上方和肘部及健侧腋下部各加一衬垫，固定时患侧屈肘 45°，先放肩腋环行带。此带从患侧肩上环行绕到健侧腋下，再将"8"字提肘带前后侧分别悬吊于肩腋环行带腹背侧。固定后的肩腋环行带有下压锁骨近端的作用；"8"字提肘带能上提远端，能使锁骨对线，甚至达到对位的功能。本法针对锁骨骨折的移位特点，采用两个方向的固定带分别固定锁骨内外侧骨折段，方法简单，效果可靠。

（2）平卧位复位固定法：患者仰卧位，背部纵向置棉垫，腋下置棉垫防止挤压腋下血管及神经，健肩自然下垂，患肩外展 45°；或两手叉腰，挺胸，两肩背伸。一助手立于健侧，两手按于两肩锁关节处，缓缓向后挤压，使两肩尽量背伸，以牵拉锁骨远折端，矫正重叠畸形。医者立于患侧，根据骨折类型和移位方向以相应手法使骨折充分复位。粉碎性有游离骨片者至无畸形即可，不苛求解剖复位。然后将凹型固定板置于锁骨前方。本法采用卧位进行复位，适用于伴有其他部位损伤或老年人及体质虚弱者。

（3）横"8"字和斜"8"字绷带联合法：令患者坐凳上，挺胸抬头，双手拇指向前叉腰，一助手用单膝顶住患者背部正中，双手握其两肩外侧，向背后徐徐拔伸，待重叠移位完全矫正后，医者立于患者前面，以两手拇、示、中指分别捏住两骨折端，将近端向前下推按,远端向后上端提,使骨折复位。经检查骨折处平整,表明已解剖复位。整复完毕,在骨折近端上方置一个1厘米厚的压垫,在患者双侧腋窝各置一块大厚棉垫,然后用横"8"字和斜"8"字绷带联合固定。先采用横"8"字绷带固定,即用宽绷带从患侧肩上方骨折处开始,绕过患侧肩前腋下向后,横过背部至健侧肩上方,再经健侧肩前腋下向后,横过背部至患侧肩上方骨折处绕回患侧肩前腋下,如此反复包绕8~10层,然后再用斜"8"字绷带固定,接前用绷带,自患侧肩前腋下向后,经患侧肩上方骨折近端处向前,横过前胸,再经健侧腋下向后,横过背部至患侧肩上方骨折近端处向前绕回患侧肩前腋下,如此反复包绕8~10层。固定结束后将双上肢前臂悬吊屈肘90°,位于胸部两侧。治疗过程中,应密切注意绷带固定的松紧度,如果固定过紧,将引起上肢血液循环障碍,应及时纠正。如果固定绷带松动,将影响固定效果,应及时收紧固定绷带。功能锻炼早期屈伸腕关节和用力握拳活动,中期屈伸肘关节锻炼。药物治疗早期服三七片、云南白药,中后期服接骨丹等。

(4)单角"8"字石膏绷带固定法:患者取坐位,双手叉腰,抬头挺胸,双肩后伸,助手站在患者的背后,用膝部顶患者上背部向前,双手扳抬患者双侧肩部向后方牵引,医者站在患者前方,用两手拇、示、中指分别捏住骨折断端,根据外中内骨折类型用手法以纠正骨折端重叠、成角移位。骨折复位后,患者保持双手叉腰,抬头挺胸,双肩后伸位,根据患者年龄、身高情况,置患侧腋下直径4~12厘米,长5~12厘米腋卷1个,其腋卷紧贴腋窝部,根据锁骨骨折类型及骨折端成角移位方向置一块4厘米×4厘米×1.5厘米的纱垫,然后用4寸宽绷带打单肩斜形"8"字绷带固定,即从患侧肩后起,经患侧腋下腋卷绕过肩前上方,经患侧锁骨断端斜过背部,再经健侧腋下斜形绕过胸前,经患侧锁骨断端绕回患侧肩后至患侧腋下,反复缠绕4~6层,如此再用石膏绷带反复缠绕14~16层,待石膏绷带凝固后伤侧前臂用三角巾悬吊,使上臂外展、肩后伸位固定。固定后健侧上肢肩部即可随意活动,患侧上肢早期即可做手指、腕及肘关节的伸屈活动,如复位固定后伤侧上肢出现轻度发麻感,将上臂轻度上抬后伸后症状即可消失。

(四)中药外敷

1. 取三七 20g,延胡索、蒲黄、栀子、鸡骨草、土鳖虫、红花、乳香、没药各 10g。研细末,调成糊。患者在骨折对位后敷贴膏药(肿胀特别严重的患者,应先敷贴膏药 24 小时后取下,见肿消痛减,再复位敷膏固定)。每次外敷时间夏季 24 小时,冬季 48 小时,春秋季 30 小时。3～4 日换药 1 次,敷 1～8 次。

2. 取红花、羌活、白芷、五加皮各 15g,钩藤、官桂、甘松、乳香、没药、血竭各 30g,三七、荜茇、丁香各 15g,蟾酥(后下)9g,95％乙醇 4000ml。上药同浸泡 1 个月,去渣,入蟾酥拌匀,取液搽患处至生热为度。

3. 取槐花、乳香、没药、儿茶、龙骨、檀香、山慈姑、血余炭、密陀僧、煅自然铜、蜂蜡、牛地黄、赤芍、土鳖虫、当归、血竭、钩藤、防风、五加皮、红花、川芎、樟脑、续断、牛膝各 10g,白及 50g。共研为细末,以猪油 200g 装入有盖瓷盅封口后,用炭火煮约 30 分钟,出白烟后再慢火煎 10 分钟,待凉后放至潮湿地方 10 日,启用时加冰片 75g 拌匀。外敷患处。

4. 取蟾酥 30g,鲜蒲公英 150g。鲜蒲公英洗净,捣烂,取汁,与蟾酥调匀,敷于患处,外盖 3 层纱布,中间夹一层凡士林纱布,以减缓药汁蒸发,每日换药 1 次。有过敏性皮疹者,不宜用。

(五)饮食治疗

1. 取赤小豆适量水煎,加赤砂糖少许温服之。适用于活血化瘀期。

2. 取猪骨头 1000g,黄豆 250g。加水小火烧烂,加盐姜调味分饮食之。

3. 取猪脊骨(洗净)1 具,大枣 120g,莲子 90g,降香、生甘草各 9g。加水小火烧烂,加姜、盐调味,分多次饮之。

4. 取鲜湖蟹 2 只,取肉(带黄),待大米粥熟时,入蟹肉,再加以适量生姜、醋和酱油服食,常服。

5. 取乌雄鸡(约 500g)1 只,去皮毛、内脏,洗净,三七 5g 切片,纳入鸡肚中,加少量黄酒,隔水清炖,熟后用酱油蘸食之,常食。

6. 取生黄芪 30～60g,浓煎取汁,加大米 100g,煮粥,早晚食用。

7. 取当归 20g,黄芪 100g,嫩母鸡 1 只,加水同煮汤食用。

8. 取紫丹参 50g,洗净,加水煮,取汁,其汁与猪长骨 1000g,黄豆 250g 同煮,待烂熟,加入少量桂皮、盐即成。

(六)其他治疗

1. **温热敷** 取透骨草 40g,伸筋草 50g,海桐皮 30g,制草乌、制川乌各 20g,细辛 9g,川芎 15g,荆芥、防风各 20g,川椒 6g,桃仁、红花各 20g,桂枝 20g,木瓜 20g,川牛膝 15g。加水煎沸 2 分钟,取滤液放在蒸气发生器内,再将蒸气发生器加热,喷出药物蒸气,将喷头直接对准患部喷熏,每次 20～40 分钟,每日 1 次。适用于骨折后期。

2. **康复锻炼**

(1)早期(骨折术后 1～2 周):这一时期损伤反应逐渐消退,肿胀和疼痛减轻,康复训练的主要目的是消炎镇痛、保持肌肉容积、预防和治疗肿胀,主要康复手段包括肌肉的等长收缩训练及肘关节和手关节的主动活动训练。①术后 1 周:避免肩部力量训练。做手指、肘、腕关节的轴位运动,如握拳、伸指、分指、屈伸、腕绕环、肘屈伸、前臂旋前、旋后等主动练习。鼓励肘开始主动屈伸训练,维持肱二头肌、肱三头肌肌力。②术后 2 周:手指部肌肉开始等张肌力训练,增加手指握力。三角肌开始等长肌力训练。如捏小球、抗阻腕屈伸运动等。肩部在疼痛可耐受的情况下开始轻柔的钟摆运动,做肩关节外展、内收的被动运动或助力运动,以防关节粘连。

(2)中期(骨折术后 3～6 周):①术后 3 周,增加肩关节屈曲、伸展、内旋、外旋训练,以及抗阻的肘部屈伸和前臂旋前和旋后的训练。仰卧位时,做头与双肘支撑的挺胸训练。内固定稳定者应尽早开始肩带周围肌群的等长训练。②术后 4 周,患肢用三角巾或前臂吊带悬挂胸前站立位,身体向患侧侧屈,做肩前后摆动,身体向患侧侧屈并略向前倾,做肩内外摆动,努力增大外展与后伸的运动幅度。做肩关节各方向和各轴位的主动运动、助力运动和肩带肌的抗阻练习,如双手握体操棒或小哑铃,左右上肢互助做肩的前上举、侧后举和体后上举,每个动作 5～20 次。③术后 5周,增加肩外展和后伸主动牵伸,双手持棒上举,将棍棒放颈后,使肩外展、外旋,避免做大幅度和用大力气的肩内收与前屈练习。④术后 6 周,增加肩前屈主动牵伸,肩内外旋牵伸,双手持棒体后下垂将棍棒向上提,使肩内旋。

　　(3)晚期(骨折术后 6 周以上):此期锻炼的目的是恢复肩关节活动度。肩关节是一个非常灵活的关节,能够进行多方向的运动,包括屈曲、伸展、内收、外展、内旋、外旋、水平屈曲和外展等,以及肩关节的各种复合动作等。活动度训练时要照顾到所有的这些方向,与肩部多方向的活动相匹配,在进行活动度训练时要训练各方向角度的肌肉力量。常用的方法有主动运动、被动运动、助力运动和关节主动牵伸运动。要先分别练习肩关节每个方向的动作,重点练习肩前屈,活动范围由小到大,次数由少到多。然后进行各个方向动作的综合练习(图 2-3)。

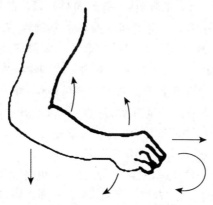

图 2-3　锁骨骨折后的功能锻炼

八、预防与调护

1. 骨折后救护时应平卧硬板床,将枕垫于背部两肩胛之间,使肩呈后伸外展保持功能位。对于开放性损伤,如果只是肌肉及骨端渗血,可用无菌纱布敷料或干净毛巾、布料等折成比伤口略大的垫子,盖住伤口,再用绷带三角巾等加压包扎,以压迫止血。如怀疑是锁骨下动脉或静脉出血,立即用拇指或手指头垂直压迫出血点,然后立即送往医院。锁骨下动脉伤易发生难以控制的大出血,休克发生率高达 $41\%\sim65\%$,死亡率为 $10\%\sim35\%$,及时处理好锁骨下动脉伤,快速有效止血是挽救患者生命关键。现场急救止血时最有效的方法是填塞压迫止血法。出血迅猛,用干净毛巾填塞压迫止血,同时建立有效静脉通路,恢复有效循环血量,迅速送往医院急救。

2. 定期检查,随时调整固定松紧度,防止腋窝臂丛神经及血管受压而发生缺血性坏死及神经性病变。卧床时应仰卧、免枕,肩胛区垫枕以使两肩后伸。

3. 固定期间即可开始练习手握拳动作、肘关节屈伸活动及肩后伸活动。睡眠时需平卧免枕,肩胛间垫高,以保持双肩后伸,有利于维持骨折复位。固定期间如发现上肢神经或血管受压症状或绷带松动,应及时随诊并需适当调整。一般需固定 4 周,粉碎骨折可延长固定 6 周。大多数病例均可达到骨折愈合。

4. 保持挺胸提肩姿势。固定后即可锻炼,练习腕部、肘关节的各种活动。练习肩关节外展、后伸,如做挺胸,双手叉腰动作,以促进血液循环,消除肿胀,防止肩关节粘连。禁做肩前屈、内收等动作,减少弯腰活动,直至解除外固定。

5. 骨折复位过程中,根据骨折情况,避免向下用力过度,刺激或压迫锁骨下动静脉、神经。骨折断端划破血管,出现大出血时较难发现,周围组织疏松,渗血较多容易出现意外。非手术治疗后锁骨断端不愈合率相对较低,仅为 $0.1\%\sim0.8\%$。而手术治疗骨折不愈合率可高达 3.7％。因此，不管是非手术治疗还是手术治疗，在维持断端一定应力情况下，应避免断端过度活动，断端过度活动是出现断端不愈合或延迟愈合的重要原因。手术时避免局部骨膜过度剥离，造成局部血供变差，影响愈合时间。

6. 拔针或者断板多见于不当的大范围活动。在骨折临床愈合早期，钢针或钢板的固定力量是有限的。非正常范围的活动，可以造成钢针或钢板在断端附近应力集中，出现拔针、断针或断板事件的发生。

7. 肩关节固定时间过长后，容易造成肩关节活动减少，出现肩部周围肌肉粘连，肩关节僵硬，活动受限。这是功能锻炼过晚造成的。

8. 由于骨折时的情况，复位时手法粗暴，手术时断端剥离过度，断端碎骨清理不干净，骨折断端畸形愈合，均可造成断端骨痂生长过多，造成胸廓出口狭窄，压迫或刺激臂丛神经，出现一系列上肢症状。

9. 早期活动，可以减少周围肌肉粘连，上肢功能恢复较快，但是幅度过大可能造成复位后的骨折断端再次错位。因此，在康复锻炼过程中，避免肩关节过早内收、上抬，促进锁骨断端稳定。

第三节　肱骨外科颈骨折

肱骨外科颈为肱骨大结节、小结节延展为肱骨干的相交部位，其解剖位置特点决定其易发生骨折。而肱骨近端骨折是继髋骨和桡骨远端骨折后 65 岁以上患者的第二常见骨折类型。各种年龄均可发生，老年人较多，亦可发生于儿童与成人。肱骨外科颈骨折移位多较严重，局部出血较多，应特别注意。肱骨外科颈骨折多为间接暴力所致，如跌倒时手或肘着地，暴力沿肱骨干向上传导冲击引起骨折；肩部外侧直接暴力亦可引起骨折。

一、解剖特点

肱骨位于上臂,是典型的长骨,可分为一体二端。肱骨下端与尺、桡骨的上端构成肘关节。肱骨上端有半球形的肱骨头,朝内上,与肩胛骨的关节盂相关节。在肱骨头的外侧和前方各有隆起,分别称为大结节和小结节,两者之间的纵沟为结节间沟,肱二头肌长头腱在此通过。大结节和小结节下端与肱骨体交界处稍细,称外科颈,为骨松质与骨密质交界处,是应力的薄弱点,为较易发生骨折的部位。在冠状面上,肱骨头与肱骨干有 130°～135° 交角。在横断面上,肱骨头有 20°～30° 的后倾角。肱骨体中部外侧有一粗糙的隆起,称三角肌粗隆。在体的后面有自内上斜向外下的浅沟,称桡神经沟,有桡神经通过。

肩峰是肩胛冈向外延伸部分,对肩关节有保护作用。肩峰与喙肩韧带形成喙肩弓,是坚强的骨韧带结构。肩峰下滑囊是人体最大的滑囊,于三角肌深面与喙肩弓及肩肱关节外侧面之间,上为三角肌、肩峰及喙肩韧带,底为冈上肌腱与关节囊融合部,对肱骨头及三角肌的活动起保护及减少摩擦的作用。肱骨上端骨折对位不良易引起粘连及损伤,产生疼痛及活动受限。

肩袖由冈上肌、冈下肌、肩胛下肌和小圆肌组成,起于肩胛骨,附着于肱骨头周围,在肱骨头解剖颈处形成袖套状结构。肩袖的作用是支持和稳定盂肱关节,维持肩关节的功能,保持滑液营养关节软骨,预防继发性骨关节炎。

胸大肌是肩关节内收的主要肌肉,肱骨近端骨折时,由于胸大肌的牵拉,使远折端向内移位。

二、骨折分类与类型

肱骨外科颈骨折分型通常有以下几种(图 2-4)。

1. **裂纹型骨折** 即由直接暴力所致。

2. **外展型骨折** 由于跌倒时上肢外展位所致,并使骨折远侧

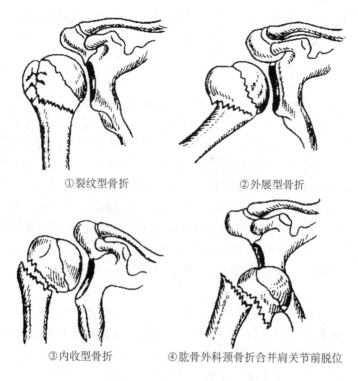

①裂纹型骨折　　　　　　　②外展型骨折

③内收型骨折　　　④肱骨外科颈骨折合并肩关节前脱位

图 2-4　肱骨外科颈骨折分型

段呈外展,近侧段相应地内收,形成两骨折端向外成角移位,且常有两骨折端互相嵌插。

3. 内收型骨折　跌倒时上肢内收位,使骨折远侧段内收,近侧段相应地外展。形成两骨折端向内成角移位,两骨折端内侧常有互相嵌插。

4. 肱骨外科颈骨折合并肩关节前脱位　多为上肢外展外旋暴力导致肩关节前脱位,暴力继续作用,再引起肱骨外科颈骨折。

肱骨外科颈骨折后,受肌肉牵拉引起移位。骨折近段受冈上、冈下肌牵拉而外展与外旋移位;骨折远端受胸大肌、背阔肌、大圆肌、肱二头肌和三角肌牵拉向前内上方移位。如果所受暴力大，骨折移位多，可损伤腋神经和臂丛神经，以及腋窝处动、静脉。

三、病因

肱骨外科颈骨折多为间接暴力所致，如跌倒时手或肘着地，暴力沿肱骨干向上传导冲击引起骨折；肩部外侧直接暴力亦可引起骨折。裂纹型骨折即由直接暴力所致。外展型骨折是由于跌倒时上肢外展位所致，并使骨折远侧段呈外展，近侧段相应内收，形成两骨折端向外成角移位，且常有两骨折端互相嵌插。内收型骨折是由于跌倒时上肢内收位，使骨折远端内收，近侧端相应外展，形成两骨折端向内成角移位，两骨折端内侧常有互相嵌插。肱骨外科颈骨折合并肩关节前脱位多为上肢外展外旋暴力导致肩关节前脱位，暴力继续作用，再引起肱骨外科颈骨折。

四、诊断

肱骨外科颈骨折一般症状典型，配合 X 线检查可以确诊，并且可以区分骨折的分型。

(一)症状与体征

肩部肿胀、疼痛、局部压痛和冲击痛、肩关节活动功能障碍。

1. **外展型骨折**　肩部饱满，但肩部下方稍呈凹陷，不呈方形肩，在腋下肱骨近段内侧能摸到移位的骨折端或向内成角的移位，上臂内侧可见散在瘀斑。可出现骨擦音和异常活动。

2. **内收型骨折**　在上臂上段外侧可摸到突起的骨折远端和成角畸形，肩部前侧有瘀斑，上臂呈内收畸形。可出现骨擦音和异常活动。

3. **肱骨外科颈骨折**　并发肩关节脱位肩部肿胀甚剧，青紫瘀斑也较严重，肩峰下呈凹陷，上臂上段外侧可摸到突起的骨折远端，在腋下可摸及肱骨头，但无弹性固定的体征。

4. **其他**　注意有无神经血管受压症状。错位明显者患肢可出现短缩、成角畸形。肱骨外科颈接近盂肱关节,骨折又多发生在中老年,极易因此引起冻结肩,因此仔细了解病情,选择治疗方法,保持肩关节一定的活动度。

(二)辅助检查

1. X线检查　肩部 X 线检查可确诊肱骨外科颈骨折(图 2-5,图 2-6)。外展型骨折的 X 线片可见骨折近段呈轻度外展、外旋移位,骨折远段向内、向前侧方移位,或骨折远段向上缩短移位,骨折端向内、向前成角,有时伴有肱骨大结节骨折。内收型骨折的 X 线片可见轻度外展、外旋移位,肱骨大结节向肩峰靠拢,因骨折线多由外上方斜向内下方,两骨折端在内收位互相嵌插,或骨折远折端向外侧方移位,或有缩短重叠移位。肱骨外科颈骨折并发肩关节脱位,X 线片可见肱骨头与肩盂的正常关系改变,肱骨头向前内脱出,骨折远端向外、向前、向上缩短移位。老年肱骨外科颈骨折 X 线上可见不同程度的骨质疏松。

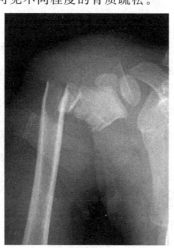

图 2-5　外展型肱骨外科颈骨折

右肱骨外科颈处骨皮质和骨小梁中断,
远折段向外明显移位。

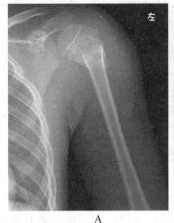
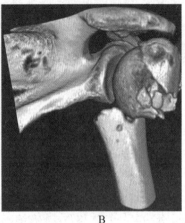

A   B

图 2-6　内收型肱骨外科颈骨折

A. X 线肩关节正位,显示内收型肱骨外科颈骨折;B. CT 图像三维重建,示肱骨外科颈骨折。

2. CT 检查　肱骨外科颈骨折并肩关节脱位有时 X 线正侧位不一定能看得清,必要时可拍穿胸位观察,或做 CT 扫描以明确诊断。

(三)鉴别诊断

1. 肩关节前脱位　多为间接暴力致肩盂关节关系改变。伤肢肿胀、疼痛、方肩畸形,肩关节呈弹性固定。多伴有肱骨大结节骨折,如不治疗,会引起肩关节功能丧失。

2. 肩关节半脱位　因关节周围肌肉萎缩,关节松弛,或肩部外伤后血肿引起的关节间隙增宽所致。局部肿胀、疼痛症状不明显。关节囊尚完整,不需整复。

3. 肱骨大结节骨折　肩外侧大结节处压痛,外展活动受限,上臂内侧无瘀斑,无环形压痛。

4. 肩部挫伤　系直接暴力所致。局部皮肤有擦伤、瘀斑、肿胀,压痛局限于着力部位,无环形压痛及纵向叩击痛;X线片无骨折征象。

五、并发症

1.**血管损伤**　较少见。多为骨折移位压迫腋部的血管,但高能量损伤可致腋动脉损伤。动脉造影可明确诊断,如诊断明确,应尽早手术探查。

2.**神经损伤**　骨折移位可引起臂丛神经损伤,也可因牵拉造成臂丛神经损伤,产生上肢放射性疼痛。

3.**肩关节僵硬**　由于骨折损伤严重、手术操作和功能锻炼的延迟,可造成肩关节周围软组织的粘连,肩关节活动功能障碍。为防止关节僵硬,早期可配合使用消除水肿、活血化瘀的中西药物加以预防,后期配合理疗并不断练习患肢,可逐渐恢复。

4.**骨折畸形愈合**　肱骨外科颈骨折较轻度的畸形一般不影响肩关节功能。如畸形严重,肩关节活动明显受限可考虑手术治疗。

5.**骨折不愈合**　极少见,如骨折端有软组织嵌入,或不稳定骨折固定不牢固可导致骨折不愈合。对骨折不愈合患者通常行植骨内固定术。

6.**肱骨头缺血性坏死**　如出现肱骨头缺血性坏死并引起患者局部疼痛明显,肩关节活动功能障碍者,可考虑行人工肱骨头置换术。但老年患者人工肱骨头置换术手术的治疗效果可能比非手术治疗的疗效差。

7.**压迫性溃疡**　多由于夹板位置移动未及时调整、使用扎带过紧或者加压垫放置位置不正确造成。骨折早期肿胀未达到顶峰,骨突处压迫不明显,肿胀加剧时骨突处压迫明显,要求衬垫质地柔软、吸水、散热、厚度适中。过厚影响固定,过薄压迫骨突部,尤其在皮肤已有挫伤、青紫、血供不好时更应注意。

8.**骨质疏松**　骨折后不仅局部需要锻炼,更应加强全身锻炼,使气血运行,消散局部瘀血,消肿止痛,促进骨折愈合和骨骼坚硬。

9. 创伤性关节炎　各种原因造成复位不良或复位后再移位未能及时纠正,后期常常出现创伤性关节炎。

六、西医治疗

(一)非手术治疗

肱骨外科颈接近盂肱关节,骨折又多发生在中老年,极易因此引起冻结肩,因此仔细了解病情,选择治疗方法,保持肩关节一定的活动度。

1. 一般治疗　无移位或轻度移位的骨折、老年外展嵌插型骨折,用三角巾悬吊并固定伤肩4～6周。

2. 药物治疗　消肿、镇痛,促进骨折愈合。双氯芬酸(英太青)口服,每次50mg,每日2次;或塞来昔布(西乐葆)口服,每次200mg,每日2次。

3. 物理治疗　用手提式碳棒或钨丝红外线灯,可酌情加用滤光板或用锥形管,以减少红外线辐射量。选用小功率(＜300W)局部照射15～30分钟,以患者感到有舒适的温热感为度,每日1次,10次为1个疗程。

4. 手法复位　骨折明显移位时,需行手法复位。外展型骨折有嵌插且畸形角度不大者无须复位,以三角巾悬吊患肢2～3周,并逐步开始肩关节功能活动;无嵌插的骨折应行手法整复,随后以石膏或小夹板固定3～4周。内收型骨折有移位者皆应复位,复位方法有手法及切开两种,并给以适当的外固定或内固定。手法复位外固定须在麻醉下进行,然后根据具体情况应用适当的外固定,包括超肩关节夹板外固定、石膏绷带固定和外展支架(飞机架)固定,无论用哪种方法固定,皆需早期开始功能活动,一般4～6周就可酌情去除固定。

(二)手术治疗

1. 切开复位锁定钢板螺钉内固定　目前的肱骨近端锁定钢板(LPHP)都是预先设计以匹配肱骨近端解剖结构,包括近端有锁定孔,在肱骨头部形成锁定结构,远端有多个可锁定或不锁定的孔。虽然钢板是根据肱骨近端解剖轮廓而制作,但由于正常的解剖变异,可能与患者的肱骨近端解剖不匹配;因此,钢板可以进一步使用钢板弯曲器。当老年患者因外力因素加上自身骨质疏松而发生骨折时,手术治疗就变得更加困难,锁定钢板和螺钉固定是一个很好的选择。在过去的十多年中,骨质疏松性骨折的锁定钢板的使用大大增加,并且改变了许多类型骨折的治疗,尤其是肱骨近端骨折,锁定钢板可用于肱骨近端骨折的刚性固定,可提高机械稳定性,从而可能获得更好的疗效。在内翻弯曲和扭转方面,肱骨近端锁定钢板的生物力学性能优于锁定肱骨近端钉。

2. 髓内钉内固定　髓内钉的优点为切口小,软组织剥离少,对老年人手术创伤小,术后愈合快;缺点是手术需要穿透大结节和肩部旋转肌群,相对于钢板螺钉而言缺少抗旋转稳定性。老年骨质疏松患者使内固定存在问题,经常导致固定失败和效果差,所以新型髓内钉使用钛合金材料,具有一定的弹性,可降低针入肱骨头的风险,被用作肱骨近端骨折的固定工具,并且用原始的锁定系统来防止固定螺钉的后退以稳定肱骨头,还可以最大限度减少软组织分离,避免血供破坏。目前这种治疗方法为骨质疏松性老年肱骨外科颈骨折提供了充分的固定和简便的手术技术,并取得了良好的临床效果。

3. 微创手术　近年来,治疗肱骨近端骨折有了新的进展,闭合复位和经皮针固定是可行的治疗方法,特别是对于有足够的骨储备和二或三部分骨折的患者。这项技术也适用于有移位的外科颈骨折和外翻骨折。微创钢板内固定(MIPPO)技术已经成熟。MIPPO 技术就是在骨折近端断端的两侧直接做小切口,从肌层分离出隧道埋入接骨板,用远近端螺钉固定。这无须在直视下显露骨折断端,减少断端软组织的剥离,可以维持适当稳定固定,最大限度地保护骨断端及其周围的血供。与常规钢板相比,骨折端手法复位联合 MIPPO 是较好的肱骨近端骨折固定方法,该方法切口短,血供干扰小,骨折固定稳定,可早期运动,肩部功能迅速恢复。缺点是暴露于放射物质较多,有可能损伤腋窝神经。

4. 外固定支架固定术 常规的外固定支架的使用对老年肱骨外科颈骨折的患者是有益的,老年患者因骨质疏松而易造成粉碎性骨折,可以减轻骨折断端所带来的疼痛。新研制的外固定架通过断端交叉的针来实现固定,螺钉点位于肱骨干周围,第一根针位于三角肌止点,第二根针位于肱骨干前方及肱二头肌外侧缘,第三根针位于肱骨大结节顶端。因此,可以避免神经血管损伤的可能性。为了有效固定断端,现在引入了一种新型的肱骨头干骺端三角固定,三枚针通过冠状面、矢状面和额面插入,形成实三角固定。在治疗老年骨质疏松患者肱骨两部分骨折中显示出良好的疗效。

5. 肩关节置换术 随着老年人口的增加,肩关节置换术适应证扩大及人工骨关节设计和手术技术的改进,肩关节置换手术可能会持续增长。年轻的患者通常对非二、三、四部分骨折行切开复位钢板内固定或髓内钉治疗,而老年患者对三、四部分骨折多行半关节成形术或逆行全肩关节置换术。虽然最初是用于旋转袖关节病,但近年来在治疗老年患者肱骨近端急性、复杂的三、四部分骨折方面得到了广泛的应用。在检查中,如果 CT 显示由于粉碎性病变而不能重建,这可能使治疗倾向于逆行全肩关节置换术,并且有很高的恢复运动功能的成功率。由于这项技术需要一个完整的、有功能的肩袖,因此在术后肩袖缺失的患者的临床效果不佳。半人工关节成形术是一种可行的治疗方案,可以缓解疼痛,但愈后往往不能完全恢复到基线水准。虽然半人工关节置换术避免了肱骨头缺血性坏死,但也带来了一系列并发症,包括结节骨不连、感染、关节盂磨损及肩袖失效导致的肱骨近端移位和假畸形等。

七、中医治疗

(一)汤剂疗法

1. 气滞血瘀　骨折初期。肿胀明显,皮下瘀斑明显,动则加剧,舌暗,苔薄白,脉涩。治宜活血祛瘀,消肿止痛。方用桃红四物汤加减:桃仁 15g,川芎 15g,当归 20g,赤芍 20g,生地黄 15g,红花 10g,牡丹皮 15g,制香附 15g,延胡索 20g。瘀肿重者,加三七、白茅根等。水煎分 2 次服,每日 1 剂。

2. 瘀血凝滞　骨折中期。肿胀较早期消退,瘀斑减少,疼痛仍有,夜间明显,乏力,出汗等,舌暗,苔少,脉弦。治宜和营生新,接骨续损。方用续骨活血汤加减:当归 15g,赤芍 15g,白芍 15g,生地黄 15g,红花 10g,土鳖虫 10g,骨碎补 20g,煅自然铜 20g,川续断 20g,乳香 15g,没药 15g。水煎分 2 次服,每日 1 剂。

3. 肝肾不足　骨折后期。肿痛轻,酸痛为主,乏力,瘀斑消退,伴腰膝酸软,舌红,苔少,脉细数。治宜益气养血,补益肝肾。方用壮筋养血汤加减:白芍 20g,当归 20g,川芎 15g,续断 20g,红花 10g,生地黄 20g,牛膝 15g,牡丹皮 20g,杜仲 20g。水煎分 2 次服,每日 1 剂。

(二)中成药疗法

1. 跌打止痛片　口服,每次 6～10 片,每日 3 次,黄酒或温开水送服。

2. 跌打丸　口服,每次 1 丸,每日 2 次,将药丸研碎加白酒调敷患处,用绷带包扎。

3. 接骨丸　口服。每次 1 丸,每日 2 次,空腹黄酒送服。

4. 云南白药　口服,每次 0.5g,每日 3 次。适用于骨折初期。

5. 跌打万花曲　外用,搽患处。

(三)正骨疗法

1.**手法复位** 肱骨外科颈骨折,应仔细分析骨折类型,明确复位方法,依动静结合的治疗原则在固定的基础上仍能保持活动。既要达到坚强有效的固定,又能进行适当的肩部活动。对无移位的裂纹骨折或嵌插型骨折,不需要特殊的处理,仅用三角巾悬吊伤肢1周即可开始活动。有移位的骨折,应进行复位。

(1)外展型骨折:医者用双手握骨折部,两拇指按于骨折远端的外侧,其他各指抱骨折远端的内侧,两助手做对抗牵引,将嵌插之骨折断端分离或重叠移位完全拉开后,再将骨折远端向外牵拉,助手同时在牵拉下内收肘部,则骨折即可复位。

(2)内收型骨折:医者两拇指按住骨折部,将骨折近端向内推,其他四指拉骨折远端外展,助手在牵引下外展肘部,一般骨折即可复位。若有前成角畸形,应做进一步矫正。医者立于患肢外侧,双手拇指置于骨折部的前面,其余四指环抱于上臂背侧,在拔伸牵引下持握前臂的助手徐徐前屈肩关节,同时医者两拇指用力向后挤按骨折部,矫正骨折向前成角畸形。若前成角畸形过大,则改用下述方法:医者立于患者前外侧,两拇指置于骨折远段后侧,其他四指环抱肩前侧相当骨折成角部,在牵引下,持握前臂的助手将前臂前屈上举过顶。此时,两拇指压住骨折远端向前推挤,其他四指由前侧扣挤压按成角部。如感到骨擦音,骨折端相互抵触,则表示成角畸形矫正,骨折正确复位。

2.**固定** 选用上臂超肩关节小夹板固定法:用小夹板4块,其宽度为上臂最大周径的1/5,但前、后及外侧夹板的上端从肩锁关节上5厘米起,下端至肘关节上,内侧夹板从腋窝到肱骨内上髁。固定时,在助手维持牵引下,医者捏住骨折部保持复位,将棉垫3~4个放于骨折附近上臂的周围,然后以绷带缠绕4~5周,用胶布固定。将事先准备好的短木板一端用棉花包裹,呈蘑菇头状,并置于上臂的内侧。内收型骨折,蘑菇头放在肱骨内上髁的上部;外展型骨折,蘑菇头顶住腋窝部。3块长木板分别放于上臂前、后、外侧三面。有向前成角畸形者,在前侧木板下相当成角处放一平垫,内收型骨折在外侧木板下相当骨折处放一平垫。先用3条布带将骨干部木板捆紧,然后用长布条穿过3块超关节木板顶端的布带环,每穿一环做一环状结扎。最后用长布带套上棉垫卷,绕过对侧腋下打结,以免压迫腋窝下皮肤。医者一手捏住夹板上端,一手掌沿肱骨纵轴由肘向上轻轻叩击数次,将骨折紧密嵌插,使骨折稳定。一般在4周左右即可酌情解除固定。

(四)经穴治疗

1. 浮针　是运用一次性浮针针具,在局限性病痛周围或邻近四肢的皮下组织进行扫散手法的针刺活动。浮针治疗的靶器官是肌肉,改善肌肉的缺血状态,消除局限性疼痛是浮针治疗的机制所在。

取穴:患者取坐位,显露患侧颈肩部及上肢,沿肌肉走行方向寻找局限性疼痛位置(触摸有紧、僵、硬、滑之感),距离局限性疼痛6～10厘米处确定进针点。

治法:患者于术后第2天接受浮针治疗。局部皮肤常规无菌消毒,使用中号浮针,进针器辅助进针,针尖指向局限性疼痛,针与皮肤呈15°～25°快速穿透皮肤。进针后,右手持针座使针体进行弧形扫散动作,操作要均匀轻柔、平稳连续,幅度尽量大,扫散时间约10分钟;同时指导患者患肌进行主被动抗阻活动,直至患者疼痛减轻,取出针心,软管留置皮下,医用胶布固定,8小时后去除软管。治疗早期应在远离切口的位置进行治疗,而后逐步进行切口周围处理(该术式为微创手术,肩关节前外侧切口平均长约3.0厘米,按浮针操作原则完全可以避开切口),每日治疗1次,连续治疗2周。

2. 电针

取穴:合谷(患侧)、曲池(患侧)、外关(患侧)。

治法:患者于术后第2天接受电针治疗。患者仰卧位,局部皮肤常规消毒,采用0.30毫米×40毫米一次性无菌针灸针,所有穴位均直刺,针刺得气后,行平补平泻法,连接 G6805-2A 型低频电子脉冲治疗仪,正极接曲池穴,负极接合谷穴,选用疏密波,4Hz/20Hz,脉冲宽度 0.5 毫秒,留针 20 分钟。每日 1 次,连续治疗 2 周。

3. 艾灸

方法 1

取穴:曲池(患侧)、手三里(患侧)、尺泽(患侧)。

治法:以温和灸法,每个穴位 10 分钟,每日 1 次,共 10 日。

方法 2

取穴:阿是穴、颈夹脊穴、风门、手三里、肩髃、肩髎、肩贞、肩前。

治法:术后第 2 天,患者在对照组基础上行热敏灸治疗。对阿是穴、颈夹脊穴、风门、手三里、肩髃、肩髎、肩贞、肩前等定位后进行腧穴热敏定性探测,即当受试者感受到以下任何一种或一种以上的灸感即为热敏化腧穴:①透热;②扩热;③传热;④局部不热(或微热)远部热;⑤表面不热(或微热)深部热;⑥酸、胀、压、重、痛、麻、冷等非热感觉。以肩部穴位为例,首先对肩髃、肩髎、肩贞、肩前等穴位进行粗定位,即在肩部周围区域以艾条悬灸,与患者保持沟通,询问患者有无上述 6 种灸感,并根据反馈随时将艾条悬灸部位细定位到某个或某几个穴位。按上述标准和探查方法,对上述探查部位出现热敏反应处施以温和灸手法,以灸至皮肤潮红为度,每日 1 次,每周 5 次,连续治疗 4 周。

4. 耳针

取穴:皮质下、神门、交感、心、腕、肘、肩、锁骨。

治法:常规消毒皮肤,以王不留行贴压于皮质下、神门、交感、心、腕、肘、肩、锁骨等穴位,两侧交替,每日 1 次,嘱患者每日自行按压 3~5 次,每次 3~5 分钟,力度以有热、痛、酸、胀感为度。连续治疗 10 日。耳郭皮肤有破溃、皮肤病或冻伤者禁用,对胶布过敏者禁用。

5. 推拿按摩 外科颈骨折后期,往往有关节粘连。按摩时先用手指或手掌在肩上轻轻回旋揉动,或用手掌、大小鱼际、掌根在皮肤上摩擦,力量要均匀,如此反复约 20 分钟,松解粘连,软化瘢痕,手法动作要轻巧。然后医者一手固定关节,一手握住远端肢体,缓慢、均衡、持续地做适当被动屈伸或外展内收运动,以患肩感觉微痛为度,切忌暴力。如此反复多次,每次活动的次数可逐步增加。

6. 中药外敷 取侧柏叶 2 份,黄柏 1 份,大黄 1 份,薄荷 1 份,泽兰 1 份。共研细末,以水、蜜糖煮热,调成厚糊状,外敷患处。适用于骨折初期。

(五)其他治疗

1. 温热敷

(1)取络石藤 30g,积雪草 30g,伸筋草 30g,川芎 12g,炒土鳖虫 9g,延胡索 9g,苏木 10g,红花 12g,川牛膝 10g,刘寄奴 10g,白及 6g,透骨草 30g。上述药物冷水浸泡 1 小时后,煎煮至约 1000ml,过滤出药液,用热药液熏蒸患处,待药液冷却至 40～45℃时,干纱布浸入药液后,将含有药液的纱布敷至患处 20～30 分钟;间隔 12 小时将药液直接加热后,重复上述熏洗操作 1 次。15 日为 1 个疗程,可连用 3 个疗程。

(2)取海桐皮 30g,透骨草 30g,乳香 20g,没药 20g,红花 20g,当归 20g,川芎 20g,威灵仙 20g,花椒 15g,白芷 12g,防风 12g,甘草 12g。将上述药物装入布袋中,放入熏蒸治疗仪,加水 1500ml,浸泡 30 分钟,煎煮 30 分钟,蒸气温度以 55℃为宜,直接熏蒸于肩关节及周围。每次熏蒸 30 分钟,每日 2 次,1 周为 1 个疗程,连续治疗 2 个疗程。

(3)取乳香、没药、红花、苏木、桂枝、艾叶、威灵仙、山奈、椒目、姜衣各 10g,伸筋草、路路通各 15g,细辛 6g。将上药煎沸 2 分钟,取药液加开水倒入盆中,将患肢暴露盆上并用大毛巾覆盖以延长药液熏蒸时间,待药液温度适宜后,将患肢关节浸泡其中约

30 分钟,接着行关节主动屈伸操练,避免用强暴力牵引。每日 1 次,1 剂用 3 次。骨折中后期解除外固定后进行。适用于关节粘连型。

(4)取三棱、莪术、刘寄奴、威灵仙、苏木各 30g,木瓜、企边桂、艾叶、川椒目、山奈、细辛各 10g,土牛膝、透骨草、路路通各 20g,陈醋 500g。上药加水煎沸 2min,取药液加开水倒入盆中,将患肢暴露盆上并用大毛巾覆盖以延长药液熏蒸时间,待药液温度适宜后,将患肢关节浸泡其中约 30 分钟,接着行关节主动屈伸操练,避免用强暴力牵引。每日 1 次,1 剂用 3 次。骨折中后期解除外固定后进行。适用于关节僵硬型。

(5)取桂枝 55g,赤芍 20g,当归 55g,山栀子 40g,川芎 40g,丹参 120g,白芷 85g,桃仁 40g,红花 30g,细辛 50g,木香 100g,枳壳 80g,生地黄 150g,牛膝 115g,鸡血藤 175g。共入锅内,加水 1500ml,煎沸 30～40min,滤出药液倒于一盆内,待水温适宜时双足放入盆内浸洗,每次 60 分钟,每日 1 次。1 剂用 4 日,2 剂为 1 个疗程。

(6)取桂枝 15g,威灵仙 15g,防风 15g,五加皮 15g,细辛 10g,荆芥 10g,没药 10g。煎水熏洗患肢,每日 1 剂。解除夹板外固定后使用。

2. 康复锻炼 复位固定后应鼓励患者积极进行适当的练功活动,对中老年患者尤为重要。如果肩部固定时间过长或锻炼不恰当、不及时,尤其是老年患者易产生肩部软组织粘连,致肩关节僵凝。

骨折早期整复固定后,伤肢肿痛较甚,先练习五指用力伸展,再用力握拳,腕关节背伸掌屈。随着肿胀消退,疼痛减轻,1 周后可做耸肩运动,患者以健手托着患肢肘部做上下范围的耸肩练习,并继续进行握拳、伸屈腕关节。2～3 周使伤肢自然下垂,身体略前倾,做小范围的划圈活动,早期运动范围可较小,随着肿痛消减,运动量应逐渐加大。2～3 周不要做禁忌运动,如外展型骨折上臂禁忌外展动作,内收型骨折禁忌内收动作。骨折临床愈合,立即拆除外固定,练习肩关节各方向活动。可做健、患两肩关节同时前屈,也可用健手扶着患侧手,同时上举、后伸、外展。若肩关节活动恢复仍未理想,可继续加强锻炼,采用爬墙式、拉锯式、梳头式等运动。

甩肩疗法:手法整复骨折成功后,将上肢皮牵引带置于肘关节至腕关节裹紧,根据患者骨折移位程度及患者体重选用适当重量的砝码或米袋悬挂于牵引带的连接板下方,重量控制在 1~2kg。患者站立,患肢保持自然下垂,上半身略向患侧倾斜并前倾,嘱患者做矢状面前后摆动、冠状面左右摆动及以患肢中立位为轴划圈活动。具体为:第 1 日患肢在矢状面上做前后摆动,起始幅度约为 30°;第 3 日患肢在冠状面上做左右摆动,即患肢内收、外展活动,约 30°;第 5 日患肢可行以患肢中立位为轴的划圈运动。所有幅度均逐渐增大,每次 30~45 分钟,每日 3~5 次。期间休息时患侧外固定支架固定。上肢通过床边滑轮牵引固定,重量 1~2kg。于治疗后第 3 日、1 周、2 周后分别行 X 线检查,根据骨折复位情况,调整砝码的重量及甩肩幅度。甩肩治疗 4~6 周后嘱患者行肩关节功能锻炼。

八、预防与调护

1. 对开放性骨折先进行有效止血、包扎。成年人短期间内失血量超过 800ml 以上就可引起休克,为了防止严重并发症发生先进行止血。出血量较大,在锁骨上离凹陷处向下向后摸到搏动的锁骨下动脉,用拇指按压。出血处均用消毒的纱垫、纱布或敷料填塞伤口,再用绷带包扎。固定保持伤肢功能位置,能减轻疼痛,现场急救时不要求达到严格的解剖复位。对于显著畸形骨折,可用手牵引使之挺直,然后固定。观察伤肢末梢血液循环情况及前臂皮肤麻木感,为早期发现合并周围血管神经损伤提供依据。搬运时,将身体与担架固定牢固,防止二次损伤。途中严密观察患者生命体征、肤色、敷料等,一旦发现异常,及时采取相应救治。

2. 对嵌插无移位的肱骨外科颈骨折,仅用三角巾悬吊,1周后即可开始活动,无须特殊治疗及护理。对外展及内收两型使用夹板固定者按带夹板患者的一般护理。患肢应置于屈肘90°位,前臂中立位。平时以托板悬挂胸前;卧床时,宜取半坐位。为了防止肩部后伸,骨折向前成角度者睡眠时,应将患肢垫高,或将上臂固定于胸侧壁。

3. 整复后2周内,每日调整布带松紧1次。每周X线透视检查1次,发现移位及时矫正。夹板内侧板的位置,下端不应超过肱骨髁上,上端蘑菇头不应过度抵压腋部,以避免压迫血管神经。无论内收型或外展型骨折,有向前移位者,固定中易出现再移位,应注意保持上臂轻度前屈位,避免后伸。

4. 初期让患者进行握拳,屈伸肘、腕关节,舒缩上肢肌肉活动。3周后练习肩关节各方向活动,活动范围应循序渐进。

5. 解除外固定后配合中药熏洗,促进肩关节功能恢复。

6. 中年以上患者应特别注重练功,防止并发肱二头肌长头肌腱炎、冈上肌腱炎及肩关节周围炎。

7. 针对骨折后紧张、忧虑、恐惧等心理,护理人员及时发现并进行疏导,采取"以思克恐"的方式,引导患者思索、冥想,向患者宣教骨折愈合过程的相关知识,鼓励患者多与室友交流,减轻恐惧,消除不良情绪,配合治疗和功能锻炼。

8. 骨折早期疼痛、肿胀剧烈,避免食用肥甘厚腻、辛辣、煎炸之品,饮食宜清淡,可食用活血理气消肿之品,如山楂、白萝卜、三七、蔬菜、水果、鱼汤、柑橘、柠檬;肿痛减轻出院后,从清淡转向高营养,多食鸡汤、骨头汤、黄芪瘦肉汤、牛排、猪排等。

第四节 肱骨干骨折

肱骨干骨折通常是指从肱骨的外科颈以下 1～2 厘米至肱骨髁上 2 厘米之间的骨折。肱骨干骨折也较常见,为全身骨折的 1％～3％。肱骨干骨折在成年人中出现率为每年 14.5/10 万人,50 岁后越来越多,90 岁最高,达每年 60/10 万人。老年人多因跌倒引起,年轻人严重的创伤或者穿透伤多见。肱骨干骨折在老年人群中多见,这部位骨折的概率是整个肩部位骨折的 1/3,对患者生活质量造成严重影响。

一、解剖特点

肱骨干骨折系指肱骨外科颈以下 1～2 厘米至肱骨髁上 2 厘米之间的骨折,多发于骨干的中部,其次为下部,上部最少。中下 1/3 骨折易合并桡神经损伤,下 1/3 骨折易发生骨不连。肱骨干骨折后,由于骨折部位肌肉附着点不同,暴力作用方向及上肢体位的关系,肱骨干骨折可有不同的移位情况。如骨折于三角肌止点以上者,近侧骨折端受到胸大肌、大圆肌和背阔肌的牵拉作用向内侧移位;远侧骨折端因三角肌的牵拉的作用而向外上移位。如骨折于三角肌止点以下者近侧骨折端因受三角肌和喙肱肌的牵拉作用而向外向前移位;远侧骨折端受到肱二头肌和肱三头肌的牵拉作用,而发生向上重叠移位。如骨折于下 1/3 部,由于患者常将前臂悬吊胸前,引起远侧骨折端内旋移位。手法整复时均要注意纠正(图 2-7)。

二、骨折分类与类型

1. 直接暴力 常见于中 1/3,多为粉碎或横形骨折。
2. 间接暴力 多见于下 1/3,骨折线为斜形或螺旋形。
3. 旋转暴力 新兵训练中,少数新战士投手榴弹突然间前臂

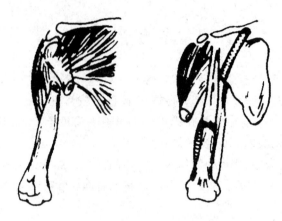

图 2-7　肱骨干骨折的移位

及肱骨远端向前及内旋,而肩部及肱骨近端未能前旋,不协调应力作用于肱骨中段,导致投掷的扭转螺旋骨折。骨折线为螺旋形。

桡神经在肱骨中段及中下段后外侧桡神经沟内经过,该处闭合性或开放性骨折时,常合并桡神经损伤,出现腕下垂、拇指不能外展、掌指关节不能自主伸直等。

肱骨干骨折诊断容易。肱骨中、下段骨折应注意桡神经合并伤。

三、病因

直接暴力、间接暴力、旋转暴力均可致该骨骨折。①直接暴力:如打击伤、挤压伤或火器伤等,多发生于中 1/3 处,多为横形骨折、粉碎骨折或开放性骨折,有时可发生多段骨折。②间接暴力:如跌倒时手或肘着地,地面反向暴力向上传导,与跌倒时体重下压暴力相交于肱骨干某部即发生斜形骨折或螺旋形骨折,多见于肱骨中下 1/3 处,此种骨折尖端易刺插于肌肉,影响手法复位。③旋转暴力:如投掷手榴弹、标枪或翻腕赛扭转前臂时,多可引起肱骨中下 1/3 交界处骨折,所引起的肱骨骨折多为典型螺旋形骨折。

四、诊断

(一)症状与体征

1. 疼痛　表现为局部疼痛及传导叩痛等,一般均较明显。

2. 肿胀　完全骨折,尤其粉碎型者局部出血可多达 200ml 以上,加之创伤性反应,因此局部肿胀明显。

3. 畸形　在创伤后,患者多先发现上臂出现成角及短缩畸形,除不完全骨折外,一般多较明显。

4. 异常活动　多于伤后立即出现。

5. 血管神经损伤症状体征　患者神经干紧贴骨面走行,甚易被挤压或刺伤;周围血管亦有可能被损伤。因此,在临床检查及诊断时务必对肢体远端的感觉、运动及桡动脉搏动等加以检查,并与对侧对比观察。

(二)辅助检查

1. 查体可发现异常活动,骨摩擦感。

2. X 线摄片可确定骨折的类型、移位方向。

3. 对怀疑有神经损伤的患者,注意神经探查。外伤史,局部肿胀,疼痛及传导叩痛,异常活动及成角、短缩畸形。正侧位 X 线能确诊骨折部位及移位情况。

(三)鉴别诊断

1. 病理性骨折　上臂部 X 线正侧位片可明确骨折的部位、类型和移位情况,注意有无骨质破坏,鉴别是否为转移癌、骨囊肿等所致的病理性骨折。

2. 上臂软组织损伤　有牵拉痛,压痛局限于损伤部位,但无纵向叩击痛及异常活动。X 线片可以除外骨折。

3. 桡神经损伤　若出现桡神经损伤,要鉴别清楚是术前损伤还是术中损伤,通过询问病史、发病时间和发病经过、临床表现则不难诊断。如果术前无桡神经损伤表现而术后立即出现者考虑为牵拉伤和粗暴操作所致，如果术后渐进性出现桡神经损伤表现应考虑为骨痂或瘢痕粘连所致。

五、并发症

1. **神经损伤** 以桡神经损伤为最多见，肱骨中下 1/3 骨折，易由骨折端的挤压或挫伤引起不完全性桡神经损伤。一般于 2～3 个月，如无神经功能恢复表现，再行手术探查。在观察期间，将腕关节置于功能位，使用可牵引手指伸直的活动支架，自行活动伤侧手指各关节，以防畸形或僵硬。

2. **血管损伤** 在肱骨干骨折并发症中并不少见，一般肱动脉损伤不会引起肢体坏死，但也可造成供血不足，所以仍应手术修复血管。

3. **骨折不愈合** 肱骨中下 1/3 骨折易发生且不易愈合，导致骨折不愈合的原因有很多，其中与损伤暴力、骨折的解剖位置及治疗方法有较大关系。骨折愈合是一个连续不断的过程，在整个过程中应无发生再移位的不良应力的干扰，尤其是剪切及旋转应力，因此骨折端须得到合理的固定。

4. **畸形愈合** 因为肩关节的活动范围大，肱骨骨折虽有些成角、旋转或短缩畸形，也不大影响伤肢的活动功能，但如肱骨骨折移位特别严重，达不到骨折功能复位的要求，严重地破坏了上肢生物力学关系，以后会继发肩关节或肘关节创伤性关节炎，因此对青壮年及少年患者，在有条件治疗时，还是应该施行截骨术矫正畸形愈合。

5. **肩、肘关节功能障碍** 多见于老年患者。因此，对老年患者不宜长时间使用广泛范围固定，尽早加强肌肉、关节功能活动。若已经发生肩或肘关节功能障碍，更要加强其功能活动锻炼，并辅以理疗和体疗，使之尽快恢复关节功能。

6. **医源性骨折** 肱骨大结节骨折、外科颈骨折、骨折端劈裂骨折、进钉入点处劈裂常与操作不当有关。

7. 锁钉断裂　若患者多发伤,双下肢不能随意活动,床上活动主要靠上肢支撑,骨折未愈合,过多负重可导致近端锁钉断裂。

8. 其他　中下 1/3 骨折易合并桡神经损伤,下 1/3 骨折易发生骨不连。

六、西医治疗

(一)非手术治疗

肱骨干有较多肌肉包绕,骨折轻度的成角或短缩畸形不影响外观及功能者,可采取非手术治疗。

1. 药物治疗

(1)减轻患肢肿胀,避免缺血性肌挛缩等并发症:可用甘露醇快速静脉滴注。如肿胀严重、出现张力性水疱等症状,可加入少量地塞米松等糖皮质激素。短时间应用一般无不良反应,通常使用时间不应超过 3 日。七叶皂苷钠静脉滴注也有较好的效果。

(2)积极镇痛:目前多主张及早开始镇痛,在中枢及外周敏化达到最大程度之前,即对伤害性刺激加以干预而达到镇痛或减轻疼痛目的。镇痛的常用药物包括注射药物有吗啡、哌替啶、曲马朵、COX-Ⅱ抑制药、消炎镇痛药物等,口服药物有曲马朵、COX-Ⅱ抑制药、消炎镇痛药物等,还可适当使用镇静药。具体的治疗方法应灵活掌握,强调个体化镇痛。即治疗方案、剂量、途径及用药时间个体化,最终目标是应用最小的剂量达到最佳的镇痛效果。

(3)积极设法促进骨折愈合:肱骨干骨折不愈合,在全身骨折不愈合中较多见,肱骨中下 1/3 段为常见部位。在正确治疗的前提下,鹿瓜多肽注射液能够促进骨折愈合、减轻疼痛,有利于骨折患者的康复。骨折愈合是一个非常复杂的组织修复过程,受多种骨生长因子的调节。骨形态发生蛋白(BMP)能诱导未分化的间充质细胞向软骨和骨组织方向分化,从而诱导新骨,促进骨痂形成,促进骨折的愈合。转化生长因子-β(TGF-β)能促进间充质细胞的增殖和分化,促进成骨细胞和成软骨细胞的增殖,抑制破骨细胞的生物活性。成纤维细胞生长因子(FGF)是一组肝素黏合多肽,可刺激细胞的趋化移动、增殖和分化。增加胶原细胞的数量,促进骨胶原蛋白及非胶原蛋白的合成,增加骨钙素合成。临床上类似的促进骨折愈合药物还有如骨肽、复方骨肽等。

2. 固定

(1)石膏外固定:依靠石膏的重量牵引达到骨折复位并维持对位。采用悬垂石膏,应每周摄 X 线片,以便及时矫正骨折端分离或成角畸形。2～3 周后应改用其他外固定治疗。石膏对螺旋形和斜形骨折的治疗效果较好。缺点:①石膏较重,而且容易磨破皮肤和肩关节活动障碍。②石膏很难固定牢靠,特别是肥胖者。应按期复查,若 3 个月后骨折仍无愈合的迹象,应改为手术,尤其骨质疏松的中老年患者。

(2)小夹板外固定:适用于移位、成角畸形不大、对线较好的肱骨干中部骨折。夹板置于患肢后,用 3～4 根布带分别绑扎,并应随时调节绑扎带的松紧,避免影响伤肢血液循环及发生压疮。小夹板医治肱骨干中 1/3 的骨折疗效较佳。

(3)功能性支架:是一种通过软组织的牵拉使骨折复位的装置。但功能支架不宜用于有广泛软组织损伤、骨缺损、骨折端对线不良及不合作的患者。功能支架可应用于骨折早期或伤后 1～2 周。急性期使用时应注意肢体的肿胀程度,神经血管的状况。应保持上臂悬垂于胸前,防止骨折端成角畸形。功能支架在 4 周内应每周随诊。支架至少应维持 8 周。功能性支架医治简单肱骨干骨折获得了很好的疗效。支架是靠上肢的重力来取得良好的对线,不易获得解剖对位,骨折愈合后多留有各种成角,多数不影响外观和功能。支架的优点:①并发症少;②可较早进行日常活动;③无感染并发症;④费用低。适应证:患者可站或坐,闭合性骨折,骨折端无较重的分离,Gusti10Ⅰ型骨折。长期卧床、多发伤、严重肥胖、不配合、轴向移位、软组织损伤严重、神经损伤或血管损伤者不宜采取功能性支架。

(4)U 型接骨夹板:适用于横断形骨折及无明显移位的斜形螺旋形骨折,起维持骨折对位对线的作用以利于骨折愈合。

(5)维耳波上肢支持带制动:适用于儿童及老年人很少移位的肱骨干骨折。用以维持骨折对位,患者感觉舒适,无须行骨折手法复位。

(6)肩"人"字石膏:骨折复位后,为了维持复位后的位置,需要将上肢制动于外展外旋位时,需用肩"人"字石膏。但石膏较重,影响呼吸、热天易出汗等,患者感受很不舒适,故现已少用或以肩外展支架来替代。

3.尺骨鹰嘴骨牵引　适用于长时间卧床的患者和开放粉碎性肱骨干骨折,或短期内无法进行手术治疗的患者。

(二)手术治疗

开放骨折应早期行软组织及骨的清创及骨折内固定。合并血管、神经损伤的骨折应用骨折内固定及神经血管的修复。肱骨干中下 1/3 骨折伴有肘关节内骨折时,手法复位及维持复位均比较困难,应行切开复位内固定。非手术治疗可造成双侧肱骨干骨折患者生活上不便及护理上的困难,应行内固定术。螺旋形骨折,骨折端间嵌入软组织,即使骨折对线满意,也会导致不愈合,应行内固定术。如横断骨折应用悬垂石膏治疗,因过度牵引致骨折不愈合;短斜形骨折用非手术治疗骨折端有明显移位者,也应行手术内固定。对于多发伤合并肱骨干骨折来说,非手术治疗很难维持骨折端满意的对位对线。一旦病情稳定,应积极行手术治疗。手术治疗可使病理性骨折患者感到舒适及增加上肢的功能。

手术治疗方法有多种。临床医师应根据自身的经验,器械设备,骨折类型,软组织条件及全身状况,选择对患者最有利的方法。手术能减少肩肘关节限制时间,可以早期进行功能锻炼和上肢肌力的锻炼,比较舒服便利。肱骨干骨折手术的适应证:①骨折端有软组织卡压或者肌肉的牵拉致闭合复位失败者;②开放性骨折者;③近端或者远端骨折,很难保持复位者;④全身多发伤者;⑤并发肘或肩关节损伤者。手术方式有:单纯螺钉固定、外固定架固定、切开复位钢板内固定、髓内钉内固定、微创经皮钢板内固定术(MIPO)等。

1. 单纯螺丝钉固定　单纯螺丝钉多用 2～3 枚固定,需加外固定维持,多用在螺旋形和斜形骨折,复位后用 2～3 枚螺钉固定骨折端,再加外固定维持。优点:骨膜及软组织损害小,血供干扰少,利于骨折愈合。单纯螺丝钉把握不好拉力加压原理及螺丝钉长短的选择,均可导致失败,且需要长期的外固定也暴露了内固定的缺点。

2. 外固定架固定　本法在肱骨干骨折不常用,多用在感染性、开放性、软组织损伤较重及全身情况较差的骨折。优点:手术时间短、创伤小、利于软组织的恢复及减少血管神经的损害。当患者软组织条件良好后多数改为内固定,由于外固定钉道容易感染,容易松动等,很少成为最终的固定方式。

3. 切开复位钢板内固定术　以前肱骨干骨折医治的金标准是切开复位钢板内固定。大多数学者认为,钢板可用于肱骨干骨折的全部类型,不仅可牢靠固定还可达到解剖复位。其优点是可更正肱骨干的旋转及成角畸形,对肩、肘关节的活动妨碍较小,可减少住院时间。手术入路有:前外侧、前内侧、外侧及后侧入路,常见的是前外侧和后侧入路。钢板固定肱骨干骨折的感染率和不愈合率为 1%～2%,医源性桡神经损害最常见(发生率为 6.5%)。

4. 髓内钉内固定术　髓内钉固定为轴心固定,与肱骨的生物力学相符,几乎不剥离骨膜,不破坏髓外血供,仅影响髓内血供,髓外神经和血管不受影响。Kuntscher 钉、Rush 钉等传统的髓内钉,由于它们对骨折端分离和扭转移位固定较差、易滑出、骨折愈合差和不利于肩、肘关节活动,目前较少应用。现在经常使用的有弹性髓内钉和交锁髓内钉。弹性髓内钉的优点:①使用简便,闭合穿钉对软组织损害小,不损害骨膜的血供,出血少;②仅在一头做一个小切口便可去除;③弹性固定,弹性髓内钉具有弹性力,髓内钉长度要适中,太短固定不牢固,太长容易使骨折端分离;④弹性髓内钉纵向加压骨折端,有牢靠固定和利于骨折愈合的益处。交锁髓内钉的优点:①具有交锁作用,对骨折的分离及旋转有较好的控制;②轴向固定,硬度大、抗扭转强、术后肩肘关节活动早;③切口小、骨折端的软组织和血管损害小。交锁髓内钉对于肱骨干不稳定和粉碎性骨折较好。随着交锁髓内钉使用越来越多,缺点也越来越多,其主要不良影响是肩关节功能障碍。髓内钉包括顺行和逆行髓内钉。顺行髓内钉易导致肩关节撞击,损害肩袖,从而导致肩关节活动受限。

　　5. 微创经皮钢板内固定术(MIPO)　　20 世纪 80 年代,基于生物力学和桥接钢板上的 MIPO 使用不断增多,随着骨折生物力学的不断进步和发展,使得创伤少、高愈合率、肩肘关节功能损害少等优势的微创经皮钢板内固定术(MIPO)使用越来越多。MIPO 技术医治肱骨干骨折可用前侧、后侧和外侧入路。前侧入路使用最多见。MIPO 在肘横纹处做一纵行长约 3 厘米的小切口,肱骨近端暴露出来,通过三角肌和胸大肌之间缓慢地将钢板插入其中,骨折复位满意之后用锁定螺钉固定。MIPO 优点:①手术时长比开放内固定短;②在肱骨前侧置入钢板可防止桡神经直接受压,瘢痕减少,保护桡神经;③MIPO 技术的骨折愈合率比切开内固定及髓内钉高,且对骨折有塑形的功能;④可防止髓内钉入钉处导致的不良影响,如肩袖损伤等;⑤MIPO 钢板越过骨折端,由于弯曲应力的分解,减小了钢板各个部位的应力,钢板折断概率减少;⑥MIPO 也可减少软组织及骨折端血供的破坏,减少愈合时间及骨不连。

七、中医治疗

(一)汤剂疗法

1. 早期　针对气血受损、瘀积不散、气滞血瘀、经络受阻的病理变化,治疗以活血化瘀、行气通络为主,可重用川芎、桃仁、红花、赤小豆、薏苡仁等活血、消肿类中药。以消瘀活血为主的可选活血止痛汤加减:当归尾 12g,川芎 6g,乳香 6g,紫苏木 6g,桃仁6g,红花 6g,没药 6g,土鳖虫 3g,三七 3g,赤芍 9g,陈皮 5g,落得打6g,赤小豆 9g。水煎服。以行气为主的选用复元通气散:茴香、穿山甲(蛤粉炒)、穿山甲(生用)各 60g,炒白牵牛子、延胡索、炒甘草、陈皮各 30g,木香 45g。研为细末或机器打粉,每日 1～2 次,每次 3g,热酒调服。以活血祛瘀、行气止痛并重的可选用顺气活血汤加减:紫苏梗 6g,薏苡仁(炒)12g,砂仁 6g,厚朴 6g,枳壳 6g,当归尾 12g,川芎 6g,红花 6g,木香 6g,赤芍 9g,桃仁 6g,紫苏木6g,香附 6g。水煎,可加入少量米酒和服。如果为开放性骨折,可在清创缝合及抗生素治疗的基础上选用清心药,以祛瘀消肿、清热解毒。方用:当归尾 12g,牡丹皮 12g,川芎 9g,赤芍 9g,生地黄15g,桃仁 9g,红花 9g,黄芩 9g,黄连 6g,连翘 9g,栀子 6g,甘草6g,灯心草 3g,薄荷 3g。水煎服。

2. 中期　骨折端亦初步稳定,原始骨痂已开始逐步形成,筋骨已有连接但未坚实,瘀血不去则新血不生,新血不生则骨不能合、筋不能续,所以使用接骨续筋药,佐活血祛瘀之药,以活血化瘀、接骨续筋为法。可重用黄芪、丹参、生地黄、延胡索、党参、茯苓等以祛瘀生新、接骨续筋为主。如常用的方剂有续骨活血汤:生地黄15g,当归尾 12g,赤芍 10g,白芍 10g,红花 6g,土鳖虫 6g。骨碎补 12g,煅自然铜 10g,续断 12g,落得打 10g,乳香 6g,没药6g。水煎服。

3. 后期　尤其是老年患者,则因损伤日久、耗伤正气、肝肾不足,多予补益肝肾。同时兼顾脾胃,方可重用川续断、骨碎补、补骨脂、杜仲、淫羊藿等补益肝肾、益气健脾之品。如选用壮筋续骨丸加减:骨碎补 15g,补骨脂 12g,川续断 6g,当归尾 12g,川芎 6g,白芍 6g,熟地黄 15g,杜仲 6g,五加皮 6g,桂枝 6g,三七 6g,黄芪 15g,煅狗骨 6g,菟丝子 12g,党参 12g,木瓜 6g,刘寄奴 12g,土鳖虫 6g。水煎服。研细末调丸,温酒送服更佳。骨折迟缓愈合者,应重用接骨续损药,如土鳖虫、煅自然铜、骨碎补之类。闭合性骨折合并桡神经损伤,可将骨折复位后用夹板固定,内服药中加入益气活血、通经活络之品,如黄芪、地龙之类。

(二)中成药疗法

1. 接骨七厘片　成人每次 5 片,每日 2 次,黄酒送下。不适合饮酒的患者也可用温开水送服。

2. 伤科接骨片　口服,每次 4 片,每日 3 次。

3. 活血止痛散(胶囊)　散剂每次 1.5g;胶囊每次 6 粒(每粒 0.25g),每日 2 次。温黄酒或温开水送服。

4. 损伤速效止痛气雾剂　用时摇匀倒置,距伤处 15~30 厘米按压喷头,喷涂患处 5~10 层,每日 1~3 次。

5. 跌打丸　每丸重 9g,每次 1 丸,每日 2~3 次,黄酒或温开水送服。适用于骨折早期瘀肿疼痛者。

6. 接骨丸　每 50 粒重 6g,每次 6g,每日 2 次,黄酒或白开水送服。适用于骨折中期瘀血较重者。

7. 正骨紫金丸　每丸重 9g,每次 1 丸,每日 2~3 次,口服。适用于骨折后瘀肿疼痛者。

8. 舒筋活血丸　每丸重 6g,每次 1 丸,每日 2~3 次,口服。适用于骨折后瘀血肿痛。

9. 骨折挫伤胶囊　每粒 0.4g,每次 10 粒,每日 3 次,温黄酒或温开水送服。用于骨折各期的辅助治疗。

10. 接骨宁膏　贴于患处。

11. 消瘀定痛膏　贴患处。

(三)正骨疗法

1. 手法复位 肱骨干裂纹骨折、骨膜下骨折无须整复,仅用肱骨夹板固定3～4周,固定后即可进行适当的功能锻炼。有移位的肱骨干骨折,可采用手法复位。骨折合并桡神经损伤,手法复位及小夹板固定后,应在前臂安装腕指弹力功能装置。复位时,患者坐位(幼年和老年患者可平卧)。两助手沿身体纵轴对抗牵引拔伸。一人用布带通过腋窝向上牵引,一人握持前臂在中立位向下牵引。除重叠移位较多的横断骨折,牵引力可稍大外,一般牵引力不宜过大,否则易引起过牵。待重叠移位完全矫正后,医者两手分别握两骨折段,根据骨折移位情况进行整复。

(1)肱骨干上1/3骨折:医者站于患侧,两拇指抵住骨折远段外侧,其他四指环抱近段内侧。在维持牵引下,两手四指首先提托近段向外,使之远段向外成角,继而拇指由外侧推骨折远段向内,即可复位。

(2)肱骨干中1/3骨折:医者两手拇指抵住骨折近段外侧,其他四指环抱骨折远段内侧。在维持牵引下,两拇指推近段向内,同时两手四指向外拉远段,使骨折两断端内侧平齐,并微成角。两拇指再向内推,两手四指再向外拉,纠正成角。医者捏住骨折部,助手徐徐放松牵引,使骨折两断端互相接触,微微摇摆一下骨折段可听到或摸到骨折端的摩擦音。声音逐渐变小,直至消失,骨折断端也趋向稳定,骨折即基本复位。在横断骨折复位过程中,如发现对位后有弹性或在推拉时能够对位,但放手后立即再变位,应考虑骨折端间有软组织嵌入,可试行回旋手法,解脱断端间的软组织后,再重新进行复位。

(3)肱骨干下1/3骨折:多为螺旋或斜面骨折,整复时不要牵引,仅矫正过多的重叠移位及成角畸形。将两斜面由周围挤紧,并将螺旋面扣上。两骨端可留少许重叠,这样可加大两骨折段的接触面,有利于骨折愈合。

(4)粉碎骨折:对于粉碎骨折,复位时千万不要对向牵引,亦不要用较重整复手法。医者从两侧或前后挤按骨折部，使骨折面相互接触即可。游离碎骨片往往不能一次靠拢，可加用纸垫，在夹板固定中持续复位。根据临床经验，粉碎骨折肿胀都较严重，单纯肢体重量也可导致断端分离，引起骨折迟缓愈合或不愈合，应特别注意。

2. 固定　选用木板 4 块，后及外侧各用长木板 1 块，内侧用短木板，前侧用中木板，一般不要超过关节，以便于屈肘活动。固定时先用消瘀膏（大黄 1 份，栀子 2 份，木瓜、蒲公英、姜黄各 4 份，黄柏 6 份，蜜糖适量，共为细末，水蜜各半调匀）外敷，然后用绷带、棉垫缠好，再放纸压垫及木板。如果侧移位及成角畸形已完全纠正，可在骨折部的前、后各放一长方形大纸垫，将上、下骨折段紧紧包围。若侧移位及内、外侧成角未能全部整复，可利用纸垫加压逐渐矫正。侧移位不多，内、外成角不大者，采用两点直接加压法。即远近侧骨折端各放大 1 个纸垫，放置部位与方向相同。如近侧骨折段向内、向前，纸垫就放在它的前内侧；远侧骨折段向外、向后，纸垫就放在它的后外方，如侧移位较多，成角较大，为了扩大压力面积，除在上、下骨折端直接加压外，还可在远折段的远端放置第三纸垫间接加压，其放置方向与下骨折端纸垫正好相反，利用纸垫三点挤压原理，使骨折断端持续逐渐复位。对于粉碎骨折，碎骨片当时不能满意对位，可在主要纸垫的内面再放一些小衬垫，将碎片逐渐压回。但这些小纸垫不能太厚。各压垫放妥后，用胶布固定，再放置木板，用 4 条布带束紧。骨干中段骨折者，用局部夹板固定。接近关节的骨折，用超关节固定，上 1/3 骨折超肩关节，下 1/3 超肘关节。固定后肘关节屈曲 90°，前臂中立位，以木板托将前臂悬吊于胸前。

(四)经穴治疗

1. 电针

取穴：臂臑、肘髎、阿是穴、曲池、合谷。

治法：嘱患者取舒适的仰卧位，采用 75% 乙醇对针刺穴位皮肤处进行消毒后,使用 0.3 毫米×40 毫米毫针直刺所有腧穴,待针刺得气后连接 ZAMT-7140 多功能针灸治疗仪治疗,选用连续波,设置频率为 4Hz,强度以患者耐受为宜,每次 20 分钟,每日 1 次,连续治疗 2 周。

2. 推拿按摩　一助手双手握住患臂的近端,另一助手握住肘部,二人轻轻地牵引。医者双手手掌合抱骨折部位,边摇晃边归挤,使骨折的碎片完全向中间合拢。整复后,外用正骨散,压上 4 块棉垫,棉垫长度上下超过骨折断端,宽度为两横指,掌背尺、桡侧各 1 块,然后在压垫的地方各放 1 块双层的条形纸板,纸板的长和宽与棉垫相等,在外层再放 2 块 4 层大纸板,掌背侧各 1 块,长度上至肱骨上端,下至肘关节。开始隔 3 日复查 1 次,每次复查时都把固定物拆开,然后按原来整复手法进行合拢归挤,由掌背尺桡侧向对侧推挤,在骨折部仔细触摸,出现不平的地方都要复平;4 次以后改为每周复查 1 次,3 周时 X 线片复查,骨折碎片已基本合拢,开始愈合,继续固定 6 周,解除固定后开始功能练习。X 线片复查见骨折基本愈合,肘关节活动略受限,经 1 个月的按摩(每周 1 次),肘关节功能恢复正常。

3. 中药外敷

(1)取血竭、松香各 10g,羊胆 5 具,冰片、麝香各 3g,乳香、没药各 20g,香油 150ml。将香油煎沸,入松香熔化后离火,撒入血竭粉(以深赤色为度),入羊胆汁(至起黄色泡沫为止),待冷,加入冰片、麝香拌匀,摊于胶布上敷痛处。

(2)取红蓼子 60g,麝香 1.5g,阿魏、急性子、大黄各 15g,甘遂 9g,巴豆 10 粒。同捣碎,以白酒 500ml 拌匀,塞入猪膀胱内,敷于痛处。

(3)取螃蟹 120g,煅狗骨 90g,煅自然铜、五加皮各 20g,接骨仙佛草 60g,三七参、蒲黄、血竭各 15g,土鳖虫、黄柏、大黄各 20g,制乳香、制没药各 35g,肉桂 10g,炉甘石、冰片各 9g,共研粉末,加蜜糖调成糊状,敷于整复的骨折部周围,然后纱布包扎,夹板固定。冬春 3～5 日换药 1 次,夏秋 2～4 日换药 1 次。

(4)取落得打、土鳖虫各 30g,煅自然铜、生石膏、玄明粉各 25g,蒲公英、大黄各 15g,没药、骨碎补、续断、姜黄、川乌、草乌各 10g,冰片 2.5g。共研粉末,取适量饴糖调成软膏,摊于绵纸上,厚达 0.5 厘米,直接敷于患处,包扎固定。2 日更换 1 次,8 次为 1 个疗程。

(5)取当归尾 120g,细辛 60g,姜黄、紫荆皮各 120g,大黄、生川乌、皂角、肉桂、透骨草、丁香、白芷、红花各 60g。共研细末,以蜂蜜或凡士林调成软膏。用时将此软膏摊在纱布或油纸上 2～3 毫米厚,敷贴伤处。适用于骨折早期。

(6)取龙骨、骨碎补、鹿角霜各 180g,制乳没各 30g,血竭、土鳖虫、炙豹骨各 60g,自然铜、红花、白芷、肉桂各 120g,续断、紫荆皮、当归 240g,麝香 2.4g。共研细末,麝香后入,加酒少许,以蜜调软膏,摊布上或油纸上 2～3 毫米厚,遍敷患处。适用于骨折中期。

(五)其他治疗

1. 温热敷

(1)取苏木、当归、三棱、川椒各 10g,鸡血藤、透骨草、伸筋草、海桐皮、桑寄生、续断、天仙藤各 15g,姜黄 12g,桑枝 15g。加水 1500ml,煮沸 20～40 分钟后过滤去渣,先以蒸气熏蒸患处至皮肤发红,微汗,稍凉后用毛巾蘸药液反复擦洗或热敷强直关节,至温度降至 3～10℃停止,然后擦干患处,自行按摩活动关节数分钟,每日 3～4 次。

(2)取胆南星、制川乌、制草乌、制马钱子各 10g,老鹳草 20g,花椒、鸡血藤、伸筋草各 30g,羌活、独活、木瓜、桂枝各 15g。水煎 30 分钟,熏洗患部,每日 1 次,每次 30 分钟,30 日为 1 个疗程,每剂可重复使用 2～3 次。

(3)取海桐皮 6g,透骨草 6g,乳香 6g,没药 6g,当归 5g,川椒 10g,川芎 3g,红花 3g,威灵仙 3g,甘草 3g,防风 3g,白芷 2g。共为细末,布袋装,骨折后期煎水熏洗患处。

（4）取宽筋藤 30g，钩藤 30g，忍冬藤 30g，王不留行 30g，刘寄奴 15g，防风 15g，大黄 15g，荆芥 10g。煎水熏洗，肢体可直接浸泡，或可用毛巾湿热敷擦。

（5）取桂枝 15g，威灵仙 15g，防风 15g，五加皮 15g，细辛 10g，荆芥 10g，没药 10g。煎水熏洗，肢体可直接浸泡，或可用毛巾湿热敷擦。用于骨折后期。

（6）取当归 12g，川芎 12g，伸筋草 15g，川续断 12g，桂枝 10g，透骨草 15g，艾叶 9g，川木瓜 15g。将药放入盆中，加水约3000ml，加醋 90～120g，置火上加热，先熏蒸后淋洗患肢各 30 分钟，每日 1～2 次。适用于骨折后期，肌肉萎缩，关节僵硬，骨折已接但尚未坚固者。

2. 康复锻炼　固定后即可做伸屈指、掌、腕关节活动，有利于气血畅通。肿胀开始消退后，患肢上臂肌肉应用力做舒缩活动，加强两骨折端在纵轴上的挤压力，防止断端分离，保持骨折部位相对稳定。手及前臂肿胀时，可嘱患者每日自行轻柔抚摩手和前臂。若发现断端分离时，医者可一手按肩，一手按肘部，沿纵轴轻轻挤压，使骨折断端逐渐接触，并适当延长木托板悬吊时间，直至分离消失，骨折愈合为止。中期除继续初期练功活动外，还应逐渐进行肩、肘关节活动。骨折愈合后，应加强肩、肘关节活动，配合药物熏洗及推拿疗法，使肩、肘各关节活动功能恢复。

八、预防与调护

本病主要是由于外伤性因素引起，故平时要注意安全。而本病预防的重点是要预防并发症的发生。

1. 固定时间成人 6～8 周，儿童 3～5 周。肱骨中、下 1/3 骨折是迟缓愈合和不愈合的好发部位，固定时间可适当延长，必须在临床症状消失，X 线照片复查有足够骨痂生长之后，才能解除固定。自固定完成后，前臂悬托胸前，即嘱患者做患手腕的功能锻炼。固定初期禁止上臂旋转活动，应在医师指导下进行全疗程的功能锻炼。

2. 定期复查,每周调整固定 1 次,在 1 次调整固定时医者及助手必须托住伤肢,否则可能引起再骨折,要遵循调整夹缚"切勿惊动损处"的原则。

3. 治疗中后期,如肘尖叩击痛消失,X 片显示为骨性连接后,即解除肩肘固定,改为上臂夹板固定,便于患肢关节练功活动。

4. 临床检查骨折已符合临床愈合标准时,需拍片复查方可解除固定。解除后即可开始用上肢熏洗药,以促进患肢关节功能早期恢复。

第五节　肱骨髁上骨折

肱骨髁上骨折多见于 10 岁以下儿童,如爬高墙、爬树或跌倒所致。根据暴力形式和受伤机制的不同,肱骨髁上骨折可分为伸直型、屈曲型和粉碎型 3 类。其中以伸直型最多,屈曲型最少,粉碎型多发生于成年人,又称为髁间骨折。

一、解剖特点

肱骨髁上系指肱骨下端内外两髁之上 2 厘米松质骨与坚质骨交界处。该处前后扁薄而内外宽,呈鱼尾状,这是易在此处折断的原因之一。此外,肱骨下端向前倾斜,偏离肱骨干长轴呈 $25°\sim40°$ 的前倾角,这也与该处易发生断裂有密切关系。肱骨下端关节面向外侧倾斜,当肘伸直时,形成前臂较上臂向外偏斜 $5°\sim15°$ 的携带角。携带角过大称肘外翻,过小而成负角者,则称肘内翻。肘内、外翻畸形是肱骨髁上骨折易发生的晚期并发症。肱骨内、外上髁与尺骨鹰嘴突三点之连线,当肘屈 $90°$ 时,构成一等腰三角形,当肘伸直时,三点在一条直线上。此关系有助于鉴别诊断。肱骨下端之前面,有大血管和神经干通过,骨折后须注意有无伤及。

二、骨折分类与类型

根据暴力来源及方向可分为伸直、屈曲和粉碎型3类。

1. **伸直型** 最多见,占90%以上。跌倒时肘关节在半屈曲或伸直位,手心触地,暴力经前臂传达至肱骨下端,将肱骨髁推向后方。由于重力将肱骨干推向前方,造成肱骨髁上骨折。骨折线由前下斜向后上方。骨折近段常刺破肱前肌损伤正中神经和肱动脉。骨折时,肱骨下端除接受前后暴力外,还可伴有侧方暴力,按移位情况又为:①尺偏型:当暴力来自于肱骨髁的前外侧,肱骨髁被推向后内方而发生骨折时,内侧骨皮质首先受到挤压产生塌陷。骨折移位后,前外侧骨膜因近段向前外方移位而断裂,内后侧骨膜仍保持完整,但骨折近端内侧骨膜被掀起与骨皮质分离,因此复位后的骨折远端容易向尺侧移位,即或达到解剖对位,也会因内侧骨皮质的压挤缺损而向内侧偏斜,所以此型骨折肘内翻的发生率最高。②桡偏型:与尺偏型相反。当暴力来自肱骨髁前内方,肱骨髁被推向后外方发生骨折时,骨折断端桡侧骨皮质因受压挤而塌陷,外侧骨膜保持连续。而尺侧骨膜断裂,骨折远端向桡侧移位,此型骨折即使不能完全复位,也不会产生严重的肘外翻,但一味追求解剖对位而矫正过度时,亦可形成肘内翻畸形。

2. **屈曲型** 肘关节在屈曲位时跌倒,肘后侧着地,暴力由后下方向前上方撞击尺骨鹰嘴,使肱骨髁上脆弱部折断,远端向前移位,内折线为后下方斜向前上方,很易发生神经血管损伤。

3. **粉碎型** 多见于成年人。此型骨折多属肱骨髁间骨折,按骨折线形状可分"T"形和"Y"形或粉碎性骨折。

三、病因

多系间接暴力所致。肱骨髁上骨折多发生于运动伤、生活伤和交通事故。

1. **无移位肱骨外科颈骨折** 包括裂缝型和无移位嵌入型骨

折。直接暴力较小,可产生裂缝骨折。跌倒时,上肢伸直外展,手掌触地,两骨折断端嵌入而无移位,产生无移位嵌入骨折。

2. 外展型骨折　间接暴力造成骨折。跌倒时上肢外展,手掌触地在外科颈处发生骨折。骨折近端内收,骨折远端外展,外侧骨皮质嵌插于近侧断端内侧,形成向内、向前成角移位。或者两骨折段断端重叠移位。骨折远端移位在骨折近端内侧,形成向前、向内成角畸形。

3. 内收型骨折　较少见。与外展型骨折相反。跌倒时手或肘着地,上肢内收,骨折近段肱骨头外展,骨折远段肱骨干内收,形成向外成角畸形。

四、诊断

(一)症状与体征

伤后局部迅速肿胀、疼痛,功能丧失,压痛点明显,完全骨折者很易察觉骨折摩擦征。伸直型者,肘后突畸形,但仔细触摸肘三点(肱骨内、外髁和鹰嘴)之正常关系未变。屈曲型者,肘后平坦,肘前饱满。有侧方移位者,肘尖偏向一侧。有血管损伤者,桡动脉、尺动脉搏动减弱或消失,末梢循环障碍。若不及时处理,可发生前臂肌肉缺血性坏死,纤维化后形成缺血性肌肉挛缩,导致爪形手畸形,功能障碍,造成严重残疾。尺神经损伤时,小指与环指的指间关节屈曲,掌指关节过伸,腕不能尺侧屈,各指不能分开及并拢。拇指内收障碍,小指与环指的尺侧半皮肤感觉障碍。日久则小鱼际肌、骨间肌萎缩。桡神经损伤时,出现腕下垂等症状。正中神经损伤时,拇、示两指不能屈曲,拇指不能对掌,腕不能桡屈。桡侧 3 个半手指及手掌桡侧皮肤感觉障碍,日久则大鱼际肌萎缩。

伸直型肱骨髁上骨折的特点是:骨折线位于肱骨下段鹰嘴窝水平或其上方,骨折的方向为前下至后上,骨折向前成角,远折端向后移位。屈曲型肱骨髁上骨折的骨折线可为横断,骨折向后成角,远折端向前移位或无明显移位(图 2-8)。

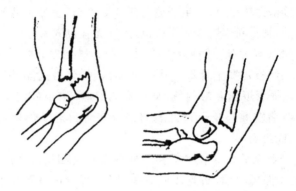

图 2-8　肱骨髁上骨折的类型

(二)辅助检查

对患者使用 X 线检查时,除正、侧位 X 线摄片外,尚应根据伤情拍摄特殊体位相,酌情行体层片或 CT 检查(图 2-9,图 2-10)。

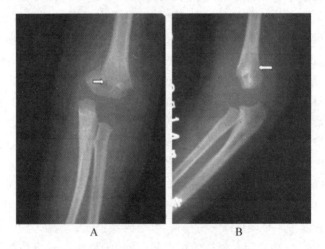

A　　　　　　　　　B

图 2-9　肱骨髁上骨折的影像学检查(1)

正、侧位 X 线摄片(A、B)示肱骨髁上骨质断裂,远侧断段向背侧移位(↑)。

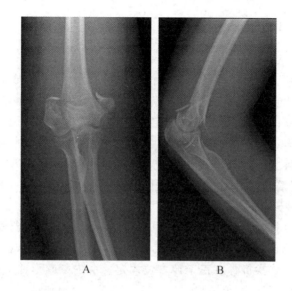

A　　　　　　　　B

图 2-10　肱骨髁上骨折的影像学检查(2)

　　X 线肘关节正位(A)及侧位(B)示骨折向前成角,远折端向后移位。

（三）鉴别诊断

1. 肱骨髁上骨折需与肘关节脱位互相鉴别,肱骨髁上骨折肘关节可部分活动,肘后三角无变化,上臂短缩、前臂正常。而肘关节脱位肘关节弹性固定,肘后三角有变化,上臂正常、前臂短缩。

2. 在 6 岁以下的儿童,肱骨髁上骨折应注意和肱骨远端全骺分离相鉴别。因肱骨小头的骨化中心在 1 岁左右出现,而滑车的骨化中心在 10 岁左右才出现,故骨骺全分离在 X 线片无骨折线,桡骨纵轴线与肱骨小头关系不改,但与肱骨下端关系改变,肘部肿胀,环周压痛。单纯肱骨小头骨折,则在 X 线片上可以发现桡骨纵轴线不通过肱骨小头而确诊。在诊断中应注意桡动脉搏动及正中神经的功能。

五、并发症

1. Volkmann 缺血性肌挛缩　是肱骨髁上骨折常见而严重的并发症。其早期症状为剧烈疼痛,桡动脉搏动消失或减弱,末梢循环不良,手部皮肤苍白发凉,被动伸直屈曲手指时引起剧痛等。应立即将肘伸直,松解固定物及敷料,经短时间观察后血供无改善者,应及时探查肱动脉。痉挛的动脉可用温盐水湿敷,动脉用普鲁卡因封闭。确有血管损伤者,应行修补手术。前臂肿胀加重,骨筋膜间室压力高者,应切开骨筋膜室减压。

2. 肘内翻　是常见的髁上骨折晚期畸形,发生率达 30%。在整复骨折复位后 1 周,拍 X 线正位片,根据骨痂在骨折端内、外分布情况预测肘内翻发生与否。若预知有肘内翻发生,在充分麻醉下手法轻揉折骨矫正于伸直位固定。肘内翻畸形并不影响肘关节的伸屈活动,但影响外观及患者心理。畸形超过 20°以上,伤后 1～2 年畸形稳定则可行肱骨髁上外侧楔形截骨术矫正。

3. 肘外翻　肘外翻很少发生,可见于肱骨外髁骨折复位不良病例。严重时引起尺神经炎,应及早行神经前移或截骨矫正术。

4. 神经损伤　正中神经损伤较多见,桡神经及尺神经损伤少见,主要因局部压迫、牵扯或挫伤,断裂者少见。随着骨折整复大多数于伤后数周内可自行恢复,若伤后 8 周仍无恢复,可考虑手术探查并做适当处理。

5. 骨化性肌炎　在功能恢复期,强力被动伸屈肘关节,可导致关节周围出现大量骨化块,致使关节又肿胀,主动屈伸活动逐渐减少。遇此种情况,应制动数周,以后再重新开始主动练习关节屈伸活动。在儿童很少有手术切除增生骨性组织的必要。

六、西医治疗

需根据病情的不同给予相应的治疗。

1. 青枝骨折　骨折端无移位,若前倾角消失,无须复位;前倾角增大,在臂丛麻醉或全麻下,轻柔手法复位,长臂石膏固定于功能位 3～4 周。

2. 有移位的骨折　在臂丛或全麻下手法复位,长臂石膏固定 4～6 周。手法复位的要点:先纵向牵引纠正重叠移位,再侧方挤压纠正侧方移位,最后纠正前后移位。屈曲型骨折,复位后固定于半伸直位;伸直型骨折,复位后固定于＜90°屈曲位,以骨折稳定又不影响手部循环为度。若屈曲位影响循环,稍伸直后骨折又不稳定,可在 X 线透视下经皮克氏针交叉固定,外加石膏托适当屈曲位外固定。

3. 牵引治疗　适用于骨折超过 48 小时,软组织严重肿胀,已有水疱形成,不能手法复位,或复位后骨折不稳定者。

4. 手术治疗　适用于手法复位失败者;开放性骨折;骨折合并神经血管损伤者;骨不连;骨折畸形连接或肘内、外翻畸形严重者,可行截骨术矫正。

5. 缺血性挛缩　关键是早期诊断和预防。对出现 5"P"征[持续性疼痛(Pain),同时伴有患肢苍白(Pallor)、无脉(Pulselessness)、感觉异常(Paresthesia)和运动障碍(Paralysis)]者,首先复位骨折、解除压迫因素。仍无改善者,即应早期探查、修复血管,必要时行筋膜间室切开减压。

七、中医治疗

(一)汤剂疗法

1. 初期　治宜活血祛瘀,消肿止痛。方用:当归 10g,赤芍 10g,生地黄 10g,桃仁 6g,黄柏 6g,防风 6g,木通 6g,乳香 5g,甘草 5g。水煎分 2 次服,每日 1 剂。若肿胀严重者,加丹参 15g,白茅根 12g,三七粉(冲)3g;合并神经损伤者,加威灵仙 10g,地龙 6g。

2. 中期　治宜和营生新,接骨续损。方用生血补髓汤:生地黄 12g,白芍 9g,黄芪 9g,杜仲 9g,五加皮 9g,牛膝 9g,当归 9g,续断 9g,川芎 6g,红花 5g。水煎分 2 次服,每日 1 剂。

3. 后期　治宜补肝肾,养气血,壮筋骨。方用:黄芪 15g,熟地黄 15g,当归 12g,白芍 12g,续断 12g,骨碎补 12g,威灵仙 12g,木瓜 12g,天花粉 12g,煅自然铜 10g,土鳖虫 10g。水煎分 2 次服,每日 1 剂。

(二)中成药疗法

1. 活血止痛散(胶囊)　散剂每次 1.5g;胶囊每次 6 粒(每粒 0.25g),每日 2 次。温黄酒或温开水送服。

2. 跳骨片　口服,10～20 岁每次 4 片,20～30 岁每次 5 片,30～40 岁每次 6 片,50 岁以上每次 7 片,每日 2 次。

3. 独圣活血片　口服,每次 3 片,每日 3 次。

4. 骨折挫伤胶囊　每次 4～6 粒,每日 3 次,小儿酌减,用温黄酒或温开水送服。

5. 竭红跌打酊　用棉花浸药液后搽患处,每日 2～3 次。

6. 跌打万花油　用消毒纱布块放入药油中浸泡片刻,即成为万花油纱,直接外敷骨折处,然后再上夹板固定。如有张力性水疱者,可在穿刺抽液后再外敷。适用于骨折初期。

(三)正骨疗法

1. 手法整复　患者仰卧于床上或坐于椅子上。两助手分别握住上臂和前臂(如疼痛较剧烈,可用利多卡因骨折断端局部麻醉),做顺势拔伸牵引,医者两手分别握住骨折远近两端。有旋转移位者先纠正旋转移位,然后双手握上臂前侧,在牵引下用双拇指从肘后向前推挤骨折远端,后移位纠正后,双手四指握住骨折近端内侧,双拇指推挤内髁向桡侧,触摸复位后见畸形纠正,然后一手四指托住肘后,同时拇指按压髁部骨折远端,另一手握前臂屈肘做旋后旋前屈伸活动试验。如活动功能良好,说明已复位,助手握患者上臂及手腕部,维持位置,医者用夹板进行固定。

开放性骨折则应在清创缝合伤口后进行手法复位。若系粉碎性骨折或软组织肿胀严重,水疱较多而不能手法整复或整复后固定不稳定者,可在屈肘 45°～90° 位置进行尺骨鹰嘴牵引或皮肤牵引,重量 1~2kg,一般在 3~7 日后再进行复位。肱骨髁上粉碎骨折并发血液循环障碍者,必须紧急处理。首先应在麻醉下整复移位的骨折断端,并行尺骨鹰嘴牵引,以解除骨折端对血管的压迫,如冰冷的手指温度逐渐转暖,手指可自主伸直,则可继续观察。如经上述处理无效,则必须及时探查肱动脉情况。肱骨髁上骨折所造成的神经损伤一般多为挫伤,在 3 个月左右多能自行恢复,除确诊为神经断裂者外,无须过早地进行手术探查。

2. **固定**　骨折复位后,维持对位,将患肢置于外展位,肘关节屈曲 90°~110°,前臂旋前位置 3 周。夹板长度应上达三角肌中部水平,内外侧夹板下达(或超过)肘关节,前侧板下至肘横纹,后侧板远端呈向前弧形弯曲,并嵌有铝钉,使最下一条布带斜跨肘关节缚扎而不致滑脱;采用杉树皮夹板固定时,最下一条布带不能斜跨肘关节,而在肘下仅扎内外侧夹板。为防止骨折远端后移,可在鹰嘴后方加一梯形垫;为防止内翻,可在骨折近端外侧及远端内侧分别加塔形垫。夹缚后用颈腕带悬吊。屈曲型骨折应固定肘关节于屈曲 40°~60°位置 3 周,以后逐渐屈曲至 90°位置 1~2 周。固定后观察患肢血供,出现麻木或血供障碍立即松弛夹板,置肘关节于屈曲 45°位置进行观察,按时摄 X 线片观察,及时调整固定。如肿胀严重或水疱形成,给予放松夹板,换药处理。

(四)经穴治疗

1. **针灸**

取穴:大杼、膈俞、肾俞(双)、阿是穴(断端局部穴位)。

治法:用毫针以斜刺、中等强度刺激,每次留针 30 分钟,起针后隔姜艾灸 5 壮,每日 1 次,10 次为 1 个疗程。治疗后恢复原有外固定,休息 3 日后再进行第 2 个疗程,共治疗 3 个疗程。

2. **刺血**

取穴:阿是穴。

治法:在常规消毒铺巾之后,闭合手法整复实施之前予刺血疗法。即:避开尺神经、桡神经和肱动脉、贵要静脉等大血管,用

20ml一次性注射针头从肱骨外髁距肘关节尖端约5毫米的范围刺入,刺入骨折端肿胀部位,深达骨面,可适当调整进针方向1～3次,轻柔地揉挤按压出血,至一块小纱对折呈1/4状的小纱布条由近端向远端挤压3次后无再出血为度。

3. 穴位注射

取穴:肾、脾、肝之经及表里经腧穴为主,配合骨折断端附近取穴。

治法:用于骨折迟缓愈合患者。常规消毒后用30号1.5～3.0寸毫针针刺,得气后配合电针治疗仪,每次留针20～30分钟,每日1次,10次为1个疗程。选取骨折断端邻近腧穴2～3个,隔日1次注射骨肽注射液0.5ml,5次为1个疗程,同时配合功能锻炼,共治疗6～9个疗程。

4. 推拿按摩

(1)早期伤肢局部高度肿胀,可按压消肿,以便整复。中期骨折稳定,可局部点按肘关节前后以疏通经络,并可轻度被动屈伸肘关节。后期骨折临床愈合,去除外固定后主动练功的同时可轻柔按摩肘关节,以利关节功能恢复。各期的按摩,均应轻柔,"不痛"为宜,"疼痛"为忌。

(2)患者与医者相对而坐,医者一手握住患肢前臂,另一手的手掌在患肢上臂、肘及前臂做抚摸手法,以放松肌肉,来回约15次;医者一手继续握住患肢前臂,另一手以拇指与其余四指呈钳形握住患肢,从下到上做捏、揉捏手法,对发硬的肌肉或肌腱可用拇指进行揉或弹拨。整个手法力量由轻到重,时间10～15分钟,并禁止在肘前部做反复的强刺激手法;医者一手握住患肢腕部,另一手托住患肢肘部后侧,前臂旋后,同时屈肘,待屈至一定程度后(以患者不痛为限)再伸肘;医者继续以上述姿势将患肘做被动屈曲练习,压迫的力量由轻到重,缓慢加力,以患者能承受为原则。持续20～30秒后再行牵拉,同样由轻到重,逐渐加力,将屈曲的肘关节慢慢牵拉,持续时间20～30秒。在牵拉的过程中还可在肘前做轻柔的抚摸,以帮助肌肉放松,减轻疼痛。休息片刻后可再次重复上述手法,共 4～5 次,但应禁止粗暴手法和过度扳、拉患肘。

5.中药外敷

(1)取紫草 250g,黄连 130g,黄柏 40g,地榆 40g,甘草 80g,清油 5000g。先将清油加热至近沸,加入药物炸透后过滤取液,将消毒纱布放入浸泡成油纱。先进行局部常规消毒,然后用消毒过的针头从水疱下方将其挑破,放出疱内液体,用消毒棉签吸下,以油纱外敷患处,外用消毒敷料包扎,并用小夹板固定,每隔 2～3d 换药 1 次,直至痊愈。

(2)取大黄、乳香、没药、红花、独活、羌活、川乌、草乌、血竭、续断、伸筋草、透骨草、五加皮、海桐皮、威灵仙、骨碎补各等分。共研细末,用凡士林调煮成软膏,装入瓶内备用。用时,先局部外敷本药,再用麻纸、绷带予以包扎。肘关节屈曲 90° 中立位悬吊固定,3～5 日换药 1 次。换药 5 次后,开始自主活动,但勿被动牵伸或强力活动。

(3)取落得打 200g,土鳖虫 200g,煅自然铜 250g,没药 100g,骨碎补 100g,蒲公英 150g,大黄 150g,生石膏 250g,元明粉 250g,续断 100g,姜黄 100g,川乌 100g,草乌 100g,冰片 250g。上药共研成粉,和匀备用。用时取药粉 300g,凡士林 300g,加蜂蜜适量调成软膏即可。用前将骨折整复完毕,将药膏外敷于肿胀部位,厚 2～3 厘米。外用小夹板固定。2～3 日换药 1 次,一般 5～10 次即愈。适用于骨折早期肿痛瘀斑明显,一般在固定时即可敷于患处。

(4)取儿茶 50g,乳香 50g,血竭 50g,没药 50g,续断 20g,三七 50g,地骨皮 2g,煅自然铜 50g,土鳖虫 25g,麝香 2.5g,红花 10g,接骨草 5g。将上药(麝香除外)混合碾碎,加香油搅拌成膏,密封备用。将药膏温热摊于适宜的布块上,其上撒麝香粉少许,然后将药膏敷在骨折处。敷药面积要大些,用塑料膜盖好,包扎,2 周更换 1 次。适用于髁上骨折伴软组织挫伤,瘀肿明显者。

(五)其他治疗

1. 温热敷

(1)取坎离砂适量,用铁砂加热后与醋水煎成药汁搅拌后制成。临用时加醋少许拌匀置布袋中,数分钟内会自然发热,热熨患处。适用于陈伤兼有风湿证者。其他如用粗盐、黄沙、米糠、麸皮、吴茱萸等炒热后装入布袋中加热后熨患处。

(2)取宽筋藤 30g,钩藤 30g,忍冬藤 30g,王不留行 30g,刘寄奴 15g,防风 15g,大黄 15g,荆芥 10g。煎水洗患肢,每日 1 剂。

(3)取宽筋藤 30g,络石藤 30g,刘寄奴 30g,威灵仙 12g,防风 12g,红花 10g,苏木 10g,乌梅 10g,白醋(后下)30g。煎水洗合并损伤性骨化者之患肢,每日 1 剂。

(4)取当归、羌活、桂枝、透骨草、川乌、艾叶各 15g,乌梅、香加皮、防风、地龙、葛根各 10g。将上述中药方用纱布包裹,加入 2500ml 煎 25～30 分钟,熏洗患肢 2～3 次,每日 1 剂。

(5)取全当归、海桐皮、威灵仙、伸筋草各 30g,川桂枝、嫩桑枝、羌活、独活、路路通各 20g,桑寄生、广地龙各 15g。煎水洗患肢 2～3 次,每日 1 剂。

(6)取伸筋草 30g,鸡血藤 30g,透骨草 30g,刘寄奴 15g,姜黄 15g,红花 15g,川芎 15g,乳香 15g,没药 15g,艾叶 15g,蒲公英 15g,金银花 10g。加水 3000ml,煎开沸腾 30 分钟。熏蒸时先在患肢上面盖一塑料布,再用厚布覆盖上面,熏蒸患肢,待水温稍降后,以毛巾蘸液洗之,每次 60 分钟,每日 1 次。

(7)取当归 10g,红花 10g,麻黄 6g,桂枝 6g,北细辛 3g,制川乌 6g,制草乌 6g,海桐皮 10g,伸筋草 10g,紫丹参 10g。加水煎煮取汁,趁热先熏蒸后淋洗患处,每日早晚各 1 次,1 剂用 2～3 日,5 剂为 1 个疗程。

2. 康复锻炼　肱骨髁上骨折应及早进行康复锻炼,以便早期恢复患肢功能。

(1)早期:主动收缩患肢肱二头肌、肱三头肌,加强骨折两端的轴向挤压力,以利于骨折的愈合。例如,可做握拳运动及主动运动手指、腕关节等动作,早期康复治疗应避免做旋转前臂的动作,以免再发生骨折移位。

(2)中期:从伤后 2～3 周开始进行,除了继续早期活动外,逐渐增加肩部和肘部活动。内容包括伸屈肘关节运动,旋转肩关节运动,双臂上举运动。

(3)后期:从伤后 6～8 周开始进行。此时骨折进入临床愈合期,可逐渐加大肩、肘关节的运动幅度。此期除继续早中期内容外,还可进行肩肘关节伸屈运动;患肢上臂外展、内旋、屈肘、后伸运动,也称为触腰运动;双臂轮转运动,也称云手运动。

肱骨髁上骨折的运动康复以肘关节活动为主,由康复医师指导,患者手握哑铃,肘关节侧紧贴胁部行前臂主动旋转及肘关节屈伸活动,每次力求做到最大范围后停留 0.5～1 分钟,每次做 10 个,根据患者实际情况共做 2～3 组,每日上午 10 点和下午 4 点各做 1 次。此外,患者回家后,进行刷牙、拧毛巾、穿衣、提水壶、拉弹力带等日常训练,训练时间 15～20 分钟。根据病情治疗 4～6 周,随访 1～3 个月。

八、预防与调护

1. 在进行复位时尽可能做到解剖复位,可留有轻度桡偏,日后既不影响伸屈功能,又可防止肘内翻。

2. 整复时。不能用力过大,以致矫枉过正,使伸直型变成屈曲型。

3. 复位后当日即嘱患者进行握拳锻炼。第 1～2 周,以握拳和屈肘为主;第 3 周始,以伸肘为主,兼顾屈肘。第 2～3 周最易发生再移位,锻炼时最好由医师直接指导,活动范围由小至大,次数由少至多,循序渐进。锻炼后患肘应固定在原来的位置。争取在 4～6 周恢复患者的伸屈功能,时间太长致筋肌挛缩,更加不易恢复。

4. 皮肤悬吊牵引后，要注意观察患肢绷带缠绕的松紧，注意触摸桡动脉搏动情况，以及手指、皮肤温度和颜色，指端活动情况等。

5. 对于夹板固定者，要密切观察压垫有无移动、滑脱，绷带缠绕松紧，听取患者对疼痛反映，及时调整。

6. 发现患者前臂掌侧疼痛难忍，手主动或被动活动时加剧，手指处于半屈曲状态能缓解，屈指无力；桡动脉搏动消失；患肢手指发凉、发绀、感觉迟钝有麻木感时，应立即解除外固定。

7. 在 X 线拍片复查时，1～4 周以轴位片代替正位片，绝对不能伸时拍片，以免引起移位。

8. 因儿童时期肱骨髁上部位在结构上最为薄弱，加之前关节囊及侧副韧带相对较坚固，故在肘外伤时不易脱位而发生骨折。家庭调护时要维持患肢功能位置，可以三角巾悬吊患肢，使之保持屈肘位。保持三角巾、夹板或石膏的清洁、干燥，如有污染应及时到医院进行处理。如发现患肢手部发凉，皮肤苍白或发紫，应及时就医，尤其是对无法解释的患肢疼痛更应引起注意。可在医务人员的指导下进行合理的功能锻炼。饮食安排应高钙，并且非寒冷季节要增加户外活动，延长日照时间，以促进钙质的吸收利用。如为冬季要遵医嘱服用鱼肝油。加强保护，避免再度受伤。

第六节　肱骨髁间骨折

肱骨髁间骨折是指以肘部肿胀、疼痛、畸形，肘关节呈半屈曲位，前臂旋前，肘部三角关系改变，稍用力掐捏肘部即有骨擦音为主要表现，发生在肱骨内、外髁之间及其邻近部位的骨折。

一、解剖特点

肱骨髁间部位前有冠状窝，后有鹰嘴窝，下端的肱骨滑车内外两端较粗，中段较细，呈横置的线轴形。肱骨小头与肱骨滑车之间亦有一纵沟，该处是肱骨下端的薄弱环节，遭受暴力，可产生纵向劈裂。与肱骨滑车相对的尺骨半月切迹关节面呈角尖向上的"△"形,中间有一纵向嵴,内外侧缘亦较锐利,形似刃口朝上的石斧。跌倒时肘部着地,暴力作用于肘部使尺骨半月切迹对肱骨下端有楔入的作用力,再加上与肱骨小头相接对的桡骨小头向上的冲击分力等,都是造成肱骨髁间骨折的因素。

二、骨折分类与类型

导致肱骨髁间骨折的外力是相当复杂的,故骨折的类型也是多种多样的。从现有的临床资料观察,虽然骨折的形状很复杂,但还是有一定的规律性。根据外力的作用方向及骨折的移位情况及形状,可将错位型肱骨髁间骨折分为伸直内翻型及屈曲内翻型两大类骨折。

1. **伸直内翻型**　肘伸直位受伤,伴有明显肘内翻应力作用,骨折块向尺侧及后侧移位,依损伤程度将其分为:①Ⅰ度骨折:髁间折线偏向内侧并向内上方延续,内上髁及其上方骨质完整,折块向肘后方移位。②Ⅱ度骨折:移位方向与Ⅰ度骨折相似,但应力较大,内上髁上方有一碟形三角骨折片,移位不大。③Ⅲ度骨折:内侧三角骨块完全分离移位,骨折不稳定,折端向内侧倾斜。

2. **屈曲内翻型**　肘关节在屈曲位受伤,同时伴有内翻应力,骨折块向尺侧及前侧移位。依损伤程度将其分为:①Ⅰ度骨折:尺骨鹰嘴从后向前将肱骨髁劈裂,肱骨髁关节面较完整,髁上部骨折线较高呈横断状,折线呈"T"形。或类似伸直内翻Ⅰ度,但折块向前移位。②Ⅱ度骨折:与伸直内翻Ⅱ度相似,骨折三角折片形状不如伸直型典型,折块向前移位。③Ⅲ度骨折:髁部粉碎,内侧三角骨片移位,远折端向前移位。

Riseborough 及 Radin 依骨折的移位情况将肱骨髁间骨折分为 4 型。Ⅰ型:骨折无分离及移位。Ⅱ型:骨折有轻度的分离及移位,但两髁无旋转。Ⅲ型:骨折有分离,两髁有旋转移位。Ⅳ型:骨折为粉碎性,关节面严重破坏。

三、病因

直接及间接暴力均可引起肱骨髁间骨折。致肱骨髁间骨折的外力相当复杂,骨折的类型也是多种多样的。在青年患者中,髁间骨折往往由高能量损伤引起,老年患者低能量损伤即可造成此类骨折。

1. 伸直型　患者前仆跌倒时,肘关节在伸直位手掌触地,自下而上地传导暴力将肱骨两髁推向后方,将肱骨干近端推向前方。在造成髁上骨折的同时,尺骨鹰嘴半月切迹撞击滑车沟将肱骨髁部劈成两半,骨折近端向前,髁部向后移位。

2. 屈曲型　患者跌倒时肘关节屈曲位着地,暴力作用于尺骨鹰嘴,尺骨鹰嘴向上、向前推顶肱骨滑车沟,在造成肱骨髁上骨折的同时嵌插在肱骨内外髁之间,楔形如凿的尺骨鹰嘴半月切迹关节面从中间将两髁劈裂分开,造成骨折近端向后移位,髁部向前移位。

四、诊断

外伤史,伤后肘部剧烈疼痛,压痛广泛,肿胀明显。肘呈半伸位,前臂旋前,肘后三角形骨性结构紊乱,可触及骨折块,骨擦感明显。肘部正侧位 X 线片,可明确诊断,并显示骨折类型和移位程度。

(一)症状与体征

肘关节外伤后有剧烈疼痛,压痛广泛,肿胀明显,可伴有皮下瘀血。骨折移位严重者可有肱骨下端横径变宽,重叠移位重者可有上臂短缩畸形。肘关节呈半伸位,前臂旋前,肘后三角形骨性结构紊乱,可触及骨折块,骨擦感明显。有时可合并神经、血管损伤,检查时应予以注意。

(二)辅助检查

高质量的前后位和侧位 X 线片可以帮助判定骨折的移位和粉碎情况。需要提醒注意的是,骨折的真实情况常常比 X 线片表现得还要严重。手术前若对骨折粉碎情况的判断有怀疑,建议行多方向拍片或行 CT 扫描检查。骨折明显移位者,容易诊断。由于大多数骨折呈明显粉碎状态,故手术前很难判断许多小骨折块的原始位置。对无移位或轻度移位者,必须仔细阅读 X 线片,以便将纵向的肱骨髁间骨折与简单的肱骨髁上骨折区别开来。

肘部正侧位 X 线片,可以明确诊断,并显示骨折类型和移位程度(图 2-11)。CT 三维重建可以更直观地显示骨折部位及移位情况(图 2-12)。

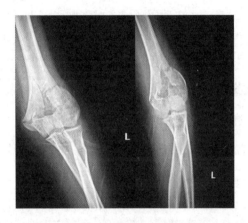

图 2-11 肱骨髁间骨折的 X 线正侧位片

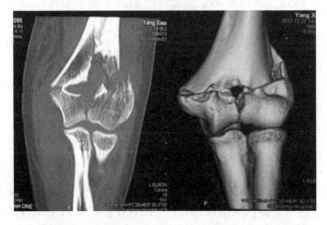

图 2-12 肱骨髁间骨折的 CT 平扫及三维重建影像

(三)鉴别诊断

1. 肱骨髁上骨折 伤后两者均有肘部肿胀瘀斑,有同样畸形,局部均有压痛,移位骨折有骨擦音及异常活动。但肱骨髁间骨折肘后三角关系改变,压痛范围更加广泛,肱骨髁上骨折肘后三角关系正常。影像检查肱骨髁间骨折波及关节面,关节面破坏,肱骨髁上骨折未波及关节面。

2. 肘关节脱位 伤后两者均有肘部肿胀瘀斑,肘后三角关系改变。肱骨髁间骨折骨擦音及异常活动,肘关节脱位呈弹性固定。影像上可做出明确诊断。

五、并发症

可并发神经血管损伤。

六、西医治疗

(一)非手术治疗

1. 手法复位石膏托固定 适用于Ⅰ、Ⅱ度骨折有轻度分离的骨折。

2. 牵引 不能闭合复位或某种原因未能及时治疗的开放损伤者,可行尺骨鹰嘴牵引,结合闭合整复,在牵引过程中即可早期开始功能练习。牵引一般4~6周,或4周去掉牵引后再用石膏托保护制动2周。

3. 制动 骨折严重粉碎者及有其他疾患不宜手术或不宜长期固定的患者,可用颈腕吊带使肘关节在屈曲90°位制动,并早期开始功能锻炼。

(二)手术治疗

1. 手术入路

(1)肱三头肌舌形瓣入路:对于患者的肱骨远端关节面及肱骨前方进行显露的效果较差,并且对患者肱三头肌完整性的损害较为严重,容易对使用的伸肘装置产生损害,此种损伤或许会对患者手术之后的早期功能锻炼起到限制作用,之后患者肌肉的瘢痕愈合,也会对肘关节的运动度产生一定程度影响。

(2)经肱三头肌两边入路:对于骨折及关节面的显露效果较差,骨折的复位处理较为困难,容易产生出血现象,对患者手术之后的功能恢复产生影响,预后效果较差。此入路方式的优点在于,在需要时能够较为方便地改变成鹰嘴截骨的入路,实施全肘关节的相关置换也较为简便。

(3)经尺骨鹰嘴截骨的入路:经过患者的尺骨鹰嘴截骨实施入路能够较为直接地对患者关节面的受损情况进行监测,在直视下,使得解剖复位更加标准并且固定更加牢固,缩短手术时间。对手术过程中使用的伸肘装置影响较小,鹰嘴在截骨之后,达到骨性愈合,而非瘢痕愈合,患者可早期实施适当的肘关节屈伸运动,有效避免肘关节僵硬。此入路能够较为显著地缓解手术瘢痕粘连以及相关软组织的受损情况。

2. 内固定方式

(1)Ⅰ度骨折:该方式是将内髁及外髁分别使用钢板螺丝钉与骨折近端固定。在两髁之间不用固定而仍能达到很稳定的程度。手术之后不用外固定,1 周之后开始主动练习肘关节的屈伸活动,手术后 3 个月左右即可得到很满意的功能恢复。

(2)Ⅱ度骨折:因内侧三角形骨折片在复位后有完整的骨膜维持其稳定,因此先把内外髁用一枚松质骨螺丝钉横穿固定,再将外髁与骨折近端用钢板螺丝钉做固定,即可达到很牢固的固定效果,手术之后也无须用特殊外固定。

(3)Ⅲ度骨折:可在Ⅱ度骨折固定的基础上,将内侧三角形骨折片复位后,再用一枚螺丝钉将其固定。也可在骨折复位后,用一枚螺丝钉将两髁做横穿固定,再用两枚钢板分别将内髁及外髁与骨折近端固定。术后的处理原则是早期活动关节,但如在术中发现内固定不甚牢固,可适当推迟关节活动的时间。至于把两髁实施相关的内固定之后,髁上位置骨折做闭合复位或者是开放复位,而不使用内固定的方式是不可取的,应尽可能少用。其无法达到较为牢固的固定效果,也无法在手术之后早期开展关节活动。对于肱骨髁间发生的 C 型骨折,单钢板无法满足关于肱骨远端的双柱生物力学相关的理论,无法供应较为坚强的内固定术式。

七、中医治疗

(一)汤剂疗法

同"肱骨髁上骨折"。在早期肿胀疼痛较重,用活血化瘀药剂,如内服复元活血汤、一盘珠方加桑枝、三七,或血府逐瘀汤等。

(二)正骨疗法

1. 复位手法　患者平卧位,肩外展 70°～80°,肘关节在 40°～60°半屈位,前臂中立位。一助手握住上臂,另一助手把持前臂,徐徐拔伸牵引,医者立于患肢前外侧,用两手掌在肘部两侧抱髁,并向中心挤压,以免在牵引时加重两髁分离。持续牵引 3～5 分钟,以矫正重叠移位。在抱髁的情况下,矫正远近端侧方移位。如为远端尺偏移位,则医者抱外髁之手掌根部徐徐向上臂移动到髁上,用大鱼际将骨折近端向尺侧推按,抱内髁的另一手掌将两髁向桡侧推按,以矫正尺偏移位。若为桡偏移位,轻者可不做整复,较重者,可将其骨折近端向桡侧推按,骨折远端向尺侧推按,但切勿矫枉过正。然后两手掌回复原来位置持续抱髁,并再做对向挤压,矫正两髁近端的侧方移位,继而矫正前后移位。伸直型骨折则医者两手仍为抱髁状,两手四指上移,环抱肘前,两手拇指移到尺骨鹰嘴处,推骨折远端向前,两手四指拉近端向背,两手虎口同时对向挤压两髁。持续并牵引前臂的助手同时徐徐屈肘到 90°,使四方面力量联合一致,以矫正前后移位。屈曲型骨折则做与上述方向相反的复位手法。一般骨折经上述方法均可基本复位,如有特殊情况,在 X 线指示下,宜采用相应手法。

2. 固定　①夹板固定:固定方法同"肱骨髁上骨折"。伸直型屈曲固定；屈曲型先伸直固定 3 周,再改为屈曲固定 2～3 周。②石膏固定:可做石膏前后托固定,固定要超腕关节,防止前臂旋转,以引起新的移位。

3. 牵引　在尺骨鹰嘴尖下二横指,鹰嘴背侧皮质一横指处穿针,牵引重量用 1.5～2kg。卧床,肩关节外展 70°～80°,前臂中立位,肘关节屈曲 90°～120°。

(三)经穴治疗

1. 体针

取穴:阿是穴。

治法:患者坐位,医者用 0.3 毫米×40 毫米毫针快速刺入穴位,捻转得气直至酸胀感放射至手臂,连接 G6805-2 型电针仪,疏密波,以患者耐受为宜,留针 10 分钟,每日 1 次,以 5 日为 1 个疗程,连续治疗 2 个疗程。

2. 中药外敷

(1)取骨碎补、血竭、硼砂、当归、乳香、没药、川续断、煅自然铜、大黄、土鳖虫各等分。共研细末,用蜂蜜调匀敷贴于患处,纱布包扎,小夹板固定。3 日换药 1 次,5 次为 1 个疗程。

(2)取当归、白芍、黄芪、骨碎补、续断、天花粉、红花及威灵仙等药物水煎,予以熏洗,每日 1 次,每次 10 分钟,并将药渣敷于伤口部位,连续 30 日为 1 个疗程。

(四)其他治疗

1. 温热敷

(1)取伸筋草、透骨草各 15g,千年健、桂枝各 12g,荆芥、防风、红花、刘寄奴、苏木、川芎、威灵仙各 9g。加适量水煎煮至沸,过滤去渣倒入盆中,将患肘置于盆上熏蒸,待水温适度时,用毛巾蘸取药液反复擦洗。每日 1 次,10 次为 1 个疗程。

(2)取当归、羌活、红花、白芷、乳香、没药、骨碎补、防风、木瓜、川椒、透骨草、川续断各 1g。上药装入布袋后放在蒸笼内,蒸热后熨患处,每日 1 次,10 次为 1 个疗程。

2. 康复锻炼　早期合理的功能锻炼,可促进患肢血液循环,减少肌肉萎缩,保持肌肉力量,防止关节僵硬,促进骨折愈合。所以,被固定的肢体,均要做适当的肌肉收缩和放松锻炼。对于没有固定的关节,应及时鼓励患者做主动的功能锻炼,当骨折端已达临床愈合就逐渐加强负重锻炼。临床上功能锻炼有两种形式:主动运动与被动运动。

(1)主动运动:是功能锻炼的主要形式,根据患者的活动能力,在不影响骨折断端移位的前提下,尽早进行肌肉收缩放松运动及未固定关节的各方向运动,来促进血液循环,增强体质,减轻创伤对全身反应,防止关节僵硬,因此主动运动应自始至终贯穿在整个骨折修复过程中。具体可分为两个阶段。①第一阶段:骨折1~2周断端虽经整复,但不稳定,锻炼主要形式是通过肌肉收缩放松运动及在不影响断端再移位的情况下,进行上下关节屈伸活动,以帮助血液回流,促进肿胀消退,防止肌肉萎缩,同时也通过肌肉收缩和舒张使压力垫效应力增强,对稳固断端和逐渐整复残余畸形有一定作用。骨折2~3周后肢体肿胀疼痛已明显减轻,软组织创伤已基本修复,加强进行肌肉收缩与放松运动外,其他关节均可逐渐加大主动活动度,在牵引架上的患者,也可通过肌肉收缩、放松和身体其他部位的运动来带动患肢的活动。②第二阶段:此时骨折已达到临床愈合标准,外固定和牵引拆除后,除了固定期间所控制的关节活动需继续锻炼修复外,某些患者由于初期锻炼比较差,固定拆除后,还可能存在关节粘连、关节囊挛缩、肢体水肿等症状。那么必须继续鼓励患者加强功能锻炼,配合中药外洗和推拿来促进关节活动和肌肉力量的迅速恢复。

(2)被动运动:①按摩,适用于骨折断端有肿胀的肢体,通过轻微按摩帮助肿胀消退。②关节被动活动,骨折固定初期,少数患者因惧怕疼痛不敢做主动锻炼,宜在医务人员帮助下进行辅助性活动,促使患者更好地做主动锻炼。对早日消除肿胀,防止肌肉萎缩粘连、关节囊挛缩有一定作用,但操作时要轻柔,不使骨折再度移位和加重局部创伤。

功能锻炼必须在医务人员指导下进行,根据骨折的稳定程度,可从轻微活动开始逐渐增加活动量和活动时间,不能操之过急,若骤然做剧烈活动致使骨断端再移位。同时也要防止有些患者在医务人员正确指导下不敢进行锻炼,对这样的患者应做耐心说服工作。功能锻炼是为了加速骨折愈合与恢复患肢功能,所以对骨折有利的活动应鼓励患者坚持锻炼,对骨折愈合不利的活动要严加防止,如外展型肱骨外科颈骨折的外展活动,内收型骨折的内收活动,伸直型肱骨髁上骨折的伸直活动,屈曲型骨折的屈曲活动,前臂骨折的旋转活动,胫腓骨干骨折的内外旋转活动,桡骨远端伸直型骨折的背伸桡屈活动等都应防止。

八、预防与调护

1. 本病的练功活动应贯穿于骨折治疗的整个过程,强调早期进行练功活动。通过练功,利用肌肉收缩活动,可以改善局部的血液循环,矫正残余移位,防止关节囊粘连及韧带、肌肉的挛缩,以利于骨折的愈合。整复固定后即可做握拳、腕关节屈伸等活动。

2. 在骨折复位后,即可开始做伸屈手指、腕关节及握拳活动。3～5日后,即开始练习肘关节的自动伸屈活动。活动范围由小到大,逐步增加。

3. 解除固定后需做主动活动,还可配合药物熏洗和轻手法按摩。

4. 1周后在牵引固定下开始练习肘关节屈伸活动。

5. 应定期复查固定的松紧度,并及时调整。

第七节　肱骨外髁骨折

肱骨外髁骨折又称肱骨外髁骨骺骨折,属于关节内骨折。肱骨外髁骨折在儿童肘部骨折中较常见,实际是外髁骨骺分离。其发生率仅次于肱骨髁上骨折,并且是关节内骨折。儿童肘关节有6个骨骺,即肱骨下端4个骨骺、桡骨头骨骺和鹰嘴骨骺。肱骨外髁包含非关节面和关节面两部分,有前臂伸肌群附着。本病常见于10岁以下儿童,尤以5～6岁为常见。伤后肘关节呈半屈伸位,功能活动严重障碍,以肘外侧为中心明显肿胀、疼痛,相当于肱骨外髁部压痛明显。在分离移位肿胀消失后,肘外侧有骨突隆起,可摸到活动的骨折块或骨擦感,晚期可出现骨不连接、进行性肘外翻和牵拉性尺神经麻痹。

一、解剖特点

肱骨外髁包含非关节面(包括外上髁)和关节面两部分,前臂伸肌群附着于肱骨外髁。肱骨外髁骨折后,由于伸肌群的牵拉,骨折块可发生不同程度的移位。

二、骨折分类与类型

肱骨外髁骨折根据骨折块移位的情况,可分为无移位骨折、轻度移位骨折、翻转移位骨折和骨折并脱位4种(图2-13)。

1. 无移位骨折　暴力的作用较小,仅发生骨折,如裂缝骨折或移位很小的肱骨外髁骨折。

2. 轻度移位骨折　骨折块向外移位,或有45°以内的旋转移位,骨折块仍位于肱骨小头和肱骨近段骨折面之间。

3. 翻转移位骨折　又可分为后移翻转型和前移翻转型。后移翻转型又被称为伸直翻转移位型,相对多见;前移翻转型又被称为屈曲翻转移位型,少见。

4. 骨折并脱位　骨折块可出现侧方、前后及旋转移位;肘关节向后外或后内侧脱位。

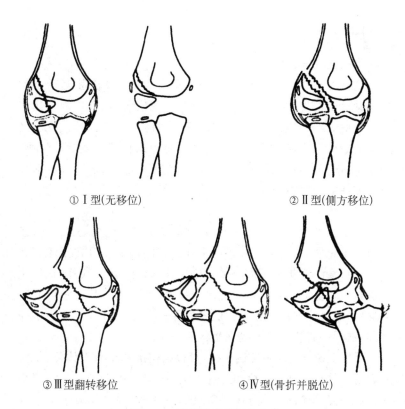

①Ⅰ型(无移位)　　　　②Ⅱ型(侧方移位)

③Ⅲ型翻转移位　　　　④Ⅳ型(骨折并脱位)

图 2-13　肱骨外髁骨折的分类

三、病因

　　肱骨外髁骨折多由间接暴力所致,跌倒时手部先着地,外力沿桡骨向上撞及肱骨外髁而引起骨折。骨折线由内下向外上、后延伸,骨折块可包括肱骨外上髁骨骺、肱骨小头骨骺、滑车外侧部及属于肱骨小头之上的一部分干骺端。

四、诊断

(一)症状与体征

肱骨外髁骨折临床表现为外侧肿胀,并逐渐扩散至整个关节。骨折脱位型肿胀最严重。肘外侧出现瘀斑,逐渐扩散可达腕部。伤后2~3日皮肤出现水疱。肘外侧明显压痛,甚至可发生肱骨下端周围压痛。移位型骨折者可能触到骨擦音及活动骨块。可发生肘外翻畸形,肘部增宽,肘后三点关系改变,肘关节活动丧失。被动活动时疼痛加重,旋转功能一般不受限。

(二)辅助检查

X线摄片显示肱骨小头的骨折线多超过骨化中心的1/2,或不通过骨化中心,而通过肱骨小头与滑车间沟的软骨在干骺端处有一骨折线。骨折块可向外侧移位。骨折脱位型X线片,正位片显示骨折块连同尺桡骨可向桡侧或尺侧移位,侧位片显示可向后侧移位,偶可见向前移位者。肱骨外髁骨折在X线片上表现多种多样,在同一骨折类型中表现也常不一样。

除肘关节正、侧位X线片外,可根据伤情拍摄特殊体位像,尚应酌情行体层片或CT检查。

(三)鉴别诊断

1. 肱骨髁上骨折。

2. 肱骨下端全骨骺分离。

一般用X线检查可以鉴别;对难以区别的病例,可使用CT检查来帮助诊断。

五、并发症

1. 侧方骨刺形成　是儿童肱骨外髁骨折最常见的并发症。一般认为,其与骨折复位不良、骨骺刺激有关。但是侧方骨刺,无论其大小,均不影响肘关节活动度。

2. 肘内翻畸形与肘外翻畸形　儿童肱骨外髁骨折后内翻畸

形较常见,多数为程度较轻的提携角角度的丢失,一般不影响肘关节活动,不需要外科干预。肘外翻后期有继发性肘关节活动受限、尺神经炎风险。传统肘外翻外科治疗主要为髁上"V"型截骨,但传统截骨会导致肱骨短缩。肱骨髁上穹样截骨治疗儿童肘外翻,避免短缩肱骨的风险,同时能够矫正外翻畸形,临床效果满意。

3. 骨折延迟愈合、不愈合、畸形愈合　近年来,随着对于儿童肱骨外髁骨折认识的提高,延迟愈合及不愈合临床发生概率大大降低。对于儿童肱骨外髁骨折不愈合传统观点为植骨、螺钉加压固定,现在认为临床不愈合多为局部不稳定所致,单纯使用螺钉固定即可达到骨折愈合目的。

4. 迟发性尺神经炎、尺神经麻痹　尺神经炎继发于肘外翻畸形,尺神经长期慢性牵拉刺激,使肱骨下端尺神经沟处发生无菌性炎症,局部逐渐形成瘢痕组织,再作用于尺神经而出现早期的尺神经刺激症状,若这一阶段得不到治疗时,则逐渐发生尺神经麻痹。尺神经炎出现的年龄,多视外翻畸形的严重性而定,严重者出现早。对于尺神经炎的治疗,只要发现有早期尺神经刺激症状,即应手术治疗。做尺神经前移手术时,一定要松解尺神经周围的瘢痕组织。若伴有肘外翻时,应同时给予矫形治疗。

5. 缺血性坏死、鱼尾畸形　缺血性坏死通常认为与过多软组织剥离有关,鱼尾畸形多为外侧髁中心与滑车骨化中心存在裂隙所致,多为影像学畸形,不影响肘关节功能。两者早期多有临床报道,随着对儿童肱骨外髁骨折认识及治疗水平的提高,近年来大宗病例随访罕见上述两者并发症发生。

六、西医治疗

肱骨外髁骨折是关节内骨折,又是骨骺骨折,骨折线通过骺板。复位满意与否,直接影响到关节的完整性与骺板处骨桥形成的大小和发生畸形的程度。因此,无论采取何种方法,要求达到解剖复位,或近似解剖复位,以免发生严重的后遗症。

(一)非手术治疗

1. **物理疗法** 骨折复位固定后,在相应的固定物上钻 4~8 个小洞,把磁片嵌入其中,磁片应尽量靠近骨折部位,采用异名极相对敷贴放置磁片,表面磁场强度为 800~1500 高斯,每次在患区痛点与邻近穴位贴敷磁片 2~4 片,每次 20 分钟,每日 1 次,10 次为 1 个疗程。

2. **手法复位** 肱骨外髁骨折的骨折线一般通过骺板,系关节内的骨骺骨折,复位的成功与否直接影响到关节的完整性。因此,在施行手法闭合复位时,必须认清骨折类型,完全纠正其发生的翻转和旋转移位。只有达到解剖学复位的要求,方能确定复位成功。具体复位方法主要有以下几种。

(1)旋转移位型骨折复位法(以左侧为例):①患者侧卧位,患肢外展。在臂丛神经麻醉下,医者站在患者患侧,左手握住前臂,右手抚按肘部,轻柔地由浅入深地按压肿胀处,以达到消肿散瘀的目的。手法要均匀、轻柔,切忌捻挫皮肤。②医者右手拇指按准骨折块后,左手将患者前臂旋后,并逐渐加大屈肘角度,随后右手拇指按住骨折块后徐徐推向肘后尺骨鹰嘴的桡侧;当骨折块已挤到肘后时,右手拇指按住骨折面向下按压,使远端骨折块由向外翻转移位,转变成单纯前后移位,医者拇指紧贴着骨折块防止其再向外方翻转。此刻左手握住患者前臂,逐渐加大屈肘及内翻角度,同时使其前臂突然旋前,这时其肘关节后外侧间隙已明显加大,利用前臂伸肌腱和旋后肌的张力,使骨折块被带进肘关节而自行复位,医者右手拇指常可感到骨块突然滚动的感觉。感觉骨折块进入肘关节后立即伸肘,医者左手保持患肢于伸肘旋后位,右手轻轻触摸骨折块,若在外髁部位可触及光滑的圆形骨突,说明解剖关系已恢复正常。③复位满意后,可外敷消肿膏或单纯包绕棉片及绷带,在肱骨外髁的后外侧分别放置小平垫,将肘关节固定于伸展位。④经 X 线检查证实对位满意后,检查局部血液循环状况和手指活动情况,并要求进行伸指握拳等的动作练习。固定 2～3 周后,即可去除外固定,开始进行肘关节功能锻炼。

(2)侧方移位型骨折复位法:患者仰卧位,先进行臂丛神经麻醉,然后实施手法复位。助手握住患肢前臂,先于屈肘位徐徐牵引;医者先触清骨折块,然后两手虎口卡住患者前臂两侧、两拇指向下后方推挤骨折块;助手在徐徐牵引情况下,反复屈伸肘关节;医者多在肘关节屈伸过程中,拇指会觉察到骨折块有滑动或摩擦感,一旦这种感觉消失或骨折块不能触及,即已复位。此后,可使肘关节停止在伸展位,并用夹板固定。固定方法同旋转移位型骨折复位法。

(3)无移位型骨折复位法:此型骨折在成人可见有骨折线,而在儿童若是骨骺分离但未发生明显移位者,X 线表现不明显,仅可见局部软组织肿胀阴影,骨骺线外端稍宽,邻近骨或皮质有裂痕。对此型治疗可外敷消肿膏或单纯用夹板固定。应注意早期必须进行适当固定或制动,防止发生移位。儿童因为骨骺损伤,有可能影响到肘关节及其骨性成分的发育。例如,骨折后骨骺板提前闭合等,会出现肘外翻畸形,临床上应予注意,必要时手术矫正。

(二)手术治疗

适用于严重三度骨折移位或旋转移位;移位骨折,局部明显肿胀,影响手法复位或手法复位失败者;某些陈旧性移位骨折。采取臂丛麻醉或全麻。取肘外侧切口,切开皮肤和皮下组织,即能暴露骨折部,清除关节内血肿,辨明骨折块翻转移位的方向和移位程度。然后拨动外髁骨折块,并使其复位,必须注意肱骨近侧骨折面有半个滑车,骨折块尾端要和滑车对位。复位后,用巾钳在肱骨下端桡侧缘与骨折块外侧各钳出一骨孔,以短粗针贯穿 10 号丝线。收缩结扎线时,要保持骨折块对位稳定,并以手指抵紧。结扎固定后轻轻伸屈肘关节,了解其稳定情况。如不满意,则可在该缝合部的前、后各加强固定一针。逐层缝合创口。将肘关节屈曲90°,前臂中间位,石膏固定。4周后拆除石膏,做功能锻炼。

七、中医治疗

(一)汤剂疗法

1. **初期** 伤后1～2周。伤肢疼痛较甚,明显肿胀、瘀斑。治宜活血祛瘀,消肿止痛。方用活血止痛汤:当归12g,赤芍9g,紫荆藤9g,川芎6g,乳香6g,没药6g,落得打6g,苏木5g,红花5g,陈皮5g,三七3g。水煎分2次服,每日1剂。如肿胀严重,血供障碍者,加三七、丹参、白茅根等。

2. **中期** 伤后3～4周。伤肢疼痛肿胀较轻,肤温正常,或纳差,舌质淡红、苔薄白或厚,脉缓。治宜和营生新,接骨续损。方用:生薏苡仁30g,桑寄生30g,当归12g,赤芍12g,续断12g,威灵仙12g,骨碎补12g,五加皮12g。水煎分2次服,每日1剂。疼痛较明显者,加三七加强理气止痛之效;合并神经损伤者,加补气活血、通经活络药物,如黄芪、地龙、威灵仙等。

3. **后期** 伤后4～5周。伤肢肿痛消失,关节活动受限,伴纳差、气短、头晕、四肢无力,舌质淡、苔薄少,脉弱。治宜补气血,壮筋骨,舒筋络。方用:当归10g,熟地黄10g,续断8g,菟丝子10g,黄芪10g,骨碎补6g,土鳖虫4g,陈皮4g。水煎分2次服,每日1剂。如胃纳差者,加麦芽、谷芽等健脾开胃;偏热者,加太子参滋阴清热。

(二)正骨疗法

1. **方法1**

(1)轻度移位骨折:基本同肱骨内髁骨折,只是复位用力的方向相反,将骨折块向内推挤,使其进入关节腔而复位。

(2)翻转移位骨折:患者坐位或仰卧位,医者先用拇指指腹或大鱼际揉按肘部,轻柔地由浅及深按压肿胀处,以消肿散瘀。同时拇指摸清骨折块的方位和旋转程度,摸清骨折远端的关节面和骨折线,做到手摸心会。手法要轻柔,均匀。凡属前移翻转型,先将骨折块向后推按,使之变为后移翻转型,然后用下述方法整复。助手握持患肢上臂,医者立于患者外侧,左手置于患肘外侧,右手握持患肢腕部,置肘关节于屈曲 60°位。医者左手拇指按住远端的骨折面后,右手将患肢前臂旋后,并逐渐加大屈肘角度,同时左手拇指按住骨折块徐徐推向肘后尺骨鹰嘴的桡侧。当骨折块已挤到肘后,左手拇指按在骨折面由上向下方按压,使远端骨折块由外翻转移位倒转成单纯前后移位,随后再由拇指向前方推送。此刻医者右手握前臂在逐渐加大屈肘的同时,使前臂旋前;以加大肘关节外侧的间隙,再利用前臂伸肌总腱和旋后肌的肌力,使骨折块进入肘关节而归纳原位。最后,将肘关节伸直并保持于旋后位,若复位满意,则进行固定。

(3)固定方法:①夹板固定,基本同肱骨内髁骨折,放垫位置与方向与其相反。固定方法与固定时间基本相同。②石膏固定,长臂石膏后托,依据骨折复位后的稳定情况,取伸肘,屈肘位或前臂旋后位固定,时间 4～6 周。

2. 方法 2

(1)整复手法:以左肘为例。医者以左手握其前臂,右手托住肘关节后部,拇指做局部按摩,驱散血肿,摸清远端分离骨折块,由远端向近端用大拇指向上推、挤压,其余四指保护肘关节,左手做左右摇晃活动。动作要柔和,用力均匀,必要时将前臂略向内翻加大肘关节腔外侧间隙,使骨折远端进入关节腔内。如骨折块整复成功,可有响声。肘关节被动活动灵活,无异物卡入关节腔的弹性障碍感,肘后三角正常,外髁摸之局部光滑,无锯齿状凹凸不平。如果骨折远端既有冠状面上移位又有矢状面上向前移位时,医者与助手分别各握前臂和上臂,略加牵引使肘关节处于 60°～90°,医者用拇指扣除骨块,向外后扣拉,并活动肘关节,当拇指感到骨块活动,即向前移位矫正,再用上法整复。

(2)固定方法:骨折整复后屈肘关节 90°,前臂处于中立位,用绷带缠绕包扎,在肱骨外踝处放一横形加压垫,再用小夹板4块做内、外、前、后固定。内、外、后3块夹板要超肘关节0.5～1厘米,并用3～4厘米宽胶布将内、外夹板通过尺骨鹰嘴下(屈肘90°时肱骨内外髁连线)做"U"形固定,X线拍片检查。

3. **方法3**

(1)拔伸牵引:以右肱骨外髁骨折为例。患者取仰卧位,用布带做腋部与前臂的对抗拔伸牵引。患肢屈肘60°左右,前臂中立位,将腕关节背伸,使前臂伸肌群松弛。用局部麻醉或臂丛神经阻滞麻醉,如局部肿胀较严重,可用挤压消肿法,医者两掌相对,在患处施以缓和均匀的挤压力,使局部瘀滞向四周消散;如为翻转移位型,医者应仔细摸认出骨折块与肱骨外上髁端和滑车端的位置,骨折块的骨折面和关节面的位置。骨折块的骨折面较平坦、略粗糙,边缘锐利,关节面较光滑,呈半球形。医者手按住骨折块做患肢腕关节快速大幅度的屈伸时,肱骨外上髁端有牵拉感。滑车端较尖,外上髁端较钝,要摸准肱骨上段纵形的长条状外侧骨嵴的位置,作为复位的核心。

(2)轻度移位型:医者面对患者,以两手拇指顶住向外移位的骨折块,其余手指抱住肘关节内侧,并向外拉提,使患肘关节呈内翻,加大肘外侧的间隙,为骨折块复位打开通路,再用两拇指用力将骨折块向内上推按,同时做肘关节外展、内收方向的摇摆,使两骨折端的齿突起相互咬合。整复后,两髁间距离和健侧相同,畸形消失,医者一手捏住骨折块做临时固定,用屈伸法将患肘轻度屈曲与伸展数次,使骨折面"合缝"。

(3)翻转移位型:医者立于患者外侧,如为伸直翻转移位型,医者以右手拇指先将骨折块向肘后方按压,使骨折位于肱骨远端后方之空隙处,并使骨折面朝向患肢外侧。医者再左手拇指将骨折块的滑车端移向肱骨远端外侧骨嵴之骨折处,将此端由外上方向内下方挤按、插入,同时右手拇、示指叩住骨折块的外上髁端,由外下方推向外上方,翻转还原。此时骨折块由翻转移位转化为轻度移位型,可按轻度移位型骨折复位法进行整复。如为屈曲翻转移位型,医者用左手拇指将骨折块的滑车端推向肱骨远端外侧骨嵴处,由外上向内下挤按,使其插入肘关节外侧嵴下骨折端之空隙内,并用左拇指尖按住,不使再滑出。骨折块的滑车端若与近端骨折面接触时,肱骨外上髁端在外、下部会略微翘起,医者用右拇、示指叩住该端,由外、下方向内、上方推按,此时翻转移位型骨折转变为轻度移位型骨折,再按轻度移位型骨折复位法整复。

(4)固定:肱骨外髁骨折整复后,医者手指按住整复之骨折块做临时固定,将患肢置于前臂旋后并略外展、肘关节屈曲 30°位,用上臂超肘关节夹板夹缚固定。

(三)经穴治疗

1. 推拿按摩 早期伤肢局部高度肿胀,可按压消肿,以便整复。中期骨折稳定,可局部点按肘关节前后以疏通经络,并可轻度被动屈伸肘关节。后期骨折临床愈合,去除外固定后主动练功的同时可轻柔按摩肘关节,以利关节功能恢复。各期的按摩,均以轻柔、"不痛"为宜。

2. 中药外敷

(1)取侧柏叶 2 份,黄柏 1 份,大黄 2 份,薄荷 1 份,泽兰 1 份。共研粉末,加酒水各半调成糊状,外敷患部,包扎固定,24 小时换药 1 次。

(2)取黄芩 50g,当归 30g,土鳖虫 15g,栀子 50g,白蔹 30g,煅自然铜 30g,五加皮 50g,泽兰 20g,血竭 10g。共研粉末,用凡士林、乙醇、开水各适量拌匀,敷于整复的骨折局部。包扎固定,每 3日换药 1 次。

(3)取姜黄、羌活、干姜、栀子、乳香、没药各 150g。共研细末,用凡士林调成 60%软膏,外敷患处。适用于骨折早期。

(4)取接骨草 6 份,黄连、黄柏、黄芩、大黄各 1 份。共研粉末,加酒水各半调成糊状,敷于整复的骨折部周围,包扎固定,2 日换药 1 次。

(四)其他治疗

1. 温热敷

(1)取桂枝、艾叶、威灵仙、苏木、三棱、莪术、川椒各 15g,生川乌、生草乌、川红花、白芍、没药、乳香各 10g,海桐皮、大黄各 20g,冰片 5g。加水煎至沸腾 30 分钟,先趁热以厚毛巾覆盖伤肢熏之,待降低至合适的温度时再浸泡患部,每日 2～3 次。

(2)取海桐皮、桂枝、木瓜、威灵仙、丹参、伸筋草、透骨草各 20g。加水 1500ml,煮沸 30 分钟后过滤去渣,趁热熏蒸患部至皮肤发红、微出汗,然后用毛巾蘸敷 30 分钟。每日 2 次,10 次为 1 个疗程。

(3)取防风 3g,荆芥 3g,川芎 3g,甘草 3g,当归 6g,苍术 10g,牡丹皮 10g,苦参 15g,黄柏 6g。煎水洗患处,每日 1 剂。

2. 康复锻炼　有移位肱骨外髁骨折在复位 1 周内,可做手指轻微活动,不宜做前臂旋转、用力握拳及肘、腕关节屈伸活动,以免使前臂伸肌群或旋后肌紧张,牵拉骨折块而发生再移位。1 周后逐渐加大指、掌、腕关节的活动范围。3 周后逐渐开始做肘关节小范围伸屈活动。解除固定之后开始进行肘关节屈伸、前臂旋转和腕、手的功能活动。4～5 周后去除外固定后练习肘关节屈伸活动,以主动活动为主,不做强力的被动活动,以免发生新的损伤。做主动屈伸活动时,患者坐在桌子前,上臂平放在桌子上,做主动的屈曲与伸直练习。健侧手可辅助患肢练习肘关节屈伸活动,患者坐在桌子前,上臂平放在桌面上,以健手握住患肢腕,辅助完成肘关节的屈伸活动。

八、预防与调护

1. 肱骨外髁骨折是由于外伤性因素引起,注意生产生活安全,避免受伤是关键。

2. 应定期检查固定,及时调整松紧度。

3. 有移位骨折在复位 1 周内,可做手指轻微活动,不宜做强力前臂旋转、握拳、腕关节屈伸活动。1 周后,逐渐加大指、掌,腕关节的活动范围。

4. 解除固定后,开始进行肘关节屈伸、前臂旋转和腕、手的功能活动。

5. 后期配合中药熏洗,预防关节强直。

6. 肱骨外髁骨折若复位不满意或治疗不当,可出现迟缓愈合或畸形愈合,不愈合。并多有下述后遗畸形:①"鱼尾状"畸形;②肱骨外髁增大,桡骨头增大呈"蘑菇状",桡骨干骺端增粗;③肱骨头骨骺早闭;④肱骨小头骨骺缺血性坏死;⑤肱骨外髁骨骺提前骨化等。

第八节　尺骨鹰嘴骨折

尺骨鹰嘴骨折多发生于成年人,是肘部常见损伤之一,占全身骨折的 1.17%。尺骨近端后方位于皮下的突起为鹰嘴。尺骨鹰嘴是肱三头肌的附着点,尺骨半月切迹关节面与肱骨滑车关节面共同构成肱尺关节。尺骨鹰嘴骨折是波及半月切迹的关节内骨折。

一、解剖特点

肘关节是一个包含肱尺关节、肱桡关节和上尺桡关节的复合关节,其中肱尺关节对肘关节的稳定性最为重要。肱尺关节是由肱骨滑车和尺骨滑车切迹组成的屈戌关节。肱骨滑车又分为尺侧部分与桡侧部分,呈沙漏状,冠状面凹而矢状面凸,矢状面几乎呈环状,320°～330°均被透明软骨覆盖。肱骨下端向前倾斜,与肱骨干形成 30°～45°的前倾角,滑车位于肱骨干长轴前方,而尺骨鹰嘴也向前上方伸出,位于尺骨干长轴前方,两者相交约 45°,这种结构有利于肘关节的屈曲活动。尺骨鹰嘴呈钩状,前面的类半圆形凹陷为滑车切迹,表面被覆透明软骨。滑车切迹中间由突出的嵴将关节面分隔开而与滑车沟相适当。冠状突为尺骨近端向前方伸展的隆起骨块,形成前方的冠突尖和前内侧方的高耸结节,桡骨小头环状关节面与冠状突内侧的桡骨切迹形成上尺桡关节。肘关节周围的韧带包括尺侧副韧带、桡侧副韧带和桡骨环状韧带。尺侧副韧带前束起于肱骨内侧髁的前下方,止于尺骨冠状突内侧的小结节,略呈扇形,后束起于肱骨内侧髁的内下方,止于尺骨鹰嘴内侧骨面,斜束为一紧贴骨面的纤维束,连接前束和后束于尺骨上的止点。桡侧副韧带起于肱骨外侧髁的外下方,其纤维部分止于桡骨环状韧带,部分止于尺骨冠状突的外下方,桡骨环状韧带的起止点均在尺骨冠状突的下方。尺骨鹰嘴和冠状突、肱骨远端和桡骨小头及肘关节的韧带结构对维持肘关节的稳定发挥重要作用。尺骨鹰嘴在对抗不同载荷的构形中与切除尺骨近段后的表现相比较呈线性正相关。同时,尺骨鹰嘴是肘关节主要的抗内翻稳定结构,肘关节完全伸直位时肱尺关节提供 55％的抗内翻应力,在肘关节 90°屈曲位时达到 75％。

二、骨折分类与类型

尺骨鹰嘴骨折较常见(图 2-14),多发生在成年人,占全身骨折的 1.17％。无移位骨折后,肿胀、压痛。有移位的骨折及合并脱位的骨折,肿胀范围较广泛。肘后方可触到凹陷部、骨折块及骨擦音。肘关节功能丧失。

1. Colton 分型　根据骨折是否移位和骨折特点将鹰嘴骨折分为 2 型:Ⅰ型骨折为无移位骨折,即分离<2 毫米,肘关节屈曲 90°时移位无增加,患者可以克服重力伸展肘关节;Ⅱ型骨折为移位骨折,进一步分为ⅡA 型为撕脱性骨折,ⅡB 型为斜形和横形骨折,ⅡC 型为粉碎性骨折,ⅡD 型为骨折脱位。

2. Schatzker 分型　目前国内外关于尺骨鹰嘴骨折的分型尚无统一观点,分型方法较多,且各具优缺点。临床上以 Colton 分

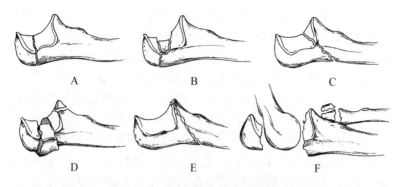

图 2-14 尺骨鹰嘴骨折示意图

A. 简单横形骨折;B. 横形骨折伴中央关节面塌陷;C. 简单斜形骨折; D. 鹰嘴粉碎骨折;E. 骨折线位于滑车切迹以远的斜形骨折;F. 鹰嘴骨折伴 有桡骨头骨折,通常合并有内侧副韧带撕裂。

型、Schatzker 分型、Mayo 分型常用。根据骨折形态并考虑骨折后内固定选择问题,将鹰嘴骨折分为:A 型为横形骨折;B 型为横形压缩型骨折;C 型为斜形骨折;D 型为粉碎性骨折;E 型为远侧斜形骨折;F 型为骨折脱位。

3. Mayo 分型 基于骨折的稳定性、移位和粉碎程度,分为 3型。Ⅰ型无移位,ⅠA 型为非粉碎性,ⅠB 型为粉碎性;Ⅱ型移位稳定,移位>3 毫米,侧副韧带完整,前臂相对于肱骨稳定,ⅡA 型为非粉碎性,ⅡB 型为粉碎性;Ⅲ型移位不稳定,ⅢA 型为非粉碎性,ⅢB 型为粉碎性。

肘关节的稳定性对于尺骨鹰嘴骨折的预后非常重要,Schatzker 分型和 Mayo 分型对于肘关节预后的预测很有价值,Schatzker C 型、D 型及 MayoⅢ型通常预后不良。

三、病因

直接暴力和间接暴力均可造成尺骨鹰嘴骨折。严重创伤或高能量损伤的直接暴力多造成尺骨鹰嘴粉碎性骨折,由于直接暴力作用于前臂近端后侧,使尺桡骨同时向前移位,同时由于肱骨滑车对鹰嘴的阻挡,致使滑车切迹粉碎性骨折,关节面塌陷,导致肘关节稳定性丧失。实验研究发现,直接暴力损伤时肘关节的屈曲角度影响骨折的类型和累及部位:桡骨小头和冠状突骨折发生在肘关节屈曲＜80°,鹰嘴骨折为屈曲90°,肱骨远端骨折为屈曲＞110°。若上肢在伸直位脱位,外翻和外旋应力的共同作用常导致内侧副韧带损伤。肘关节过伸位时受到暴力所致鹰嘴骨折的同时,暴力沿尺骨向上传导,冠状突与肱骨滑车相撞击而骨折,常同时合并桡骨小头骨折、肘关节后脱位及侧副韧带损伤,肘关节极不稳定,治疗较困难,称为"肘关节恐怖三联征"。间接暴力多造成尺骨鹰嘴横形或短斜形骨折,如受伤时患肢撑地,肱三头肌强力收缩,牵拉尺骨鹰嘴致断裂骨折。

四、诊断

一般根据受伤史、临床表现和 X 线片结果可以确诊。

(一)症状与体征

无移位骨折多由直接暴力造成,骨折块无移位。移位骨折多由间接暴力造成,骨折块有明显移位,骨折线为横断或斜形。粉碎性骨折多由严重的直接暴力造成,骨折碎片多无明显移位。受伤后尺骨鹰嘴部疼痛、压痛明显,局限性肿胀,活动时痛加剧。分离移位时,主动伸肘功能丧失,可在局部扪及鹰嘴骨折片上移和明显的骨折间隙或骨擦感。尺骨鹰嘴部有局限性肿胀和疼痛,明显压痛,肘关节屈曲活动疼痛加重,主动伸直活动障碍。骨折有分离移位时,可触及骨折裂隙或骨擦音。

(二)辅助检查

肘关节正侧位 X 线片可明确骨折类型和移位程度。肘关节侧位 X 线片,可准确掌握骨折的特点。前后位 X 线平片也很重要,可以呈现骨折线在矢状面上的走向。若桡骨头也同时发生了骨折,在侧位 X 线片上可以沿骨折线出现明显断缩,并且没有成角或移位。

(三)鉴别诊断

尺骨鹰嘴骨折需与肘髌骨、鹰嘴骨骺和成人骨骺线未闭合相鉴别。鹰嘴顶端附近的肱三头肌腱内可存在子骨,系一完整游离骨片,表面光滑,与鹰嘴顶点之间有一小的间隙,多为双侧。鹰嘴骨骺 8～11 岁出现,14 岁骨骺线闭合。成人骨骺线未闭合者多为双侧,较多见于女性。对骨折诊断有怀疑时,摄健侧 X 线片对照,有助于明确诊断。

五、并发症

1. **骨折不愈合**　尺骨鹰嘴骨折后骨不愈合是最常见的并发症。多见于患儿肘部外伤后没有得到及时、正确的诊断及合理的治疗,待伤后几个月后肘部功能仍不佳时,再进一步诊治,此时已失去最好的治疗时机。也有虽诊断正确,在治疗中因各种原因造成骨折块的移位,局部纤维性连接,而发生骨不愈合的。对于闭合复位石膏外固定或夹板外固定的患儿,应密切观察复位后有无继续移位,若在 2 周内骨折块继续移位者,应立即行手术切开复位治疗。若发生骨不愈合再行手术治疗,不但手术困难,而且会导致肘关节功能受限。骨不愈合的患儿,局部多无肿胀,无压痛,但肘关节屈伸功能能有不同程度的障碍,伸直功能受限比屈曲功能明显。偶有前臂旋转功能受限。肘外翻畸形多见于伤后几年的患儿,畸形严重可继发尺神经炎。

2. **迟发性尺神经炎、尺神经麻痹**　尺神经炎继发于肘外翻畸形,尺神经长期慢性牵拉刺激,使肱骨下端尺神经沟处发生无菌性炎症,局部逐渐形成瘢痕组织,再作用于尺神经而出现早期的尺神经刺激症状,若这一阶段得不到治疗,则逐渐发生尺神经麻痹。尺神经炎出现,多视外翻畸形的严重性而定,严重者出现早。对于尺神经炎的治疗,只要发现有早期尺神经刺激症状,即可行手术治疗。做尺神经前移手术时,一定要松解尺神经周围的瘢痕组织。若伴有肘外翻时,应同时给予矫形治疗。

3. 骨关节炎　一般发生在几年之后,常不严重,多为对合不良所致。应注意预防。

六、西医治疗

无移位的尺骨鹰嘴骨折一般无须手法整复,有分离移位者需要手法整复;手法整复效果不佳,可行切开复位。

(一)非手术治疗

1. 手法整复　尺骨鹰嘴骨折有分离移位者需要手法整复。患者取坐位或仰卧位。若局部肿胀明显,则先在伤肢肘后局部皮肤消毒用注射器做关节穿刺,抽出关节内血肿块。伸直肘关节,令助手维持此位置不变。医者站立于患者伤肢外侧,一手固定骨折远端,如果是粉碎性骨折,则可用固定于远端之手的示、中指指腹放于碎骨块后方按压碎骨块,另一手的拇、示指将尺骨鹰嘴近折端骨折块向远折端推挤,使其复位。同时助手将其伤肢肘关节做轻度反复伸屈活动,以矫正骨折端残余错位,促进关节面平整光滑。

2. 固定　无移位的尺骨鹰嘴骨折,因伸肘装置多未损伤,屈肘至功能位不会导致骨折端分离,一般采取功能位固定3周,亦可固定肘关节于屈曲20°~60°位3周。有移位骨折手法整复后,在尺骨鹰嘴上端置一块有半圆形缺口朝下的抱骨垫,用以顶住尺骨鹰嘴的上端,不使骨折块再向上移位,并用前、后侧超肘夹板固定肘关节0°~20°位3周,以后再逐渐改为固定在屈肘90°位1~2周。亦有人用石膏托、树脂绷带外固定。

3. 物理疗法　①紫外线照射法:骨折整复固定后即可进行治疗,采用"高"压汞灯照射尺骨鹰嘴骨折处,每次照射边界必须相同。取1~2级红斑量,隔日1次,9~11次为1个疗程。②激光照射疗法:采用半导体激光治疗机。穴取患侧手三里、小海、曲池,直接照射,功率350~450mW,光束直径3~5毫米,每个穴位照 5 分钟,每日 1 次,5 次为 1 个疗程。③直线偏振光近红外线局部照射疗法:直线偏振光近红外线对痛点进行局部照射治疗。选用 SC 型透镜,输出功率 1500mW,波长 0.6～1.6 微米,焦点径 4 厘米,照射局部,照射时间 15 分钟,照射时镜头紧贴皮肤。每日 1 次,7 日为 1 个疗程。

4. **心理疗法** 让患者了解尺骨鹰嘴骨折的性质、程度和康复治疗方案,使患者充分认识到康复锻炼是治疗尺骨鹰嘴骨折的重要组成部分。加强心理疏导,消除其紧张、焦虑、恐惧等不良心理,使其主动配合康复锻炼。

(二)手术治疗

尺骨鹰嘴横断或斜形骨折而有分离移位者,非手术治疗多易致骨折对位不良、肱三头肌肌力减弱、创伤性关节炎,或肘关节屈曲受限。临床多选用手术治疗,除非患者有手术禁忌证。可考虑用钢丝经皮压缩缝合法。患侧肘关节微屈位,在无菌操作下,用直针连带钢丝,由骨折远端尺侧穿入,横向穿过尺骨背部,于桡侧穿出皮肤。钢丝两端改用弯针连带,各由原针孔穿入,沿鹰嘴背侧皮下,呈交叉状分别在鹰嘴顶点两侧穿出皮肤。再将鹰嘴的内侧钢丝穿回皮下,沿鹰嘴顶点骨面,向外穿过肱三头肌肌腱,与鹰嘴外侧钢丝汇合,收紧结扎,形成“8”字形钢丝内固定。最后肘部屈曲 90°位,使钢丝对抗肱三头肌肌腱牵拉张力,在两骨断端之间形成压缩力。截除多余钢丝,将残端埋入皮下,用上肢直角托板或石膏固定 4 周。在操作过程中,应注意防止损伤尺神经。还可选用螺钉、钩状钢板、克氏针钢丝张力带固定;非粉碎者,也可选用鹰嘴外固定器。

七、中医治疗

(一)汤剂疗法

1. **早期** 伤后 1～2 周。肌肉、筋脉受损,血离经脉,瘀积不散而致局部肿胀、疼痛。治宜活血祛瘀,消肿止痛。方用桃红四物汤加减:桃仁、川芎、当归、赤芍、生地黄、红花、牡丹皮、制香附、延胡索;或用桃核承气汤加减:桃仁、桂枝、大黄、芒硝、甘草。亦可用五味消毒饮加减:金银花、野菊花、蒲公英、紫花地丁、紫背天葵。

2. 中期 伤后2～3周。虽损伤症状改善,瘀肿渐趋消退,疼痛减轻,但因瘀阻去而未尽,故疼痛减而未止。治宜和营生新,接骨续损。方用和营止痛汤加减:赤芍、当归、川芎、苏木、陈皮、乳香、桃仁、川续断、乌药、没药、木通、甘草。或用续骨活血汤加减:当归、赤芍、白芍、生地黄、红花、土鳖虫、骨碎补、煅自然铜、川续断、积雪草、乳香、没药。

3. 后期 受伤3周后。瘀肿已消,但筋骨尚未坚实,功能尚未完全恢复,气血亏损,体质虚弱。治宜补气血,养肝肾,壮筋骨。方用八珍汤加减:当归、川芎、白芍、熟地黄、人参、白术、茯苓、炙甘草。或用壮筋养血汤加减:白芍、当归、川芎、川续断、红花、生地黄、牛膝、牡丹皮、杜仲;或用补中益气汤加减:黄芪、人参、白术、炙甘草、当归、陈皮、升麻、柴胡、生姜、大枣;或用舒筋汤加减:白芍、熟地黄、菊花、牡丹皮、牛膝、秦艽、白术、枸杞子、玉竹;亦可用麻桂温经汤加减:麻黄、桂枝、红花、白芷、细辛、桃仁、赤芍、甘草。

(二)中成药疗法

1. 接骨七厘片 成人每次口服5片,每日2次,黄酒送下。不适合饮酒的患者也可用温开水送服。

2. 伤科接骨片 口服,成人每次4片;10—14岁儿童,每次3片,每日3次,以温开水或黄酒送服。

3. 大活络丸 每次1丸,每日1～2次,温黄酒或温开水送服。

4. 复方三七散 口服,每次1～1.5g,每日2次。外敷亦可。

5. 治伤消瘀丸 口服,每次5～12粒。用于骨骼与关节损伤和瘀肿疼痛的治疗。

6. 驳骨水　用药棉蘸取药水搽患处,每日 3～4 次。骨折、脱臼先复位后,再将药棉浸渍药水敷患处。

(三)正骨疗法

有分离移位的患者,必须先进行手法复位,以恢复关节面的平整光滑、稳定性和屈伸活动功能,避免创伤性关节炎等并发症的产生。

1. **手法复位**　尺骨鹰嘴骨折,骨折线大多涉及关节,因此强调正确对位。儿童青枝骨折、无移位骨折或老年粉碎骨折移位不明显者。无须复位。有分离移位者须进行手法复位,以恢复关节面的平整光滑、稳定性和屈伸活动功能,避免发生创伤性关节炎。先将血肿抽吸干净,医者站在患肢近端外侧,两手环握患肢,以两拇指推迫其近端向远端靠拢,两示指与两中指使肘关节徐徐伸直,即可复位。

2. **固定**　无移位骨折,可用上臂超时关节夹板固定肘关节于屈曲 20°～60°位 3 周,或用上肢直角托板固定 3 周,老年患者外固定时间可缩短到 1～2 周。有移位骨折手法整复后,在尺骨鹰嘴的上方放置一半圆形缺口朝下的抱骨垫,用胶布条固定于皮肤,再用前、后侧超肘关节夹板固定关节于屈曲 0°～20°位 3 周,以后再逐渐改为固定于屈肘 90°位 1～2 周。

(四)经穴治疗

1. **体针**

取穴:阿是穴、手三里、手五里、曲泽、曲池、外关、大杼、悬钟。

治法:初期取阿是穴、手三里、手五里、曲泽、曲池、外关穴常规消毒后按常法进针,留针 15 分钟,每日 1 次,治疗 6 次;中末期取阿是穴用温针法,取外关、大杼、悬钟,毫针刺用补法,隔日 1 次,10 次 1 个疗程。

2. **温针灸**

取穴:足三里(双)、悬钟(患侧)、小海(患侧)、曲池(患侧)、阿是穴。

治法:采用温针灸,每次 30 分钟,每日 1 次,连续治疗 30 日。

3. 推拿按摩

方法 1

取穴:患部周围软组织。

治法:采用㨰法、点法、捏法、拨法、一指禅等手法,放松肘关节周围软组织,根据受伤部位,损伤程度,对肘关节做伸屈被动运动,并根据情况适当做内、外旋活动。每日 1 次,每次 30 分钟,10日为 1 个疗程。

方法 2

取穴:患侧曲泽、尺泽、内关、列缺、大陵、手三里、曲池等穴及周围软组织。

治法:患者取坐位,全身放松,患肘自然垂直,双目微闭。医者面向患者,施以手法。以点、理、推、震、掐几种手法为主。用拇指点压突出部位及曲泽、尺泽、内关、列缺、大陵、手三里、曲池等穴,以达镇痛的作用。然后用手掌在肘关节周围,自上而下,顺肌肉走向平推。再用拇指在肘关节周围或上述穴位处行点掐分筋手法。

4. 针刀　骨折片有分离移位或骨片翻转移位的新鲜骨折,经闭合手法复位失败者适用于针刀治疗。肘后部有开放性损伤和严重的血肿,或骨折时间已超过 2 周以上者不适用于针刀治疗。

患者取仰卧位。在施术部位,用活力碘消毒 2 遍,然后铺无菌洞巾,使治疗点正对洞巾中间。用 1% 利多卡因局部麻醉或臂丛阻滞麻醉。针具选用汉章Ⅱ型 2 号直行针刀。

(1)第 1 支针刀骨折复位,针刀闭合性手术在透视下进行。通过透视确定骨折部位及类型,骨折块的大小,骨折移位方向。用Ⅰ型 2 号针刀,针刀体与尺骨纵轴一致,按针刀四步进针规程,刺入尺骨鹰嘴骨折间隙,自上向下,针刀推顶翻转骨块,同时用拇指摸准翻转骨块,使其翻转还位,再以手法推按使之完全复位。

(2)第 2 支针刀骨折固定,透视下确定骨折复位后,将第 2 支针刀用骨锤锤入尺骨鹰嘴骨折近端骨质后,将第 1 支针刀退至皮下组织。继续锤入第 2 支针刀至骨折远端骨质 2 厘米。然后再调整第 1 支针刀位置,锤入至骨折远端骨质 2 厘米。

(3)用骨科专用钳剪断针刀柄部,弯曲体外针刀体,防止针刀滑入体内。

(4)术后 3~4 周,根据 X 线片所现骨折愈合情况,拔除针刀,并用小夹板将肘关节固定于功能位。

(5)固定日久,肘关节粘连僵硬者按肘关节强直进行针刀松解术。

若肿胀严重,复位前可按摩消肿,便于摸清翻转的骨块。若就诊时间较晚(7~10 日),可先用手法松解粘连,使骨块松动。针刀闭合性手术后第 48~72 小时,在医师辅助下进行肘关节被动屈伸功能锻炼。锻炼完成后再用夹板固定,手术 2~7 日后,每日 1 次;手术 1~2 周后,每日 3 次,并在医师指导下逐渐开始肘关节主动屈伸功能锻炼。3~4 周后去除外固定。骨折块较大,有明显移位者,先抽出血肿内积血。医者站在患肢近端外侧,两手环抱患肢,以两拇指推挤骨折块近端向远侧端靠拢,并将肘关节伸直,使其复位。

5. 中药外敷　取五灵脂、大黄、红花、栀子、白芷、防风、乳香各等分。共研为末,蜂蜜调膏外用。适用于骨折早期,局部肿胀瘀紫者。

(五)其他治疗

1. 温热敷

(1)患者骨折对位后,用热疗袋敷于患侧尺骨鹰嘴骨折处,热疗袋用毛巾隔热后,温度可达 75℃ 左右,以患者耐受为度,待冷却后即可。每日 1 次,10 次 1 个疗程。

(2)取防风、荆芥、川芎、甘草各 3g,当归、黄柏各 6g,苍术、红花各 10g。混合后水煎,熏洗患肢局部,温度以皮肤潮红,患者能耐受为度。每日 1~2 次。

（3）取桃仁 12g，红花 12g，川芎 15g，鸡血藤 12g，木瓜 12g，千年健 10g，白芍 15g，桑枝 18g，川乌 10g，桂枝 10g，艾叶 10g，当归尾 15g，淫羊藿 15g，煅自然铜 15g，骨碎补 12g。上药水煎取汁，在药汁热烫时用蒸气熏洗病变肘关节，药汁接近体温时直接用药汁外洗病变肘关节，每日 1 剂，每日 2 次，每次 30 分钟，5 日为 1 个疗程。1 个疗程结束后休息 2d，继续下一个疗程。可治疗 8 个疗程。

（4）取伸筋草 12g，透骨草 15g，威灵仙 15g，鸡血藤 15g，桂枝 10g，羌活 15g，通草 10g，乳香 10g，没药 10g。上药置于盆中，加水 1500ml，煎沸后，将患肢架于盆上，以毛巾覆盖，熏蒸 20min。待药液渐温后，将患肘放入盆中泡洗 30 分钟，边洗边轻微做肘关节主动屈伸锻炼。每日熏洗 2 次，每日 1 剂，10 日为 1 个疗程。

（5）取透骨草、延胡索、当归尾、威灵仙、川牛膝、羌活、赤芍、五加皮、丹参、郁金、川芎、续断、桃仁、红花各 15g。加水煮沸 20 分钟后，取药液放入熏箱内，将患肘置于熏箱上，以浴巾或小被单覆盖，熏蒸约 15 分钟，待药液温度降至 35℃左右后，再用药液浸洗患肘 30 分钟，每日 2 次。

（6）取苏木 10g，当归 10g，三棱 10g，花椒 10g，鸡血藤 15g，伸筋草 15g，透骨草 15g，海桐皮 15g，桑寄生 15g，续断 15g，天仙藤 15g，姜黄 12g，桑枝 15g。上药加水 1500ml，煮沸 20～40 分钟后过滤去渣，先以蒸气熏洗患处至皮肤发红，微汗，稍凉后用毛巾蘸药反复擦洗，待温度降至 30～40℃时停止，然后擦干患处，自行按摩活动关节数分钟，每日 3～4 次。

（7）取黄芪 30g，桑枝 30g，鸡血藤 20g，红花 15g，当归 15g，丹参 15g，姜黄 12g，独活 12g，海桐皮 10g，血竭 3g，三七 6g，炙甘草 6g。以水煎浓缩至 400ml，每日外洗患侧肘关节 1 次，每次 30 分钟，每日 1 剂。连续治疗 2 周。

2. 康复锻炼　3 周以内只做手指、腕关节屈伸活动，禁止肘关节屈伸活动，第 4 周以后逐步做肘关节主动屈伸锻炼。此外，可配合进行肩关节练功活动。

八、预防与调护

1. 复位固定后,抬高患肢,以利于肿胀消退,应经常检查夹板固定,及时调整,定期做 X 线复查,如发现骨折再移位,应及时纠正。

2. 3 周以内禁止肘关节的屈伸活动,第 4 周以后严禁暴力被动屈肘。

第九节　尺骨干骨折

尺骨干骨折亦称臂骨骨折、正骨骨折和地骨骨折,在临床上较少见(图 2-15)。多发生于尺骨中、下 1/3 交界处,该段血液供应较差,骨折后愈合缓慢。尺骨干骨折多见于外力突然袭击,患者举手遮挡头面部时被棍棒直接打击所致。此骨折线多呈横形或带有三角形骨块。尺骨干单骨折极少见,因有桡骨支撑,加之附着肌群较少,因而移位程度亦多轻微,除非合并下尺桡关节脱位。尺骨干骨折可以被分为 3 组:①无移位;②移位(>5 毫米);

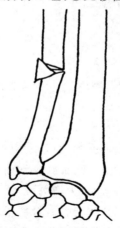

图 2-15　尺骨干骨折

③孟氏骨折(下一节专门介绍)。

一、解剖特点

桡骨位于前臂外侧部,分一体两端。上端膨大称桡骨头,其关节凹与肱骨小头凸面形成关节,与肱尺关节一起完成屈伸活动。桡骨头的尺侧与尺骨鹰嘴半月切迹形成上尺桡关节,有环状韧带包绕,与下尺桡关节一同完成前臂旋转活动。桡骨头及颈部位于肘关节囊内,没有韧带、肌腱附着,故稳定性较差。桡骨颈的内下侧有突起的桡骨粗隆,是肱二头肌的止点。桡骨体呈二棱柱形,内侧缘为薄锐的骨间膜,与尺骨的骨间膜相对。外侧面中点的粗糙面为旋前圆肌粗隆。下端前凹后凸,外侧向下突出,称桡骨茎突。桡骨的远端膨大,这个部位是松质骨与密质骨的交界处,为解剖薄弱处,一旦遭受外力,容易骨折。桡骨远端关节面呈由背侧向掌侧、由桡侧向尺侧的凹面,分别形成掌侧角(10°~15°)和尺侧角(20°~25°),与尺骨小头一起,与近侧列腕骨形成桡腕关节。桡尺骨下端又相互构成下尺桡关节。尺桡骨之间由坚韧的骨间膜相连。前臂处于中立位时,骨间膜最紧张,处于旋转位时较松弛。

二、骨折分类与类型

单纯性尺骨干骨折有无移位和有移位之分。

三、病因

尺骨干骨折多由直接暴力、传达暴力和扭转暴力所致。此处血管、肌肉较多,有屈肌群、伸肌群、旋前肌和旋后肌等。骨折后损伤血管和软组织,筋膜间压力增高,静脉和淋巴回流受到影响,患肢软组织发生肿胀;另一方面,骨折后机体出现炎性反应,前列腺素、白细胞介素等炎性递质的释放及中性粒细胞、单核细胞等炎性细胞浸润,对微循环产生影响,细胞通透性增加,组织间液体增多,加速了肿胀的发生速度和严重程度;伤后肢体功能受限,为维持骨折端的稳定,避免骨折再次意外,骨折复位后患者需长期固定。但长时间保持单一姿势可导致血流速度缓慢,血管内静脉压力升高,血管通透性增加,甚至会出现细胞水肿,加重了肿胀程度。

四、诊断

根据外伤史,局部血肿、触痛、骨擦音及异常活动,X 线检查清晰地显示骨折可确诊本病。

(一)症状与体征

尺骨全长处于皮下,位置浅在。尺骨干骨折后,局部出现瘀血、肿胀、疼痛,部分患者可有轻度向背侧成角畸形。局部压痛明显且有纵向叩击痛。前臂旋转时,疼痛加剧,可触及骨折断端、异常活动及骨擦音。完全骨折时,前臂旋转功能障碍,不完全骨折时,尚有部分旋转功能。

(二)辅助检查

常规 X 线摄片包括肘关节、腕关节的前臂正侧位片,即可明确诊断。

(三)鉴别诊断

尺骨干上 1/3 骨折应与孟氏骨折相鉴别,下 1/3 骨折应排除下尺桡关节脱位。

五、西医治疗

1. 尺骨的横形、短斜形及某些蝶形骨折具有一定的稳定性,可以闭合复位,并用小夹板或石膏托固定(中立位),定期复查骨折位置,及时矫正固定,约需 8 周的时间。

2. 无移位或轻度移位(<5 毫米)的尺骨干骨折通常采用长臂夹板固定,推荐对骨折进行骨科专业治疗。尺骨远端 2/3 无移位的骨折可以单纯行固定制动治疗,传统方式推荐采用屈肘

90°前臂中立位管型石膏外固定,但现在认为不必要过度限制。有学者推荐采用夹板或管型石膏固定 1 周后,更换为预制的功能性支具保护,与长臂石膏管型相比,功能性支具可以使患者更早地回到工作岗位,并获得较好的腕关节功能。尺骨近 1/3 骨折由于周围有较多的软组织包裹,采用管型石膏固定受到限制。对于整复失败者可选择切开复位钢板内固定或髓内针固定手术治疗。

3. 移位骨折(≥5 毫米)可采用长臂夹板外固定,大多数的骨科医师倾向于切开复位内固定来处理此类骨折,尤其高能量损伤所致的骨折。老年低能量损伤所致的骨折,可以采用功能性支具治疗。尸体解剖研究证实,尺骨骨折移位超过其宽度的 50％,即可导致骨间膜撕裂。尺骨近 1/3 骨折移位,较易损伤桡骨小头周围的韧带结构。

六、中医治疗

(一)汤剂疗法

1. 骨折初期　治宜活血化瘀,消肿止痛。方用新伤续断汤或复元活血汤、和营止痛汤、活血止痛汤等,肿胀严重者重用三七、泽兰、木通。

2. 骨折中期　治宜和营生新,接骨续筋。方用新伤续断汤、接骨续筋汤、桃红四物汤等。

3. 骨折后期　治宜养气血,补肝肾,强壮筋骨。方用壮筋养血汤、生血补髓汤、补肾壮筋汤、健步虎潜丸、肢伤三方、仙灵骨葆胶囊等。如果骨折迟缓愈合者,宜重用补肝肾、壮筋骨药物以促进骨折愈合。

(二)正骨疗法

无移位的骨折可单纯用夹板或石膏固定,有移位的骨折必须进行手法整复。由于一般骨折移位不大,尺骨全段位于皮下,整复并不困难。由于尺骨的旋转畸形或成角畸形对前臂的旋转运动的影响,远大于桡骨的相应畸形对前臂的旋转运动的影响,所以尺骨干骨折的旋转畸形和成角畸形必须矫正。一般尺骨干骨折成角畸形不得＞10°,旋转畸形不得＞10°,否则不能接受。

1. **手法复位**　患者仰卧或坐位,肩外展,肘关节屈曲 90°。一助手握持上臂下段,另一助手一手握持患肢拇指及大鱼际部,另一手握持其余四指,两助手行拔伸牵引。尺骨上 1/3 及中 1/3 骨折,前臂置中立位牵引,以矫正重叠及旋转移位。若骨折向背侧成角者,在助手牵引下,医者两手拇指按于成角突起处,向掌侧按压,两手其余四指握凹侧两端同时向背侧扳提,以矫正成角畸形;若骨折有侧方移位时,医者在夹挤分骨下,一手捏住骨折近端,另一手捏骨折远端,用提按手法矫正前后移位,用推挤手法矫正内外侧方移位。尺骨下 1/3 骨折,医者在夹挤分骨时,将尺骨骨折远端向尺侧、背侧提位,以矫正尺骨远端向桡侧和掌侧移位。若尺骨下 1/3 骨折伴有下桡尺关节脱位,可在牵引下医者用手掌分别在尺桡骨的下端向中心相对扣挤,使下桡尺关节的脱位得到整复。

2. **固定**　尺骨骨折复位后,在维持牵引下进行固定。骨折有前后移位者,分别在掌背侧各置一平压垫;有内、外侧移位者,可在前臂掌、背侧骨间隙处各放置一分骨垫;有成角移位者,可用三点加压法放置压垫,防止骨折再移位。然后放置 4 块夹板,用布带缚扎。尺骨下 1/3 骨折者尺侧夹板须超腕关节,将腕部固定于桡偏位,前臂固定于旋前位。尺骨上 1/3 及中 1/3 骨折,将前臂固定于中立位,固定时间 4～6 周。固定后即鼓励患者做手指屈伸、握拳活动。中期逐渐行肩、肘关节活动。后期拆除夹板固定后,开始前臂旋转活动。

(三)经穴按摩

方法 1

取穴:大陵、青灵、液门、消泺。

治法:尺骨干骨折经复位和固定,可采用揉、捏手法推拿上述穴位,手法宜轻,鼓励患者做手指伸屈握拳活动和患肢屈肘活动。适用于骨折早期。

方法 2

取穴:大陵、青灵、液门、消泺。

手法:用揉、捏手法推上述穴位,手法稍重,并可捏肩髃、臂臑穴,同时逐渐进行肩、肘关节活动,但动作要轻柔。适用于骨折中期。

方法 3

取穴:大陵、青灵、液门、消泺。

手法:解除夹板固定后,用推、揉、捏的手法从肩关节到手推拿按摩,手法要用力,并嘱患者开始前臂旋转活动。适用于骨折后期。

(四)其他治疗

1. 温热敷　取骨碎补、伸筋草、路路通、红花、川芎、没药、赤芍、鸡血藤各 60g。混合后加入适量水煎沸 30 分钟后,熏蒸患肢,待温度适宜后,再以之搽洗患肢,每次 1～2 次即可。

2. 康复锻炼

(1)骨折复位固定后,即鼓励患者行手指屈伸、握拳活动及上肢肌肉舒缩活动,握拳时要尽量用力,以促进气血循行,使肿胀消退。中期开始行肩关节、肘关节活动,如小云手等,活动范围可以逐渐增大,但不宜做前臂旋转活动。行小云手时,患侧下肢向前跨半步,前臂中立位,健手托患腕。送患肢斜向健侧的前外方伸出,此时患侧膝伸直,健侧膝屈曲,然后前臂由健侧转向患侧,患侧膝由伸变屈,健侧膝由屈变伸,两臂亦由伸变屈,回至胸前。如此反复练习,逐渐增大肩、肘关节的活动范围。后期去除夹板固定后,可行前臂旋转活动,以恢复前臂旋转活动功能。

(2)行内固定医者,术后第 2 天即行手指屈伸、握拳活动,经过 2 周后行腕关节活动,3～4 周后行肘、肩关节活动。骨折达临床愈合后,逐渐增大肩、肘、腕的活动范围,以及行前臂的旋转活动。

（3）前臂的旋转活动须在 X 线照片显示尺骨骨折线模糊并有连续性骨痂生长，才开始锻炼。

七、预防与调护

1. 复位固定后，及时调整夹板松紧度，定期 X 线片检查，观察有无骨折端成角或重新移位。

2. 鼓励患者做适当的活动。

第十节　孟氏骨折

孟氏骨折是指尺骨中上 1/3 骨折伴桡骨头脱位，此骨折属于一种联合损伤，多由于直接暴力作用所致。当外力致桡骨小头严重移位时，可造成桡神经损伤。孟氏骨折多发生于小儿及青壮年，直接或间接暴力皆可引起。1914 年，意大利外科医师 Monteggia 最早报道了这种类型骨折，故称孟氏骨折（Monteggia 骨折）。

一、解剖特点

孟氏骨折脱位后，不论桡骨头脱向何方，均有可能直接压迫或牵拉桡神经深支，造成骨间背侧神经在 Frohse 弓处压迫，桡骨小头脱位时，旋后肌变形，使 Frohse 弓紧张压迫该神经。当前臂旋前时，畸形加大又增加了神经的张力牵拉该神经，而造成损伤。外伤时直接暴力可以损伤此神经，伤后瘢痕粘连和长期摩擦也可造成深支麻痹。此种神经损伤多为不完全性损伤，早期只有神经外膜水肿和纤维变性，轴索一般无变化，但随时间的延长，可发生轴索变化。

桡神经起于臂丛的后束，在上臂绕肱骨沿桡神经沟在肱骨外上髁上方 10 厘米处穿出外侧肌间隔转到上臂远端外前方，进入肱桡肌与肱肌之间,在髁上线的近端发生分支,至肱桡肌及桡侧腕短长伸肌。在肱骨外上髁平面或稍下方分出深浅二支,深支与关节囊相贴经桡骨颈的前外侧进入旋后肌浅头形成的 Frohse 腱弓下,旋后肌浅头起于肱骨外上髁头,纤维向下 1 厘米,呈半月形止于外上髁内侧面,桡神经深支进入 Frohse 腱弓后,再进入旋后肌深浅二层之间,由肘关节平面下方 8 厘米处出该肌,呈马尾状分枝,支配诸伸肌。

桡神经深支麻痹表现为:①患者拇指伸或拇外展肌肌力减弱或消失;在被动伸腕条件下不能伸直掌指关节的最后 45°;②腕主动背伸时向桡侧倾斜;③相当于 Frohse 弓处(肘关节前外侧)有压痛,在前臂桡侧腕长短伸肌和指总伸肌之间有压痛。

二、骨折分类与类型

孟氏骨折是指尺骨干近端 1/3 骨折合并桡骨小头脱位,桡骨小头脱位也可发生于单纯环状韧带断裂时。孟氏骨折被分为以下四种类型(图 2-16)。

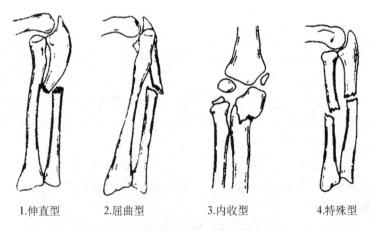

1.伸直型　　2.屈曲型　　3.内收型　　4.特殊型

图 2-16　孟氏骨折的分类

1. **伸直型**　尺骨干骨折合并桡骨小头向前脱位,尺骨近端骨折向前成角,占孟氏骨折的 60％,多发生儿童。肘关节伸直或过伸位跌倒,前臂旋后掌心触地。作用力顺肱骨传向下前方,先造成尺骨斜形骨折,残余暴力转移于桡骨上端,迫使桡骨头冲破,滑出环状韧带,向前外方脱位。骨折断端向掌侧及桡侧成角。成人直接暴力打击造成骨折,骨折为横断或粉碎性。伸直型是临床上最常见的孟氏损伤类型,治疗相对简单,但治疗失误也很常见。最常见的情况是不能复位桡骨头,造成陈旧的桡骨头脱位,尽管部分患者晚期肘关节活动正常,但大多数患者遗留活动度减少、局部疼痛、力量减弱等症状,处理非常棘手,治疗不当甚至会造成关节僵硬、关节不稳定等严重并发症。如治疗得当,桡骨头良好复位,大多数患者术后功能良好。对孟氏骨折造成的陈旧桡骨头脱位,如患者临床症状不严重,不建议手术处理。

2. **屈曲型**　尺骨干骨折合并桡骨小头向后或侧后方脱位,占孟氏骨折的 15％,多见于成人。肘关节微屈曲,前臂旋前位掌心触地,作用力先造成尺骨较高平面横形或短斜形骨折,桡骨头向后外方脱位,骨折断端向背侧,桡侧成角。根据尺骨骨折部位可将屈曲型分为 4 个亚型。①A 型:尺骨鹰嘴及冠状突骨折;②B 型:尺骨干骺端与骨干移行区的骨折;③C 型:尺骨干骨折;④D 型:尺骨干骺端波及骨干的骨折。屈曲型孟氏损伤中的 A、B 型损伤是肘关节复杂骨折脱位,即肘关节不稳定骨折的一大类,是目前创伤骨科探讨的热点之一。因该类损伤涉及尺骨鹰嘴滑车切迹,特别是冠状突骨折,且常常合并粉碎的桡骨头骨折,其治疗难度大,临床治疗效果不佳。但治疗方法并无争议,对该损伤不能采用非手术治疗,否则功能很差。手术需重建尺骨近端的骨性结构,特别是冠状突骨折要得到良好的、稳定的固定,有时需要应用接骨板附加张力带固定才能获得稳定,在粉碎严重者,冠状突骨折需附加微型接骨板固定。对桡骨头骨折,通常不能行切除,否则会出现关节不稳定,甚至脱位,如不能对粉碎的桡骨头行牢固的固定,需一期行金属桡骨头置换手术。在这类复杂损伤中,桡骨头骨折块超过 3 块即通常需要置换。

3. 内收型　尺骨干骺端骨折合并桡骨小头向外侧或前外侧脱位,占孟氏骨折的 20%。此型为肘内侧遭受直接暴力所致,多发生于幼儿。肘关节伸直、前臂旋前位,上肢略内收位向前跌倒,暴力自肘内方推向外方,造成尺骨喙突处横断或纵行劈裂骨折,移位较少,而桡骨头向外侧脱位。内收型孟氏骨折常被称为儿童孟氏损伤,是指该种损伤常发生在儿童,但在儿童孟氏损伤中,伸直型占 70%,内收型占 23%,成人内收型孟氏损伤罕见,且临床上常将伸直型或屈曲型中的 C 型损伤诊断为内收型孟氏损伤。内收型孟氏损伤的尺骨骨折发生在干骺端而不是骨干,虽然从 X线片中仅看到桡骨头向外侧脱位,既不向前也不向后脱位,但根据尺骨骨折后方的蝶形骨片判断骨折原始向前成角,且伸直型孟氏损伤又是最常见的类型,诊断为伸直型孟氏损伤较合理。临床上很难见到典型的成人内收型孟氏损伤。

4. 特殊型　仅占全部孟氏骨折的 5%,是尺桡骨双骨折合并桡骨头前脱位,其治疗上并无特殊之处,但由于两处骨折均需复位,如一处复位不佳,可导致桡骨头不能复位,甚至造成下尺桡脱位,二期治疗极其困难。在手术过程中,将尺桡骨骨折端同时显露,通常先复位固定尺骨,复位固定桡骨前,先复位桡骨头,再固定桡骨。在整个操作过程中,应随时检查并确认桡骨头已复位。复位骨折时,应恢复尺骨及桡骨的正常弧度,透视确认上下尺桡关节均复位。对固定失败病例的二期处理,为获得肘关节及前臂的活动范围,通常需要行桡骨头切除,重新复位固定尺桡骨骨折。

三、病因

孟氏骨折多为间接暴力致伤。凡尺骨上端骨折,X 线片上没见到桡骨头脱位,在治疗时应按此种骨折处理。因为桡骨头脱位可自行还纳,如忽略对桡骨头固定,可自行发生再移位。

四、诊断

(一)症状与体征

1. 尺骨全长处于皮下,位置浅在。尺骨干骨折后,局部出现瘀血、肿胀、疼痛,部分患者可有轻度向背侧成角畸形。局部压痛明显且有纵向叩击痛。前臂旋转时,疼痛加剧,可触及骨折断端、异常活动及骨擦音。完全骨折时,前臂旋转功能障碍,不完全骨折时,尚有部分旋转功能。根据患者有明显外伤史,患肢疼痛,活动受限,局限性压痛。

2. 临床检查中要注意桡骨头的位置及肘部的肿胀、压痛,以免遗漏桡骨头脱位。裂纹骨折时常发生漏诊,由于此类型骨折无畸形,无骨摩擦音,仅有局部的肿胀和压痛。

3. 患者外伤后肘部及前臂肿胀,移位明显者可见尺骨成角或凹陷畸形。肘关节前外或后外方可摸到脱出的桡骨头。前臂旋转受限。肿胀严重摸不清者,局部压痛明显。

(二)辅助检查

X 线片可确定骨折部位及移位情况。X 线摄片显示在尺骨 1/3 交界处(图 2-17),横形或短斜形骨折多无严重粉碎。如尺骨骨折移位明显,桡骨小头将完全脱位。在前后位 X 线摄片、尺侧位片可见桡骨头脱位。

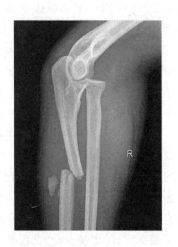

图 2-17　孟氏骨折的 X 线检查
尺骨骨折伴有桡骨小头脱位。

(三)鉴别诊断

孟氏骨折可以通过前臂旋前、旋后时疼痛的程度与其他类型的尺骨骨折区分。

盖氏骨折系指桡骨干中下 1/3 骨折合并下尺桡关节脱位者,依据

X线检查即可鉴别。

五、并发症

1. **桡神经深支损伤**　桡神经于肱桡关节前方分为深、浅两支。深支随桡侧返动脉一同进入旋后肌深浅两层之间。旋后肌浅层边缘腱膜增厚呈半环形，称 Frohse 腱弓。在该处神经位置相对固定且腱弓坚韧，易对神经造成压迫，桡骨头前外侧脱位时尤易发生。另外，较强的暴力使桡骨头前外侧脱位时，桡骨头回弹，桡神经和环状韧带嵌于桡骨头与桡骨切迹之间，阻挡桡骨头复位。桡神经深支损伤表现为拇指伸直外展无力，2～5 指掌指关节不能完全伸直。而肱桡肌、桡侧腕长伸肌、短伸肌肌力正常，且少见合并感觉障碍。急性期发现桡神经深支损伤，仍可试行轻柔手法复位。如复位顺利可观察 3 个月，如受累肌肉有恢复迹象可继续观察，待其自愈。若 3 个月以上无恢复迹象，当手术探查。

2. **桡骨头再脱位**　治疗过程中桡骨头再脱位，多见于石膏固定后 2～3 周。主要原因多为尺骨畸形矫正不充分，残余成角或短缩重叠。其次为固定时肘关节屈曲不够或前臂未旋后。故治疗中要注意整复效果和固定体位并注意复查。及时发现后，仍可试行复位，重新固定并适当延长固定时间。如重新整复失败，则不必强行整复，可待尺骨愈合后，及时拆除石膏锻炼关节功能，待功能恢复后，按陈旧性骨折脱位行手术治疗。

3. **尺骨成角畸形复发**　多见于尺骨青枝骨折和不全骨折。整复不够充分，固定过程中组织弹性使畸形复发。一旦成角复发，有可能导致桡骨头再脱位或影响前臂旋转功能，故整复时要充分折顶方可完全矫正成角畸形，甚至应适度矫枉过正。石膏固定时注意石膏与肢体贴附并按三点固定原则仔细塑形。复查中，一旦肢体肿胀消退，应及时更换石膏，发现畸形复发要争取重新矫正。

4. **尺桡骨交叉融合**　多见于切开复位的病例，发生率虽低但预后不良，重在预防。手术中尽量按解剖层次锐性分离，减少手术创伤。避免尺桡骨近端同时截骨或大范围粗暴剥离骨膜。一旦发现交叉融合,不应急于再手术切除骨桥,而应待其成熟、塑形稳定后,故至少应观察半年以上再行骨桥切除,并软组织包裹骨面。早期理疗,练习旋转活动。

六、西医治疗

绝大多数的孟氏骨折均可通过手法复位,局部石膏及夹板外固定的方法来治疗。但桡骨头脱位后,环状韧带可以完整或破裂,但有的连同肱桡关节束嵌入肱桡关节中或嵌入桡骨头和尺骨桡切迹之间,从而妨碍桡骨头的复位。此类骨折脱位如治疗不当,由于环状韧带撕裂,血肿机化粘连影响前臂的旋转功能。另外尺骨骨折也可以发生骨不愈合或畸形愈合,从而影响前臂功能。其治疗原则:①新鲜的孟氏骨折,施行手法复位,局部石膏及夹板外固定治疗,绝大多数患者均可获得满意的治疗效果;②桡骨头闭合复位,尺骨骨折行髓内针或接骨板内固定;③桡骨头切开复位,环状韧带修补或重建,尺骨骨折行髓内针或加压接骨板内固定;④如环状韧带嵌入而阻碍桡骨头的复位,即使是儿童,也应切开复位,同时行环状韧带的修复、重建、尺骨骨折内固定。

(一)非手术治疗

对孟氏骨折的非手术治疗主要是采用手法复位,局部小夹板外固定。手法复位时,应根据不同的损伤类型,采用不同的手法操作来复位。开放复位内固定者,术前 30 分钟预防性应用抗菌药物,术后一般不超过 3 日。

1. 伸直型(Ⅰ型)骨折手法复位　采用臂丛神经根阻滞麻醉,患者平卧位,肩外展,肘关节屈曲 90°,前臂中立位,纵向对抗牵引,以矫正重叠畸形。在对抗牵引下,医者以两手拇指分别置于尺骨骨折向掌侧凸出成角处及桡骨头脱位处,同时向其各自的相反方向压迫。尺骨骨折多向掌侧和桡侧成角畸形,医者的拇指置于凸出处而压向背侧及尺侧,拇指和示指捏住尺骨使之与桡骨分开;另一手拇指则将向前向外脱位的桡骨头压迫向内使之紧靠尺骨部尺桡关节,有时可听到桡骨小头复位声或有复位感。若尺骨骨折未能复位,可将肘关节屈曲约<90°,在维持桡骨头复位的情况下将尺骨骨折肘屈即可复位。

2. 屈曲型(Ⅱ型)骨折手法复位　臂丛神经根阻滞麻醉,患者平卧位,两助手分别握着上臂和手腕,肘关节伸直120°～130°牵引,医者一手握前臂远端而拇指压迫尺骨向背侧成角畸形处,另一手的拇指则压迫后脱出的桡骨头,同时向掌侧用力而使尺骨骨折和脱出的桡骨头复位。

3. 内收型(Ⅲ型)骨折手法复位　因此型多发生于年龄较幼者,如成人仍采用臂丛麻醉,若为幼儿则可采用氯胺酮分离麻醉。肘关节伸直,前臂旋后,两助手各持上臂和腕部对抗牵引。医者一手拇指及示指捏住桡骨头向尺侧和稍向背侧挤压,同时另一手捏住尺骨上端骨折处用分骨手法将尺骨成角处拉向尺侧,然后令助手立即外展前臂,桡骨头得以复位,同时利用桡骨上段杠杆的力量,使尺骨向桡侧成角移位得到矫正。固定时采用肘屈曲位固定。

4. 特殊型Ⅳ型骨折手法复位　牵引后复位方法基本同伸直型骨折手法复位,但对尺桡骨双骨折的复位则按双骨折手法复位方法来完成。

5. 孟氏骨折的外固定　其骨折经手法复位,常采用夹板或上肢石膏外固定,但多数学者主张使用上肢管型石膏外固定。在行石膏外固定时应注意在石膏凝固前,医者应以一手鱼际按压桡骨头和尺骨成角部,另一手鱼际在对侧加压以对抗,再慢慢放松牵引至石膏定型。然后将管型石膏割开,再以绷带包扎。待肿胀消退后,应及时更换石膏至骨愈合。石膏固定期间应加强对未固定关节的功能锻炼。

(二)手术治疗

手术治疗的目的是重建肱桡关节,恢复肘关节稳定,避免发育性畸形。手术内容包括桡骨头切开复位、矫正尺骨畸形并平衡尺桡骨长度和恢复环状韧带结构。

1. **尺骨斜形截骨术**　采用肘部 Boyd 切口显露肱桡关节后,在尺骨畸形最明显处斜形截断尺骨,截骨面与尺骨纵轴的夹角以不大于 45°为宜,以保证截骨远近端有足够的接触。截骨后自鹰嘴穿入三棱针或自截骨端逆行穿入三棱针固定截骨远近端,然后在截骨端矫正成角畸形,折弯的三棱针起到髓内固定保持矫正后角度的作用。

2. **尺骨撑开截骨术**　在成角畸形最明显处剥离骨膜时保留凸侧骨膜,截断凹侧骨皮质保持凸侧皮质的连续。撑开凹侧矫正成角,取邻近部位的骨皮质植于截骨处撑开后形成的楔形缺损。此方法的优点是矫正成角时可增加一定长度,操作简便。缺点是年长儿骨皮质韧性降低或截骨处位于尺骨下的管状骨水平,撑开过程中可能折断保留的骨皮质使不全截骨变成完全截骨,从而失去稳定性且所获得的长度很有限。

3. **"Z"形截骨延长术**　显露尺骨后行"Z"形截骨,滑动延长后以螺钉固定侧方相互接触的截骨端。此法的缺点是不易矫正成角畸形,目前已较少采用。

4. **外固定尺骨延长术**　利用 Ilizarov 外固定架或其他类似的外固定器行尺骨截骨逐渐延长,待尺骨长度恢复后,二期行桡骨头切开复位,重建肱桡和上尺桡关节。此法适用于病程较长,桡骨头上移超过 1 厘米的病例。

5. **桡骨短缩术**　显露桡骨上段于桡骨结节下截除所需长度,以钢板、螺钉固定截骨端。此法使手术损伤扩大,增加了尺、桡骨交叉融合的危险。

稳定桡骨头的另一重要因素是修复环状韧带。病程在 2 个月以内者,可直接修复环状韧带。病程在 2 个月以上者,已失去了修复环状韧带的机会,行环状韧带重建或成形术。

术后应以长臂石膏后托固定前臂于屈肘＞90°位,前臂旋转位置则应视术中的稳定情况而定。石膏固定时间为 6～8 周。拆除石膏后练习肘关节活动,初时以主动屈伸动作为主,待有一定改善后增加主动旋转训练。

七、中医治疗

(一)汤剂疗法

1. **初期** 治宜活血化瘀,消肿止痛。方用桑枝红花甘草汤:桑枝 20g,当归尾 15g,牡丹皮、赤芍、泽兰、桃仁各 10g,红花、乳香、甘草各 5g。水煎分 2 次服,每日 1 剂。气虚者,加黄芪 15g;血瘀重者,加三棱、莪术各 10g。

2. **中期** 瘀血肿胀虽消而未尽,骨折未连接,治宜和营生新,接骨续筋。方用接骨续筋汤:当归、续断各 10g,土鳖虫、乳香各 5g,天花粉、骨碎补各 15g,桑寄生、五爪龙各 30g,防风 20g。湿重加苍术 10g。水煎分 2 次服,每日 1 剂。热重者,加金银花 12g。

3. **后期** 治宜养气血,补肝肾,壮筋骨。方用筋骨痛消丸,可配合推拿按摩。

(二)中成药疗法

1. **伤科接骨片** 口服,成人每次 4 片;10－14 岁儿童,每次 3 片,每日 3 次,以温开水或黄酒送服。

2. **三七跌打丸** 黄酒或温开水送服,每次 12g,每日 2 次。

3. **伤科敷药散** 外用适量,调水热敷或冷敷患处。

(三)正骨疗法

复位时应遵循先整复桡骨头脱位,再整复尺骨骨折的原则。若尺骨为稳定性骨折,或尺骨为斜形或螺旋形骨折有背向移位时,则先整复尺骨骨折。复位的手法依患者骨折类型的不同而有不同。

1. **手法复位**

(1)伸直型:患者正坐或平卧位,在肩丛神经麻醉下,肩外展 70°~90°,肘伸直,两助手分别握持患者上臂下段与手腕部,行对抗拔伸牵引,以矫正重叠移位。医者将两拇指置于桡骨头的外侧和前侧,向内侧和后侧按揉,即将桡骨头向尺侧和背侧推挤,同时肘关节屈曲至 90°,有滑动感或是听到入臼声时,即是桡骨头复位完成,同时嘱咐在近端牵引的助手以拇指固定桡骨头以维持复位。医者则用两手拇示指紧捏尺骨骨折断端,先捏挤分骨,向掌侧徐徐加大成角,然后向背侧提拉。助手则在牵引下来回小幅度旋转前臂,并逐渐屈曲肘关节,使尺骨骨折断端复位。侧方移位则可利用推挤手法达到矫正目的。对于尺骨远端向桡侧移位或成角较大,重叠较多的锯齿状骨折,牵引远端的助手应将患者的手腕向桡侧偏,以使尺骨远侧断端向尺侧翘起,医者则在捏住尺骨向上提拉的同时轻摇骨折断端,使之相互嵌合而复位。

(2)屈曲型:患者平卧,肩外展 70°～90°,肘伸直,前臂旋前。两助手做顺势拔伸牵引。医者两拇指在桡骨头外侧和背侧按住桡骨头,并将其向内侧和掌侧推挤。嘱助手将肘关节徐徐伸直至180°,听到桡骨头的滑动声时,即是桡骨间的复位完成。在对抗牵引的情况下,医者在尺骨两断端做捏挤分骨,然后向背侧提拉,使尺骨复位。若合并有桡侧移位,则医者两拇指置于尺骨骨折向背侧成角突起部,向掌侧按捺以矫正成角畸形。

(3)内收型:患者坐位或平卧位,肩外展、肘伸直、前臂旋后。在助手拔伸牵引下,医者将拇指放在桡骨头外侧,向内侧推挤,以使桡骨头复位。在持续牵引下,令患者肘关节外展,医者则用手捏住尺骨骨折断端,向尺侧提拉分骨,向背侧逐渐加大成角,以矫正桡侧成角畸形。对于小儿,则医者在骤然用力拔伸牵引时,以手握拳,将肘关节的桡侧捶击向桡侧脱位的桡骨头即可。

(4)特殊型:先复位桡骨头,复位后,再按尺桡骨双骨折处理,应用牵引、分骨、反折、按捺等手法,使之复位。

复位后,在维持牵引下,夹板固定,在骨折掌侧(伸直型)或背侧(屈曲型)加垫,在桡骨头前外侧(伸直型、内收型)或后侧(屈曲型)放置葫芦垫,在尺骨内侧上下端各放置一平垫。或石膏固定。

2. **手法复位闭合穿针石膏托外固定** 适用于新鲜孟氏骨折,手法复位后不稳定者。采用臂丛神经阻滞麻醉或全麻。患者仰卧于 C 形臂 X 线透视床上,术区常规消毒、铺巾,高位骨折者从尺骨鹰嘴后侧中点处用尖刀将皮肤点状切开,将合适的克氏针于此处钻入尺骨近折端髓腔,至折端时暂停。行手法复位,保持对位,继续将克氏针钻入远折端足够长度,剪短并折弯皮外针尾。尺骨上 1/3 骨折,顺行穿针有困难时,也可采用逆行穿针法。医者一手将近折端提于背侧皮下,另一手将一长度和直径合适的克氏针距近折端 1 厘米外经皮直接刺入,斜形进入近折端髓腔,用力推进至针尖顶住皮质后,屈肘 90°～120°,用骨锤将克氏针从鹰嘴后方击出皮外。由助手用钻将克氏针从鹰嘴向外退拔,至针尾与近折端平为止。此时上下对抗牵引,前述方法整复对位,待 X 线透视骨折解剖复位后,医者保持对位,助手将克氏针钻入远折端足够长度,剪短克氏针尾并折弯皮外部分,再次消毒针眼,无菌纱布包扎。用前后石膏托屈肘 90°～120°外固定,4～6 周骨折愈合后解除石膏行功能锻炼。

(四)康复锻炼

功能锻炼于复位固定后即可开始。初期可练习上臂和前臂肌肉舒缩活动,用力握拳,充分屈伸手指的动作。2 周后局部肿胀消退,开始进行练习肩、肘、腕诸关节活动,频率和范围逐渐增加。但禁忌做前臂旋转活动。4 周后练习前臂旋转及用手推墙动作,使两骨折端之间产生纵轴挤压力。可利用器械做旋转活动练习,使患者屈肘 90°,手拿火炬棒做前臂的旋前及旋后练习。屈肘 90°用前臂旋转器练习前臂旋前及旋后活动。7～9 周后,如 K 线显示骨折已临床愈合,即可拆除外固定,充分锻炼各关节功能。

八、预防与调护

1. 复位固定后,应注意患肢血供及桡神经损伤情况。患肢抬高,及时调整夹板松紧度及压垫位置是否移动,随时调整。并定期 X 线检查,密切注意尺骨骨折向桡侧成角的倾向及桡骨头有无再脱位,发现移位者立即纠正。

2. 初期做手指、腕关节、肩关节的屈伸活动及上肢肌肉的舒缩活动。

3. 中期做肩、肘关节的伸屈活动,活动范围逐渐增大。

4. 解除固定后做前臂的旋转活动。

第十一节　桡尺骨干双骨折

桡尺骨干双骨折在前臂骨折中居第二位,仅次于桡骨远端骨折,可发生侧方移位、重叠、旋转、成角畸形,治疗较为复杂。不同形式的暴力所致骨折的类型亦不同,直接暴力多见于打击或机器伤,骨折为横形或粉碎性,骨折线在同一平面。间接暴力多见于跌倒时手掌着地,暴力向上传导致桡骨中或上 1/3 骨折,残余暴力通过骨间膜斜向下传导至尺骨,造成尺骨骨折,故尺骨骨折线较桡骨骨折线低。桡骨骨折多为横形或锯齿状,尺骨多为短斜形。扭转暴力多见于跌倒时身体向一侧倾斜,前臂同时受到纵向传导和旋转扭力的作用,发生尺桡骨螺旋形双骨折。骨折线方向一致,多有尺骨内上斜向桡骨外下(图 2-18)。

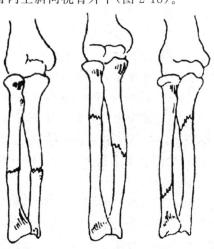

图 2-18　桡尺骨干双骨折

一、解剖特点

人体前臂由尺、桡骨并列组成,尺骨位于内侧,桡骨位于外侧。正常的前臂是以尺骨为轴心,其尺骨上端大而下端小,是构成肘关节的重要组成部分,桡骨则相反,上端小而下端大,为构成腕关节的主要组成部分。在前臂活动时,桡骨沿尺骨旋转,自旋后位至旋前位,其旋转幅度可达到 150°。尺桡骨均为略显弧形弯曲的长骨,从正面观尺骨则较直,桡骨十约有 9.3°的弧度突向桡侧,观其侧面,尺、桡二骨均有约 6.4°的弧度突向背侧,二骨在上下两端分别构成上、下尺桡关节,其间通过骨间膜使两骨相连,当前臂做旋转活动时,在上端,桡骨头在尺骨桡切迹里旋转,在下端,则桡骨尺切迹围绕着尺骨小头旋转,这种通过上、下尺桡关节的联合运动构成了前臂所独有的旋转功能。若将上臂紧贴胸壁并屈肘 90°,拇指向上时为前臂中立位,拇指朝向内为旋前位,拇指向外为旋后位。

骨间膜对稳定上、下尺桡关节及维持前臂的旋转功能起着重要的作用,它是一坚韧的纤维组织,附着于桡、尺骨间嵴,其纤维由桡骨斜向内下抵于尺骨,连接长度几乎占了两骨的全长。当前臂处于中立位时,两骨间隙最大,此时两骨呈平行状,在两骨干中部距离最宽,可达 1.5～2 厘米,而骨间膜上下呈现一致的紧张度,故桡、尺骨干上的骨间嵴相互对峙,此种状态时两骨干最为稳定,犹如张开负重的帆布担架中的两根木杠。而当前臂旋前或旋后位时,两骨干间隙缩小,骨间膜呈松弛状态,故附着的桡、尺骨间嵴不再相互对峙,骨间膜上下松紧不一,两骨间的稳定性随即消失,特别是处于旋前位时更加明显。

前臂周径呈椭圆形,上粗下细,说明前臂上部分肌肉丰富,而下部分较细则多为肌腱,前臂丰富的肌肉集中于上 2/3 部分,共分四组,屈肌群主要由正中神经支配,起于肱骨内髁;伸肌群主要由桡神经深支支配,起于肱骨外髁;旋后肌群的肱二头肌止点附着于桡骨结节;旋后肌止点附着于桡骨的上 1/3 部,连同肱桡肌共同组成强大的旋后力;旋前肌群中的旋前圆肌止于桡骨的中 1/3 部,旋前方肌止于桡骨的下 1/3 部,两者共同组成强大的旋前力。此四组肌肉可使前臂旋转和伸、屈腕、指关节。

桡尺骨干双骨折是前臂最常见的损伤,多发生于青壮年及儿童,临床上所见好发部位为前臂的中 1/3 部和下 1/3 部,儿童多在下 1/5 部。前臂双骨折在人体骨折的发病率中约占 6%。由于人体前臂的旋转功能对于手部的灵巧功能活动的发挥起着非常重要的作用,因而对发生于前臂的双骨折,不可作为一般骨干骨折来处理,而应严谨地根据前臂的解剖结构、生理功能、生物力学等诸多方面进行综合分析后来确定理想的治疗方法。

二、骨折分类与类型

1. **按骨折部位分型**　①上段骨折:多为横断骨折,亦可桡骨呈横形,尺骨为短斜形,亦可桡骨为锯齿形,尺骨为短斜形骨折。②中段骨折:多为斜形骨折,亦可桡骨为横断形或锯齿形,而尺骨为短斜形骨折。③下段骨折:多为横断形骨折,且多见于儿童,骨折线在同一水平线上。

2. **按骨折移位程度分型**　①无移位骨折:少见,骨折后骨折端无移位,或仅有轻微移位,无须进行复位。②青枝骨折:多见于儿童,骨干一侧皮质劈裂折断,另一侧皮质可完整,向折侧突起成角。③移位骨折:多见于青壮年,根据暴力种类、力量大小、作用方向、肌肉附着点的高低可形成不同部位、不同类型,以及有重叠、旋转、成角、侧方等不同的移位和畸形的骨折。

3. **按骨折的特点分型**　①稳定型:指复位后骨折断端不易再移位的横形骨折、短斜形及无须复位的不完全骨折、青枝骨折和裂缝骨折等。此型适合非手术疗法。但在临床上,除儿童病例外,此种情况甚少,尤其是成年人暴力较强者。②不稳定型:指手法复位后骨折断端对位难以维持者,包括斜形、螺旋形及粉碎性骨折,或上下尺桡关节不稳者,或尺桡骨骨干双重骨折等。因其不稳定,在治疗上困难较多。

三、病因

桡尺骨干双骨折可由直接暴力、传导暴力或扭转暴力所造成。

1. **直接暴力** 较多,为暴力或重物打击伤或轧伤。两骨骨折多在同一水平,呈横形、粉碎性或多节段骨折。火器伤所致骨折为开放性粉碎性骨折,易于感染。直接暴力所致骨折的局部软组织损伤较严重,骨折端整复对位不太稳定,骨折愈合较慢,所以对前臂及手的功能影响较大。

2. **传导暴力** 跌倒时手掌着地,地面的反击力沿腕及桡骨下段向上传导,致桡骨中 1/3 部骨折,多为横形骨折或锯齿状骨折,暴力通过骨间膜转移到尺骨,造成尺骨低位骨折,多呈短斜形骨折。此类骨折的软组织损伤一般不严重,如为儿童可发生青枝骨折,尺桡骨的骨折端均有向掌侧成角移位,且有远侧骨折端的旋后移位。

3. **扭转暴力** 多为机器的转轮或皮带绞伤或向后跌倒,手臂极度旋前撑地,尺桡骨相互扭转而产生骨折,致两骨折成角相反,如桡骨向背侧成角,尺骨向掌侧成角,即两骨折方向不一致,使手法整复困难。

四、诊断

前臂外伤后疼痛、活动障碍,X 线片可明确骨折类型及移位情况。摄片应包括肘、腕关节,以了解有无旋转移位及上、下尺桡关节脱位。

(一)症状与体征

1. 临床表现局部外伤后前臂肿胀,疼痛。活动受限,外观可出现成角畸形。

2. 前臂局部有压痛,骨折有移位时,可触及骨折端,内后的尺骨嵴不再连续。感知骨擦音及假关节活动。骨传导音减弱或消失。儿童常为青枝骨折,表现成角畸形,两骨的畸形方向一致,且多发生在下 1/3。当桡骨颈骨折损伤桡神经时,出现伸腕肌麻痹,表现为腕下垂,前臂外后部及手背的桡侧两个半指感觉障碍,以虎口处最为明显。

(二)辅助检查

X 线检查可明确骨折类型及移位情况,应包括肘、腕关节,以了解有无旋转移位及上、下尺桡关节脱位。前臂外伤后疼痛、活动障碍,X 线片可明确骨折类型及移位情况。

(三)鉴别诊断

1. 桡骨干单骨折,尺骨干单骨折　桡骨干或尺骨干单干骨折,因有支持力,骨折端移位不多,X 线可资鉴别。

2. 上尺桡关节脱位,下尺桡关节脱位　只有脱位而没有骨折,X 线可资鉴别。

五、并发症

1. 感染　一旦发生,除全身治疗外,将线拆除,充分引流,伤肢制动,防止感染扩散及内固定松动,如无骨髓炎,骨折多可愈合。

2. 前臂骨-筋膜室综合征　在前臂的发生率仅次于小腿,发生的原因可能由于原始创伤造成严重的肿胀;切开复位、止血不完善,而未引流并将深筋膜缝合,使骨-筋膜室内压力升高;外固定过紧,又未密切观察患者,固定后注意事项也未告知患者及家属所致(见"骨-筋膜室综合征")。肌肉和神经缺血的早期症状是肢端感觉迟钝,严重疼痛,手指僵硬,不敢活动,稍一拨动疼痛难忍。桡动脉虽可触及,但不应据此而忽略本症的发生。关键在于密切观察,早期发现,及时处理,否则将造成严重后果。一旦发现,立即去除外固定,血供如无改善,立即行深筋膜和肌外膜切开术。

3. 交叉愈合 多因严重骨间膜损伤或粗暴手术操作,使二骨间血肿相通。日后血肿机化,骨化形成骨桥。若功能尚好,无须进一步治疗,必要时可行截骨术,将手置于功能位。若切除骨桥,利用肌肉或筋膜隔离,异位骨将再形成,重新交叉连接。

4. 不愈合 被确定后应手术植骨内固定。

5. 畸形 愈合明显,功能严重障碍者,需行手术矫正。

6. 前臂旋转受限 由于肌肉或其他软组织挛缩和瘢痕化。如有桡尺上、下关节的骨折和脱位,也可以影响旋转功能,可行桡骨头及尺骨头切除术。

六、西医治疗

尺桡骨双骨折可发生多种移位,如重叠、成角、旋转及侧方移位等。若治疗不当可发生尺、桡骨交叉愈合,影响旋转功能。因此,治疗的目标除了良好的对位、对线以外,特别应注意恢复前臂旋转功能。

(一)非手术治疗

1. 手法整复 最好在臂丛麻醉下整复,患者取仰卧位或坐位,肩外展90°。第一步进行牵引,桡骨骨折位于上 1/3 者,旋后位牵引;位于中、下 1/3 者,中立位牵引,矫正旋转及成角移位。第二步进行分骨,双手拇、示指分别置于掌背侧骨间隙,由近至远分骨,重复 2～3 遍。第三步进行折顶,用于横形骨折重叠移位。先成角,再反折,须力点准确,配合默契。最后进行挤按,用双拇指或小鱼际掌根对向挤按,矫正残余侧方移位。

2. 固定 若复位前桡、尺骨相互靠拢者,可采用分骨垫放置在两骨之间;若骨折原有成角畸形,则采用三点加压法。各垫放置妥当后,依次放掌、背、桡、尺侧夹板,缚扎后,伤肢置托板上中立位固定,固定时间成人 6～8 周,儿童 3～4 周。肿胀严重者石膏托固定,抬高患肢。

(二)手术治疗

1. 适应证 ①开放性骨折,伤口在 3 厘米以上,软组织损伤严重者;②多发骨折,尤其同一肢体多发骨折;③多段骨折,或不稳定骨折,不能满意复位或不能维持复位时;④上 1/3 骨折经复位失败,或难以固定者;⑤对复位不良的陈旧性骨折,手法已不能复位时。

2. 手术操作 手术切口选择尺骨干全长都在皮下,显露容易。桡骨干上 1/3 骨折,采用汤普森切口(Thompson)切开皮肤皮下,于指总伸肌和桡侧伸腕短肌之间进入,深处见拇长展肌,将其向尺侧做骨膜下剥离,显露桡骨背侧。向近端显露旋后肌,注意勿伤及穿过旋后肌的桡神经深支,将该肌的止点做骨膜下剥离,向近侧尺侧牵开,桡骨干中上 1/3 即被显露。桡骨干中下 1/3 显露,采用背侧切口,自伸指总肌,伸拇长肌和外展拇长肌,伸拇短肌,桡侧伸腕肌之间进入,注意勿损伤桡神经浅支。两骨完全显露后,一般先整复固定尺骨,而后桡骨。整复时应桡尺骨二者兼顾,均达严密对位后再予内固定。钢板应选用长 4 孔或 6 孔钢板,尺骨也可选用三棱针固定。新鲜骨折一般可不植骨,陈旧性骨折可予植骨。术后用长臂石膏托固定,给予抗生素,2 周时拆除切口缝线,改用管型石膏或夹板固定,直至骨折临床愈合。

七、中医治疗

(一)汤剂疗法

1. 初期 瘀肿较甚。治宜活血祛瘀,消肿止痛。方用活血止痛汤:苏木末、当归、落得打各 6g,红花 1.5g,川芎 2g,炒赤芍药、乳香、三七、没药、陈皮各 3g,紫荆藤、土鳖虫各 9g。水煎服,每日 1 次。

2. 中期 治宜续损接骨,和营生新。方用生血补髓汤:芍药 9g,生地黄 12g,五加皮 9g,续断 9g,牛膝 9g,杜仲 9g,红花 9g,黄芪 9g,川芎 6g,当归 9g。水煎服,每日 1 次。

3. 后期　治宜养气血,补肝肾,壮筋骨。方用补肾壮筋汤:熟地黄 12g,五加皮 10g,当归 12g,青皮 5g,牛膝 10g,白芍 10g,山茱萸 12g,杜仲 10g,续断 12g,茯苓 12g。水煎服,每日 1 次,2 周为 1 个疗程。肾阴虚者,加用龟甲 15g,女贞子 10g;肾阳虚者,加用仙茅 10g,补骨脂 10g,淫羊藿 10g,巴戟天 12g;气血虚弱者,可加用何首乌 30g,黄芪 15g;急性发作且疼痛剧烈者,可加丝瓜络 6g,钩藤 10g,乳香 5g。

(二)中成药疗法

1. 伸筋丹胶囊　每次 5 粒,每日 3 次,饭后服用或遵医嘱。

2. 红花跌打丸　口服,每次 1 丸,每日 1 次;以白酒化开后搽患处。

3. 伤科七味片　口服,每次 2 片,每日 3 次。极量:每次 4 片,每日 3 次。

4. 跳骨片　口服,10—20 岁每次 4 片,20—30 岁每次 5 片,30—40 岁每次 6 片,50 岁以上每次 7 片,每日 2 次。

5. 驳骨水　用药棉蘸取药水搽患处,每日 3~4 次。骨折、脱臼先复位后,再将药棉浸渍药水敷患处。

6. 伤科敷药散　外用适量,调水热敷或冷敷患处。

(三)正骨疗法

1. 手法复位　前臂的主要特点是具有旋转功能,因此桡、尺骨干双骨折的治疗原则主要是恢复前臂的旋转功能。桡、尺骨干双骨折后,骨折远、近端之间可发生重叠、成角、旋转及侧方移位畸形。复位时,须将桡、尺骨远、近端正确对位,4 种畸形均获得矫正,恢复两骨等长及固有生理弧度。应根据患者的受伤机制,结合 X 线片所显示的骨折不同类型、部位及特点,认真分析,以决定首先整复尺骨还是整复桡骨。上 1/3 骨折,先整复尺骨,因该段骨干较粗,整复后相对较稳定,然后再整复桡骨;中 1/3 骨折,其中一骨干为横形或锯齿形的稳定性骨折,而另一骨干为不稳定的斜形骨折或粉碎性骨折时,应先整复稳定性骨折,以此作为支架,然后再整复另一骨干的不稳定性骨折;若桡、尺骨干均为不稳定性骨折时,中 1/3 骨折,应根据两骨的相对稳定性来决定整复桡、尺骨的先后顺序。若有一骨干骨折背向移位,应先整复有背向侧方移位的骨折,后再整复另一骨干骨折。

(1)拔伸牵引:一助手握肘上,另一助手握手部的大、小鱼际。二助手先顺势拔伸数分钟,以矫正骨折的重叠和成角畸形。依据骨折远端对骨折近端的原则,再将前臂远侧端根据近侧段旋转的方向而置于一定的位置中继续进行牵引。以矫正旋转畸形。如桡、尺骨干上 1/3 段骨折,桡骨近段骨折端因受肱二头肌和旋后肌的牵拉而呈屈曲旋后位,骨折远断端因受旋前方肌和旋前圆肌的牵拉而呈旋前位,故前臂远侧段须置于旋后位进行拔伸牵引。如此即易于矫正骨折重叠、成角和旋转畸形。

(2)反折托顶:前臂肌肉比较丰富发达,加之骨折后积瘀肿胀,肌肉痉挛,有时单纯依靠拔伸牵引未能完全矫正骨折重叠移位,即使继续加大牵引力亦不易获得矫正。虽经拔伸牵引而重叠移位未完全矫正者,宜采用折顶手法,可比较省力地整复残余重叠,又能顺利地矫正侧方移位。医者双手先将桡、尺二骨骨折近、远段侧方移位矫正为单纯的同一方向的掌、背侧重叠移位,然后医者两手拇指在背侧按住突出的骨折断端,两手其他四指托住向掌侧下陷的另一断端。待各手指放置标准后,在较轻的牵引下,慢慢地向原来成角移位的方向加大成角,同时双手拇指由背侧推按突出的骨折端,残余重叠移位越多,加大的成角也应越大。待成角加大到一定程度,感到两骨折端同一侧的皮质对端相顶后,骤然回向反折。反折时,拇指继续向掌侧推按向背侧突出的骨折端,而示、中、环三指用力向背侧托顶向掌侧下陷的骨折另一端。其方向可正、可斜,力量可大、可小,完全依据骨折断端移位的程度和方向而定。中 1/3 及下 1/3 段骨折,通过折顶手法,骨折远、近断端都可对顶相接,侧方移位亦基本矫正,而获得较好复位。对上 1/3 段骨折,因该处肌肉丰厚,骨间隙狭窄,通过对顶手法,尺骨较易整复,但桡骨近端易向桡侧、背侧旋转移位,远段则向尺侧、掌侧旋转移位,须采用挤捏分骨法。进行折顶时,应注意折角不宜过大,以免损伤神经、血管。并应注意骨折端勿刺破皮肤,以免使闭合骨折化为开放骨折。

(3)夹挤分骨:桡尺骨骨干骨折后,骨间膜松紧不均,骨折段容易成角向轴心靠拢,影响前臂的旋转功能,故必须使其骨间隙恢复正常。夹挤分骨,是整复前臂骨折的重要手法。医者两手分别置于患臂桡侧、尺侧,两手的拇指及示、中、环三指分别置于骨折部的背、掌侧,沿前臂纵轴方向夹挤骨间隙。在夹挤的同时两手分别将桡尺骨向桡、尺侧提拉,使向中间靠拢的桡、尺骨断端向桡、尺侧各自分开,悬张于两骨间的骨间膜恢复其紧张度,以牵动尺、桡骨的骨间嵴,使之恢复两骨正常的相互对峙的位置,并可纠正部分残余侧方移位。

(4)回旋捺正:斜形或螺旋形骨折,骨折端有背向侧向移位时,其背向侧重叠较多,单靠拔伸牵引无法矫正背向重叠移位,若用暴力推按复位,则容易将骨尖折断,甚至造成骨折端劈裂,而影响骨折部的稳定性。采用回旋捺正法,可省力地进行复位。两助手略加牵引,医者一手固定骨折近端,另一手将骨折远端挤按造成背向移位的径路,紧贴骨折近端逆向回旋,矫正背向移位,使两骨折面对合,再相对挤按捺正,使两骨折面紧密接触,即可复位。回旋时,两骨段要紧密相互贴紧,以免损伤血管神经或加重软组织损伤。如感觉有软组织阻挡,即应改变回旋方向。

(5)扳提推按:横断或短斜形骨折有侧方移位者,可采用扳提推按手法。矫正重叠和旋转移位后,助手继续持续牵引,医者在分骨情况下一手捏持骨折近端,另一手捏持骨折远端。若骨折断端向桡、尺侧(即内、外侧)移位,须向中心推按向桡尺侧移位的骨折断端。若骨折断端向掌、背侧移位(即前后侧移位),须将向下陷的骨折断端向上扳提,同时将向上凸的骨折断端向下推按。若同时有桡、尺侧及掌、背侧移位时,扳提推按要斜向用力,使之复位。

(6)摇晃捺正:经上述手法复位后,若锯齿状横断骨折仍有轻微侧方移位,可采用摇晃捺正法。医者两手拇指、示指分别由掌、背侧紧紧捏住已复位的骨折部。先嘱牵引远断端的助手轻轻地小幅度旋转,并向尺、桡侧微微摇晃骨折远端。然后医者紧捏骨折部,向桡、尺侧及掌背侧轻轻摇晃骨折部,矫正残余的轻微的侧方移位。一般在开始摇晃时,可听到极轻微的骨擦音,待骨擦音完全消失,而且骨折端无滑动感后,即提示骨折业已整复成功。

(7)触顶合骨:骨折复位后,如属稳定性骨折,可采用纵向触顶合骨法。一助手固定骨折近端,医者双手紧捏骨折部,另一助手握持骨折远端向骨折近端纵向触顶,使骨折断端紧密嵌插吻合,有利于骨折复位后的稳定性。若为不稳定性骨折,则不宜采用本法。

(8)按摩理顺:医者在分骨情况下,一手固定骨折部,另一手沿骨干纵轴往返挗摩,顺骨挗筋,以舒经络,散瘀血,消肿止痛。

2. 固定　在助手维持牵引下,局部外敷消肿药物后,前臂用4块夹板固定。掌、背两侧夹板要比桡、尺两侧夹板宽,掌侧及背侧夹板的上、下两端各为患肢前臂上下两段最大周径的1/3,成上宽下窄的梯形夹板,桡侧及尺侧夹板各为患肢前臂最大周径的1/7,夹板间距离约1厘米。掌侧夹板长度由肘横纹至腕横纹,背侧夹板由桡骨头至桡骨茎突,尺侧夹板自肱骨内上髁下达第5掌骨基底部。尺侧夹板超过腕关节,可克服因手部重力下垂而致使尺骨骨折部向桡侧成角的杠杆作用。若复位前桡、尺骨相互靠拢者,于掌、背侧骨间隙各置一个分骨垫。双骨折的骨折线在同一平面时,分骨垫占骨折线上下各一半;骨折线不在同一平面时,分骨垫放在两骨折线之间。掌侧分骨垫置于掌骨长肌腱与尺侧腕屈肌肌腱之间;背侧放在尺骨背面的桡侧缘。放妥后,用手指夹挤分骨垫,各用两条胶布固定,再放纸垫。一般上及中1/3骨折在前臂掌侧面(相当骨折部),放一个小纸压垫。在前臂背侧上、下端各置一个纸压垫,上端放置部位与桡骨头平齐,下端放在腕上2厘米处,施行三点挤压,维持桡、尺骨干背屈的生理弧度。此外,据骨折部位及复位情况,可酌情放置必要的小纸压垫。上1/3骨折,桡骨端易向桡侧偏移,可在桡骨近段桡侧再放一个小纸压垫;中及下1/3骨折,骨折端易向掌侧及桡侧成角,除施行三点挤压外,必要时在骨折部的桡侧再放置一个小纸压垫。各垫用胶布固定后,先置掌、背侧夹板,用手扶住,再放置桡、尺侧夹板。然后在中间先绑扎一道或二道布带,后绑扎两端的布带,绑扎得松紧要适宜。绑扎后,再用前臂带柱夹板固定,置关节于屈曲90°,前臂中立位,用三角巾悬吊于胸前。儿童青枝骨折固定3~4周,成年人固定6~8周。

(四)经穴治疗

1. 体针

取穴:曲池、四渎、外关、少海、郄门、内关、阳陵泉、阴陵泉、条口、承山、合谷、中渚、支正、丰隆、阿是穴。

治法:在手法整复前,取曲池、四渎、外关、少海、郄门、内关穴,在常规消毒后针刺并留针15分钟。在整复时可取阳陵泉透阴陵泉穴,条口透承山穴,以平衡手三阴、阳经筋经脉气血以止痛,并留针以配合复位。在整复后取合谷、中渚、曲池穴,针刺以消肿散瘀、祛邪扶正。每日1次,治疗5次左右。在治疗的中末期可于曲池、合谷、内关穴留针并与阿是穴行温针灸。隔日1次,治疗8次即可。若桡尺骨干双骨折导致骨间隙变窄时,取支正、少海、曲池、四渎、外关穴以调手阴阳经筋之血脉。在治疗的末期,针刺健侧丰隆、阳陵泉,并于阿是穴行灸法,同时配合患肢的功能运动15分钟。每日或隔日1次,治疗6次。

2. 推拿按摩 医者在分骨情况下,以一手固定骨折部,另一手沿骨干纵轴往返捋摩,顺骨捋筋,以通经络、散瘀血。

3. 中药外敷

(1)取当归4份,川芎3份,牛膝3份,红花2份,木瓜3份,赤芍 2 份,川乌 2 份,骨碎补 3 份,草乌 3 份,五加皮 4 份,大黄 4 份,栀子 2 份,刘寄奴 2 份,杜仲 2 份,山甲 1.5 份,乳香 4 份,没药 4 份,血力花 3 份,煅自然铜 3 份,土鳖虫 2 份,透骨草 3 份,三七粉 2 份,黄丹和植物油适量。将上述药物粉碎为面,首先熬炼植物油,炼到滴水成珠,放入黄丹成流质糊状,然后将上述药物粉放入油内掺匀,倒入冷水去火毒,切块备用。外用,敷于患处。

(2)取侧柏叶、大黄各 12g,紫荆皮、薄荷各 6g。共研细末,加适量水、蜜糖,少量米酒或凡士林调煮成膏,贴敷患处。适用于骨折早期。

(3)取侧柏叶 2 份,紫荆皮 1 份,大黄 2 份,薄荷 1 份,泽兰 1 份。共研细末,加水、蜜糖、少量米酒或用凡士林调煮成膏敷于患处。适用于骨折早期。

(4)取荆芥、防风、五加皮、茜草根、续断、羌活各 9g,乳香、红花、没药、赤芍、土鳖虫各 6g,白及、血竭各 12g。混合,共研细末,加入饴糖或蜂蜜调煮,外敷患处即可。适用于骨折中期。

(5)取煅自然铜、荆芥、防风、五加皮、皂角、茜草根、续断、羌活各 3 份,乳香、没药、骨碎补、接骨木、红花、赤芍、土鳖虫各 2 份,白及、血竭、硼砂、螃蟹末各 4 份。共研细末,饴糖或蜂蜜调煮,外敷于患处。适用于骨折中期。

(6)取炒穿山甲、煅自然铜、乳香、没药、羌活、独活、香附、木瓜、当归、续断各 15g,桂枝、制川乌、制草乌、白芷、苏木、小茴香各 10g,细辛 6g。共研细末,用生菜油调敷包扎,每次 10～20g,3 日为 1 个疗程。

(7)取生栀子末、淡豆豉各 60g,凤仙花子末、鲜松针末、面粉各 30g,醋适量。将上药捣烂如泥,取适量敷患处。

(8)取新鲜土三七叶 45g,红花(浸于 95%乙醇中 4～5 小时)、栀子粉各 20g,葱根或葱白 10g,面粉 5g,食用醋 10～20ml。将上药共捣成糊状,直接敷于患处。每日换药 2～3 次,3～5 日可愈。

(9)取紫荆皮、南星、半夏、黄柏、草乌、川乌、当归、川芎、乌药、补骨脂、白芷、刘寄奴、牛膝、桑白皮各等分。共研细末,饴糖调敷患处。适用于骨折初期,伤处水肿及一切肿痛未破者。

(10)取生大黄、芙蓉叶各 60g,生黄柏、黄芩、东丹、天花粉、滑石各 30g。共研末,凡士林调敷患部。适用于骨折伤筋初期,红肿作痛。

(11)取生川乌、生草乌、生大黄、刺乳香、全当归、王不留行各 500g,甘松、红花、香白芷、山奈、血竭、樟脑各 250g,生栀子 1000g。共研细末,用蜜糖 30%、高粱酒 70%调拌如厚糊状,摊于纱布或纸上,敷贴患处。

(12)取发亮而中空的五倍子适量,研细末,密封入瓷瓶或玻璃瓶中储存备用。用时取适量的药粉和米醋调成糊状,均匀地涂在肿处。盖上稍大点的塑料薄膜,加压包扎。隔日更换 1 次,一般 1～2 次即痊愈。适用于骨折后局限性瘀肿。

(五)饮食治疗

取生黄芪 30～60g,桃仁、红花、延胡索各 10g,大米 100g。将前 4 味煎取浓汁,加大米煮粥,早、晚分食。

(六)其他治疗

1. 温热敷

(1)取宽筋藤、石南藤、鸡血藤、过江龙各 60g。煎水,外洗患肢,每日 2 次。适用于骨折后期解除夹板后。

(2)取桂枝 10g,荆芥、防风、川芎各 6g,宣木瓜 10g,伸筋草 15g,淡附片 4g,五加皮 12g,络石藤 10g,鸡血藤 15g,桑枝 10g。煎水,外洗患处。适用于骨折后期解除夹板后。

(3)取海桐皮、透骨草、乳香、没药各 6g,当归、川芎、红花、威灵仙、甘草、防风各 3g。混合煎水,先熏蒸后淋洗患处,温度以患者能够耐受为度,每日 2 次。适用于解除夹板固定后,有前臂旋转活动障碍的患者。

(4)取当归 15g,红花 15g,透骨草 15g,伸筋草 15g,丹参 15g,牛膝 15g,木瓜 15g,桑枝 15g,川乌 12g,草乌 12g,刘寄奴 12g,艾

叶 9g,花椒 9g,桂枝 9g。煎水,带渣先熏蒸后淋洗患处。具有活血化瘀,舒筋活络的功效。适用于骨折中后期,解除外固定后,局部仍肿胀或伴关节活动不利者。

（5）取当归、羌活、红花、白芷、防风、制乳香、制没药、骨碎补、续断、木瓜、透骨草、花椒各等分。共为粗末,每取 120g,加大青盐、白酒各 30g 拌匀（装入布袋内）,煎汤熏洗伤处,每日 2 次;或隔水蒸热敷伤处,每日 1～2 次,每次 1 小时。有皮损及红、肿、热、痛严重者忌用。

（6）取苏木、松节各 250g,赤芍、红花各 60g,川芎、羌活各 40g。煎水,洗浴。洗浴时应不断对药液加温,加强药性渗透力。

2. 康复锻炼

（1）早期:治疗后 2 周内,指导患者用力握拳。充分伸屈五指,练习手指关节和掌指关节活动,锻炼前臂肌肉的主动舒缩,每日练 4～6 组,每组锻炼 50～60 次;同时练习肩关节前屈后伸、内收、外展、内旋、外旋及环转活动和肘关节屈伸活动,每日 1～2 次,每次 5 分钟。

（2）中期:3～5 周,开始做腕关节和肘关节活动,活动范围逐渐增大,但不宜做前臂旋转活动,每日 2～4 次,每次 10～15 分钟。

（3）后期:6～8 周解除固定后,可以练习前臂旋转活动肩、肘关节活动,每日 3～4 次,每次 15min。①小云手:患侧下肢向前跨半步,患手紧握拳,前臂中立位,健手托患腕,送患肢斜向健侧的前方伸出。此时,患侧膝伸直,健侧膝屈曲。而后前臂由健侧转向患侧,患侧膝由伸变屈,健侧膝由屈变伸。两臂亦由伸变屈,回到胸前。反复练习,逐渐增大肩、肘关节的活动范围,待患肢有力,不需托扶时,再做下式。②大云手:下肢横跨同肩宽,患手紧握拳,以健侧带动患侧,两臂交替做云手动作,一直练到骨折达到临床愈合。③反转手:去除夹板后,做反转手练习,以恢复前臂旋转功能。下肢前弓后蹬,手指伸开,肘关节屈曲,前臂旋后位,由腋后向前伸出,而后外展内旋,从背后收回至腋下。在此活动中,前臂由旋后经旋前又回到旋后位,上下肢体配合动作,上左腿出右手,收左手,上右腿出左手,收右手。如此反复活动,以健侧带动患侧,肩、肘、腕、手及前臂旋转活动,都可以得到全面锻炼。

八、预防与调护

1. 复位要求准确,尽量达到解剖复位。复位固定后按医师要求锻炼。

2. 清创及时、彻底,强调术前术中应用抗生素。

3. 外固定位置固定前臂旋后 20°为佳,此时骨间膜紧张以防挛缩固定也最稳定关节旋后位功能恢复亦最佳。

第十二节　盖氏骨折

盖氏骨折,又称 Galeazzi 骨折,是桡骨干下 1/3 骨折合并下尺桡关节脱位,是一种既有骨折又有脱位的复合损伤,是一种极不稳定的骨折。1934 年,Galeazzi 详细描述了此种损伤,并建议牵引拇指整复之。此后即习惯称此种损伤为盖氏骨折。盖氏骨折是一种常见损伤,其发生率较孟氏骨折多 6 倍。

一、解剖特点

盖氏骨折多呈短斜形、横断形,少数为粉碎性,骨折端易发生重叠移位,并向尺侧靠拢移位,致下尺桡关节脱位。桡骨干中下 1/3 骨折以横断形与短斜形为多见,螺旋形与粉碎性较少,骨折远端可向各方侧移,但以向掌尺侧移位为多见。导致桡骨远折端移位的因素有:①手的重量有导致强力掌移位倾向;②桡骨干骨折线恰好在旋前方肌止点以上,该肌迫使桡骨远折端向尺掌侧移位并产生旋转畸形;③肱桡肌止于桡骨茎突部,以下尺桡关节韧带为支点,使骨折远端向尺侧移位,并使桡骨成角短缩;④拇外展肌及拇伸肌的收缩力使桡侧副韧带松弛,易使桡骨远折端尺偏移位。

三角纤维软骨撕裂是下尺桡关节脱位的病理基础。盖氏骨折下尺桡关节脱位的方向有:①桡骨远端向近端移位,使尺骨相对延长,最常见;②尺骨小头向掌或背侧移位,以向背侧移位多见;③下尺桡关节分离。一般常存在两个以上方向的脱位。

二、骨折分类与类型

1. **按照骨折的稳定程度及移位方向分类**　①稳定型:桡骨远端青枝骨折合并尺骨小头骨骺分离,均为儿童,此型损伤较轻,易于整复。②不稳定型:桡骨下 1/3 骨折,骨折可为横形、短斜形、斜形。短缩移位明显,下尺桡关节脱位明显。多为跌倒时手掌撑地致伤前臂旋前位致伤时桡骨远折段向背侧移位,前臂旋后位致伤时桡骨远折段向掌侧移位,临床上以掌侧移位者多见。此型损伤较重,下尺桡关节掌背侧韧带、三角纤维软骨盘多已断裂,骨间膜亦有一定的损伤。③特殊型:尺桡骨干双骨折伴下尺桡关节脱位。多为机器绞轧伤所致,损伤重,此时除下尺桡关节掌、背侧韧带及三角纤维软骨盘多断裂外,骨间膜多有严重损伤。

2. **按损伤病理分型**　我国学者将盖氏骨折分为五型。①Ⅰ型:桡骨干下 1/3 骨折(一般多为青枝骨折)合并尺骨下端骨骺分离。②Ⅱ型:桡骨干下 1/3 横断骨折断端移位极微,下桡尺关节无脱位,桡骨干下 1/3 骨折但骨折平面较一般病例低,接近 Colles 骨折平面无须施行内固定手法整复后比较稳定。③Ⅲ型:桡骨干下 1/3 横断螺旋或斜面骨折移位很多,下桡尺关节脱位严重,此类骨折极不稳定,常需切开复位内固定。④Ⅳ型:桡骨干下 1/3 骨折,下桡尺关节脱位合并尺骨干骨折或屈曲畸形者。⑤Ⅴ型:陈旧性骨折。

三、病因

盖氏骨折可因直接打击桡骨远 1/3 段的桡背侧而造成;亦可

因跌倒,手撑地的传达应力而造成,还可因机器绞轧而造成。受伤机转不同,其骨折也有不同特点。

四、诊断

外伤史,局部疼痛、肿胀和压痛,移位明显者可出现短缩,成角畸形。X线检查,前臂正侧位 X 线片,含下尺桡关节,可确诊。

(一)症状与体征

临床表现与损伤的严重程度呈正相关,移位不明显的骨折仅有疼痛、肿胀和压痛;移位明显者,桡骨将出现短缩、成角畸形,下尺桡关节肿胀并有明显压痛,尺骨头膨出。多为闭合性骨折,开放骨折时多为桡骨近折端穿破皮肤所致,伤口小。神经、血管、损伤罕见。

(二)辅助检查

X线检查可明确骨折类型,观察下尺桡关节分离程度和是否伴有尺骨茎突骨折。正位片上观察下尺桡间隙是否增宽,若成人超过 2 厘米,儿童超过 4 厘米,则为下尺桡关节脱位;标准侧位片尺桡骨干应相互平行重叠,若桡尺骨干发生交叉,尺骨头向背侧或掌侧移位,则下尺桡关节脱位(图 2-19)。

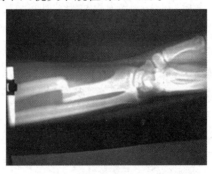

图 2-19　盖氏骨折患者的 X 线检查

(三)鉴别诊断

1. **桡骨远端骨折** 也以局部疼痛、肿胀、前臂出现畸形、活动障碍为主要症状,但是桡骨远端骨折不合并尺骨小头的脱位,可以通过 X 线检查进行鉴别。

2. **尺桡骨骨干双骨折** 也以局部疼痛、肿胀、前臂成角畸形、活动障碍为主要症状,但是尺桡骨骨干双骨折的骨折部位较接近于前臂的中段,并且一般不合并尺骨小头脱位,可以通过 X 线检查进行鉴别。

3. **类风湿腕关节炎** 此症较少见,除了腕部疼痛、畸形、活动受限外,类风湿腕关节炎患者的血液化验结果,常提升类风湿因子试验阳性、血沉加快,其 X 线可观察到关节面边缘的破坏及关节间隙变窄,并无明显骨折征象。

五、西医治疗

(一)非手术治疗

1. **保型固定** 用石膏或超腕夹板固定。适用于无移位或青枝骨折,下尺桡关节脱位不明显者。

2. **手法复位夹板固定** 患者仰卧位,肩关节外展,肘关节屈曲,前臂中立位,两助手拔伸牵引,纠正重叠移位及由于旋前方肌牵拉发生的桡骨远端向尺侧移位。然后用分骨提按、推挤捺正方法矫正旋转、侧方移位。骨折复位后,下尺桡关节脱位多可得到纠正;若未复位者,医者可将尺骨头向掌侧按压,同时将尺桡骨远端向中心挤压,即可复位。适用于相对稳定性骨折。

3. **手法复位,闭合穿针固定** 臂丛神经阻滞麻醉,患者仰卧于手术台上,进行手法复位(具体操作见上)。常规消毒,铺巾,自桡骨茎突进入 1 枚克氏针,贯穿髓腔,透视下见复位满意后,将克氏针击入近端髓腔,下尺桡关节脱位可自行复位。但克氏针难以在桡骨下段宽大髓腔中取得牢固的固定,需石膏维持固定。适用于桡骨横断或短斜形骨折,复位后不稳定者。

(二)手术治疗

为了获得良好的前臂旋转功能,避免下尺桡关节紊乱,桡骨骨折要求解剖复位,而盖氏骨折由于肌肉牵拉,难以维持满意复位,且髓内固定难以控制旋转,固定力度较差,故此骨折多手术切开复位钢板固定。适用于不稳定性盖氏骨折,复位失败者或陈旧性盖氏骨折。

麻醉生效后,患者取仰卧位,常规消毒铺巾,上止血带。取桡骨背侧切口,切开皮肤、皮下组织,自肌间隙进入,显露桡骨折端,将桡骨复位,加压钢板固定。下尺桡关节复位后可用克氏针固定。

六、中医治疗

(一)汤剂疗法

1. 早期　治宜活血化瘀,消肿止痛。方用:参三七 8g,琥珀 10g,红花 6g,山大颜 12g,香附 10g,两面针 10g。水煎服,每日 3 次,7 日为 1 个疗程,服用 1～2 个疗程。孕妇慎用。

2. 中期　治宜疏肝补肾,续筋接骨。方用:蛋壳粉 6g,杜仲 12g,鸡血藤 15g,土鳖虫 5g,横经席 10g。水煎服,每日 2～3 次,7 日为 1 个疗程,服用 1 个疗程。

3. 后期　治宜舒筋活络,强筋壮骨。方用:杜仲 15g,当归 6g,续断 9g,五爪龙 15g,牛膝 6g,千斤拔 10g,鸡血藤 10g。水煎服,每日 1 次,7 日为 1 个疗程,服 1 个疗程。

(二)中成药疗法

1. 正骨紫金丸　每次 1 丸,每日 2 次,温黄酒送服。

2. 长春红药片　每次 5～6 片,每日 3 次,黄酒或温开水送服。

3. 外伤如毒膏　涂患处,每日 1 次。

4. 三七跌打丸　每次 12g,每日 2 次,温开水或温酒送服。

5. 正骨水　用药棉蘸药液轻搽患处,重症者用药液浸透药棉敷患处 1 小时,每日 2～3 次。

6. 外伤如意膏　涂敷患部,每日 1 次;或制成软膏纱布外敷,1～3 日换药 1 次。

(三)正骨疗法

患者平卧位,在臂丛神经麻醉下,肩外展,肘屈曲,前臂中立位。两助手行对抗拔伸牵引 3～5 分钟,以矫正重叠移位。然后在持续牵引下,医者采用紧扣手法,先用左手拇指及示、中指挤手掌背侧移位,再用两拇指由桡、尺侧向中心扣紧下桡尺关节以整复脱位。同时结合捏挤分骨、提按骨折断端等手法矫正侧方移位。对不同的移位类型,手法稍有不同。对桡骨远折端向尺侧掌侧移位时,一手做分骨,另一手拇指向掌侧挤按近折端,示、中、环三指提按远折段向背侧使之对位。对桡骨远折段向尺侧背侧移位时,一手做分骨,另一手拇指向掌侧挤按远折端,示、中、环三指提按近折段向背侧,使之对位。在复位过程中,还应注意分骨折顶、回旋捺正等手法的运用。

(四)中药外敷

1. 取黄柏粉 3 份,石膏粉 1 份。将上药放入换药碗内,徐徐加入 3% 樟脑酒适量,调成糊状即可。使用时,先将患部用温水洗净擦干,敷药后上面盖一层油纸防止干燥,然后用纱布或绷带包扎。药物最好现用现配,一次用完。若一次用不完,下次再加入适量樟脑酒继续敷用。适用于骨折初期。

2. 取黄丹、黄芩、黄连、黄柏、大黄、乳香各等分。共研细末,饴糖调敷患处。适用于骨折后热毒肿痛初期。

3. 取大黄、黄连、黄柏、南星、栀子各 50g。共研细末,加在 125g 溶化的凡士林中,搅拌均匀,装入罐中备用。根据创伤部位面积大小,将药膏摊于纱布上,敷贴患处,涂摊范围应大于创伤范围 2～3 厘米,再用胶布贴紧或绷带扎紧,一日后可启开视损伤部位消肿情况,酌情再用药至肿痛消失为止。适用于闭合性骨折软组织损伤。

4. 取马钱子(烫洗去皮毛后油炸成焦黄)、麻黄、乳香、没药各6g。将上药共研细末,另用陈小米60g(置瓦上焙焦,以用两手指能将小米研碎,小米中无黄色为度),研细末,和入为药,以冷开水调匀,敷于患处,用橡皮膏固定。一般每日敷药1次。适用于骨折后血肿。

5. 取生栀子90g,白芷30g,生半夏、生川乌、生草乌、细辛、土鳖虫、制乳香、制没药、红花、当归尾各9g。将上药烘干后研为细末,用饴糖加开水拌匀后,置瓷钵中备用。外敷患处,每隔3日换药1次。适用于骨折各期。

6. 取赤芍、续断、泽兰、紫荆皮、生栀子、白芷、生南星、川乌各等分。按膏药制法,敷贴于患部。适用于外伤性骨折后软组织挫伤。

7. 取杏仁、栀子各5g,红花、蝉蜕各1g。共研细末,均匀地敷于伤处,厚2～4毫米,用纱布或绷带固定。隔日换药1次,一般2次即可痊愈。适用于跌打肿痛。

8. 取生草乌、生川乌、羌活、独活、生半夏、生栀子、生大黄、生木瓜、路路通各250g,生蒲黄、旋覆花、苏木各180g,赤芍、红花、南星各125g,紫荆皮500g。共研细末,饴糖或蜂蜜调敷。适用于骨折后筋络、筋膜、筋骨伤后酸痛等证。

(五)康复锻炼

手术后即开始练习指、掌关节活动及前臂和上臂肌肉舒缩活动。2周后练习肩部活动及肘、腕关节的屈伸活动,逐渐练习前臂旋转活动。4～6周后解除外固定,充分练习关节活动。

七、预防与调护

1. 不稳定型及特殊型骨折很不稳定,复位固定后仍有再移位倾向,3周内必须加以严密观察。如有移位,应及时整复。桡偏型的分骨垫放置不宜过低且要保持桡偏固定,要经常检查压垫和夹板位置及固定松紧度,及时调整。注意手部血供。

2.固定后鼓励患者进行手指伸屈和握拳活动以减轻患肢远端的肿胀。

3.固定早期禁止腕关节伸屈和前臂旋转活动。

4.中期应进行肩关节和肘关节的伸屈活动。

5.解除固定后,逐步进行前臂旋转和腕关节伸屈、旋转活动。

第十三节　桡骨远端骨折

桡骨远端骨折指骨折线距离桡骨远端关节面<3厘米的骨折,是最常见的骨折之一,多发于中老年和青少年,发病率约占全部骨折的15%。桡骨远端骨折常伴桡腕关节及下尺桡关节的损伤。

一、解剖特点

桡骨体呈三棱柱状,其远端膨大,存在着许多纵行凹沟,伸肌腱循行其中,故当桡骨远端发生骨折时,也极易损伤伸肌腱。桡骨远端指旋前方肌近侧缘以远的部分,包括桡骨远端3厘米的范围,桡骨下端逐渐变宽,横切面略呈四方形,骨松质外面仅裹以极薄的骨密质。桡骨下端是力学上弱点,容易发生骨折。前后位和侧位片显示背侧及桡侧骨皮质较薄,桡骨下端前面光滑,有旋前方肌附着;后面凸隆,有一明显的背侧结节,还有3条纵沟,前臂背侧伸肌腱由此通过,沟间的纵嵴为伸肌支持带的附着部。桡骨下端外侧面粗糙,向远侧延伸为锥状的茎突,茎突基底稍上方有肱桡肌附着,茎突末端有桡侧副韧带附着。内侧面有弧形凹面,称为尺切迹,与尺骨头相接,构成桡尺远侧关节。桡骨远端关节面被分成3部分:舟骨凹、月骨凹和位于月骨凹尺侧呈矢状位的乙状切迹,分别与舟骨、月骨、尺骨小头构成关节。固定下尺桡关节的主要是三角纤维软骨盘,该韧带对于维持下尺桡关节的稳定及旋转功能具有重要的作用。正常桡骨远端关节面向尺侧倾斜

20°～25°,向掌侧倾斜 10°～15°。桡侧向远端延伸,形成桡骨茎突,桡骨茎突比尺骨茎突长 1～1.5 厘米,是骨折复位的标志。

二、骨折分类与类型

1. AO 分型　A 型,关节外骨折,从简单到粉碎分为 A1～A3;B 型,部分关节内骨折,按照矢状面、背侧缘、掌侧缘分 B1～B3;C 型,为关节内完全骨折,C1 为关节面的简单骨折,C2 为关节面简单而干骺端粉碎的骨折,C3 为关节面粉碎的骨折。每子型根据粉碎程度及矢状位、冠状位等位置再分为 1～3 类。

2. 根据损伤机制分型(Femandez 分类)　Ⅰ型骨折:为关节外干骺端成角骨折,Colles 骨折(背侧成角)或 Smith 骨折(掌骨成角);Ⅱ型骨折:为关节内骨折,包括掌侧 Barton、背侧 Barton、茎突骨折;Ⅲ型骨折:为压缩性损伤导致的关节内骨折及骨质嵌插,包括桡骨 Pilon 骨折;Ⅳ型骨折:为骨折-脱位时韧带附着点的撕脱骨折;Ⅴ型骨折:为高能量损伤,导致多外力及广泛损伤(混合Ⅰ、Ⅱ、Ⅲ、Ⅳ)。

3. 其他分型　Eponymic 分型分为 Colles、Smith、Barton、Mason、Chaffer 型。Colles 型骨折最常见,多为间接暴力致伤。1814 年由 A. Colles 详加描述。跌倒时腕关节处于背伸及前臂旋前位,手掌着地,暴力集中于桡骨远端松质骨处而引起骨折。骨折远端向背侧及桡侧移位。儿童可为骨骺分离;老年人由于骨质疏松,轻微外力即可造成骨折且常为粉碎性骨折,骨折端因嵌压而短缩。粉碎性骨折可累及关节面或合并尺骨茎突撕脱骨折及下尺桡关节脱位。Smith 型骨折较少见,由 R. W. Smith 于 1874 年首次描述。骨折发生原因与伸直型骨折相反,故又称反 Colles 骨折。跌倒时手背着地,骨折远端向掌侧及尺侧移位。Barton 型骨折系指桡骨远端关节面纵斜形骨折,伴有腕关节脱位者。由 J. R. Barton 于 1838 年首次描述。跌倒时手掌或手背着地,暴力向上传递,通过近排腕骨的撞击引起桡骨关节面骨折,在桡骨下端掌侧或背侧形成一带关节面软骨的骨折块,骨块常向近侧移位,并腕关节脱位或半脱位。

三、病因

桡骨下端骨折可由直接暴力或间接暴力导致,临床上多为间接暴力引起。跌倒时,手部着地,暴力向上传导,发生桡骨下端骨折。年龄较大,老年人下肢无力,反应迟钝,易发生跌倒。患有骨质疏松症,骨密度和骨质量下降,骨微结构破坏,造成骨脆性增加,从而容易发生骨折。

四、诊断

(一)症状与体征

桡骨远端骨折患者的腕部肿胀、压痛明显,手和腕部活动受限。伸直型骨折有典型的餐叉状和枪刺样畸形,尺桡骨茎突在同一平面,直尺试验阳性。屈曲型骨折畸形与伸直型相反。注意正中神经有无损伤。

(二)辅助检查

1. X 线检查　可清楚显示骨折及其类型(图 2-20)。伸直型者桡骨骨折远端向背桡侧移位,关节面掌侧及尺侧倾斜角度变

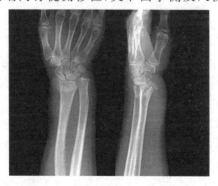

图 2-20　桡骨远端骨折的 X 线检查

小、消失,甚至反向倾斜。桡骨远骨折端与近侧相嵌插,有的合并尺骨茎突骨折及下尺桡关节分离。屈曲型骨折桡骨远端向掌侧移位。对轻微外力致伤的老年患者应做骨密度检查,以了解骨质疏松情况。

2. CT 检查　必要时需进行 CT 检查,以便更清楚地了解骨折情况。

(三)鉴别诊断

1. 桡骨颈骨折　并不多见,常与桡骨头骨折伴发,亦可单发。

2. 桡骨头骨折　是常见的肘部损伤,占全身骨折的 0.8%,约有 1/3 患者合并关节其他部位损伤。桡骨小头骨折是关节内骨折,如果有移位,应切开复位内固定,恢复解剖位置,早期活动,以恢复肘关节伸屈和前臂旋转功能。

3. 桡骨干骨折　单独桡骨干骨折,仅占前臂骨折总数的12%,以青壮年人居多。

五、并发症

1. 感染　主要见于开放性骨折。与受伤后创口暴露时间长、清创不彻底及软组织损伤严重有关。

2. 腕部神经损伤　桡骨远端骨折可累及位于腕关节周围的正中神经、尺神经和桡神经感觉支。

3. 反射性交感神经营养不良(Sudeck 骨萎缩)　桡骨远端骨折有时会引起反射性交感神经营养不良(Sudeck 骨萎缩)。患者早期表现为患手感觉过敏、疼痛、肿胀。手指皮肤色暗、多汗、皮温稍低,但关节活动不受限。

4. 功能障碍　主要是长期的夹板或石膏等外固定,腕关节又未得到足够的关节锻炼,使肌肉、韧带、关节囊粘连,从而影响远期的关节活动。预防主要需要在医师的指导下进行早期适当的功能锻炼。

5. 腕管综合征　掌侧腕横韧带和骨面的狭窄通道中有拇长

屈肌腱、正中神经、指屈肌腱等,骨折后肿胀明显,腕管容积减小,压力增大,如果外固定不当,正中神经受压,可能引起此并发症,如若发生应立即行切开减压术。

6. 肌腱损伤 肌腱损伤可分为原始损伤和继发损伤。原始损伤见于肌腱嵌夹、断裂。腕部的肌腱有时可嵌夹在桡骨远端骨折移位的骨块之间,因此而导致骨折复位失败、骨折畸形愈合、局部肌腱粘连而屈伸功能受限。

7. 创伤性骨性关节炎 各种原因造成复位不良或复位后再移位未能纠正,常导致腕关节创伤性关节炎。这是桡骨远端骨折远期并发症主要原因之一,也是骨折后腕关节疼痛的主要原因。

8. 桡骨远端骨折畸形愈合 常见于不稳定的桡骨远端骨折。手法复位后发生再移位未能及时发现并纠正或手法复位不满意,当时又不具备手术条件;骨折严重粉碎、骨质疏松、内固定未能达到足够的强度,不适当的功能训练等因素都可引起骨折畸形愈合。

六、西医治疗

(一)非手术治疗

1. 小夹板固定 原理是通过绑带的约束力、夹板的杠杆力及纸压垫的效应力,使小夹板在骨折断端形成纵轴上的细微活动和间断的刺激应力,促进成骨。小夹板固定可以根据患者上臂长度选取不同长度的夹板,夹板下的压垫很好地避免了骨突部位压疮的形成。另外,在骨折愈合过程中,可以根据患肢肿胀情况及时调整扎带松紧,根据骨折愈合情况酌情考虑是否再次手法复位。临床上应用小夹板固定治疗稳定的关节外桡骨远端骨折取得了良好的疗效。小夹板最明显的缺点是不能提供纵轴上的持续牵引力而造成桡骨短缩畸形。由于小夹板不能提供持续对抗前臂肌群的作用力,且其对桡骨远端的挤压作用可能造成桡骨短缩的现象,这将导致骨折愈合后患者的握力下降。基于这一现状,近年来随着生物材料的不断革新,对小夹板的改革也在不断进行。

2. 石膏托外固定　是目前临床上最常见的治疗稳定型关节外桡骨远端骨折的方法。石膏固定相较于小夹板固定更牢靠,但同时具有透气性差、质量重、塑型后不可调整、患者骨折后肿胀消退引起石膏松动而导致骨折再移位及易引起皮肤瘙痒和压疮等缺点。随着快速康复概念的提出,患者对患肢功能要求越来越高,对美观度要求越来越高,更多的临床骨科医师倾向于手术治疗。手法复位石膏固定与手术治疗相比疗效较差,且由于石膏固定后骨折再移位、关节面不平整等易造成腕关节功能缺陷。

3. 支具固定　是随着材料技术的更新、科技的发展衍生出来的一种新型固定材料。与传统夹板、石膏固定相比,支具固定质量轻、硬度强、操作简单,克服了传统固定材料不透气导致皮肤红肿、瘙痒等缺陷。目前临床应用较为广泛的是低温热塑支具,取得了良好的临床疗效。对于关节外骨折及移位较轻、相对稳定的关节内骨折,首选非手术治疗,无论夹板、支具或石膏外固定均可获得满意效果,切忌盲目扩大手术指征。

(二)手术治疗

1. 克氏针固定　常用于稳定的关节外骨折、闭合复位早期的骨折块及下尺桡关节脱位患者。另外,还可用来固定非手术治疗后移位的骨折块,能够很好地弥补闭合复位后无法靠夹板、石膏和支具等外固定维持位置的缺点。克氏针最明显的优点是费用较低,手术操作较简单,直接对骨折断端的骨折碎片进行固定。但克氏针对粉碎性桡骨远端骨折的复位效果较差,同时还会引起骨髓炎、针道感染,甚至再次骨折等并发症。对于关节内骨折,克氏针在临床上常作为一种辅助治疗工具。

2. 外固定支架　主要用于不稳定型的关节外骨折、背侧移位明显的骨折、开放性关节内骨折等骨折类型。外固定支架可作为存在明显短缩的粉碎性桡骨远端骨折的首选治疗。与钢板内固定相比,外固定支架在多创伤、严重的粉碎及合并神经、肌腱或血管损伤相关的开放性外伤的情况下具有一定优势。由于外固定支架针孔外露,易引起针道感染,延迟骨折愈合,且外形繁重,影响患者日常工作和生活。

3. **切开复位内固定术** 是目前临床上最常用的手术方式之一,其适应证包括复杂的关节内骨折及各种类型的不稳定骨折。另外,切开复位内固定术还可用于非手术治疗失败、不愈合或畸形愈合的骨折。切开复位内固定术的优势是手术可视,最大限度恢复桡尺骨的解剖结构,恢复关节面平整,固定移位的骨折块,早期进行腕关节功能锻炼。另一方面,切开复位内固定术为有创手术,因此造成血管、神经及周围软组织损伤、术后瘢痕形成、创伤性关节炎、术后慢性痛等并发症的可能性更大。切开复位内固定术手术入路方式包括:掌侧钢板入路、背侧入路和桡骨远端 Henry入路等,临床大多数类型的骨折患者选择掌侧钢板入路。应用髓内钉治疗桡骨远端骨折的临床疗效与掌侧入路钢板固定相似,但髓内钉固定只适用于关节外骨折或简单的关节内骨折。或许在很长时间里,钢板固定仍然是桡骨远端骨折内固定治疗的主流方法。

4. **关节镜下辅助复位固定** 是一种微创技术,很好地弥补了传统手术方法造成的韧带、血管损伤及术后瘢痕形成,甚至瘢痕挛缩、畸形造成腕关节活动受限等缺点。传统手术无法在直视下对关节内骨折精确对位及维持固定,无法处理三角纤维软骨复合体损伤、腕骨损伤(主要是舟骨、月骨软骨面破坏)及腕关节韧带损伤(舟月韧带、月三角韧带撕裂等),可造成腕关节功能丢失严重。关节镜可以镜下直视骨折复位及固定情况,观察关节软骨、韧带的损伤情况,同时做镜下清洁或整复。因此,关节镜辅助切开复位钢板内固定术在处理严重关节内骨折方面具有显著优势。

5. **骨或骨替代物的移植辅助固定** 随着骨替代物研究的迅速发展,在治疗桡骨远端骨折的同时,有时为了达到最佳的治疗效果或是对于老年骨质疏松明显的患者,往往会进行骨或骨替代物的移植。骨或骨替代物移植的适应证包括:①严重的骨质疏松型骨折、再次骨折可能性大或畸形愈合者;②复位后存在严重骨缺损的患者;③严重的粉碎性骨折;④骨折后干骺端压缩、关节面下沉者。但不可否认,骨或骨替代物移植存在来源有限、延长手术时间、增加患者额外痛苦等缺点。骨或骨替代物移植的主要材料包括自体骨移植、异体骨移植和骨水泥,其中自体骨移植临床应用广泛。

6. 髓内钉固定术　适用于稳定的桡骨远端骨折,对于关节内和多发性的粉碎性骨折效果不理想。髓内钉创口小,术后早期可行腕关节全负荷锻炼。但髓内钉对于骨折只能起到稳定支撑的作用,对于关节面的修复效果较差。通过对比掌侧钢板、髓内钉及克氏针的生物力学评价,发现掌侧钢板和髓内钉都能很好地维持解剖复位,但掌侧钢板的生物力学强度高于髓内钉和克氏针。

7. 人工腕关节置换　概念在2009年由Roux首次提出,主要适用于复杂关节内骨折和内固定无法修复的老年粉碎性桡骨远端骨折,同时也是桡骨远端肿瘤的理想选择。对于初期判断不稳定或经保守治疗观察有移位的桡骨远端骨折,无论关节内或关节外,均建议手术治疗,实现稳定固定。当然,桡骨远端骨折治疗原则并非一成不变,骨科临床医师在选择治疗方案时不仅要分清骨折类型,也要结合患者意愿,考虑患者的功能要求、身体条件、经济条件等实际因素。

8. 3D打印在桡骨远端骨折手术中的应用　3D打印应用过程是将CT三维数据导入3D打印机中建模,以离散·堆积/黏合成型技术作为原理打印出实体模型,在模型上模拟手术技术方案并选择贴合适的内固定物,从而指导手术操作过程和治疗,进而实现术前模拟化,可以使手术更加个性化、精准化。

七、中医治疗

(一)汤剂疗法

1. **骨折早期**　局部疼痛剧烈,呈刺痛,痛有定处,肿胀明显,或瘀斑,舌质黯红,苔薄黄或有瘀点,脉弦或结。治宜行气活血,消肿止痛。方用桃红四物汤加减:桃仁 15g,红花 6g,生地黄 10g,当归 12g,川芎 6g,赤芍 12g,延胡索 10g,木香 9g。每日 1 剂,水煎服。骨折伴有腑实证者,去当归,加大黄 10g、延胡索粉 6g;如开放性骨折并创伤感染,热毒蕴结者,去当归,加黄连 9g、黄柏 10g、栀子 9g;如患肢肿胀严重者,可加木通 12g、泽泻 15g。

2. 骨折中期 局部疼痛减轻,肿胀消退,但肢体乏力,活动受限。治宜接骨续筋。方用续骨活血汤加减:当归尾 12g,赤芍 9g,白芍 12g,生地黄 12g,红花 9g,土鳖虫 6g,骨碎补 12g,煅自然铜(先煎)12g,续断 12g,落得打 12g,乳香 6g,没药 6g。每日 1 剂,水煎服。如兼有脾胃虚弱者,加党参 18g、白术 12g、砂仁 9g;如兼有风湿,筋络挛缩者,可加羌活 10g、独活 9g、防风 9g。

3. 骨折后期 筋骨虽续,肝肾已虚损,筋骨痿弱。治宜补益肝肾。方用补肾壮筋汤加减:熟地黄 15g,川续断 15g,杜仲 15g,当归 10g,牛膝 10g,山茱萸 10g,茯苓 10g,白芍 10g,五加皮 10g,青皮 5g。每日 1 剂,水煎服。如患者面色苍白,气血亏虚者,可加黄芪 30g、白术 15g、龙眼肉 30g;如风寒湿邪乘虚而入,侵袭经络、骨节,留而成痹,天阴下雨即酸痛者,可加麻黄 9g、桂枝 12g、细辛 3g。

(二)中成药疗法

1. 独一味软胶囊 口服,每次 3 粒,每日 3 次,7 日为 1 个疗程。适用于骨折早期及手术后 1 周内炎症水肿。

2. 七厘胶囊 口服,每次 3 片,每日 3 次,7 日为 1 个疗程。适用于骨折早期,局部肿痛,活动不利。

3. 三七活血接骨胶囊 口服,每次 4 粒,每日 3 次,连续治疗 4 周。

4. 治伤跌打丸 口服,每次 1 丸,每日 2 次,10—15 岁 1 次半丸,10 岁以下酌减。

5. 国产血竭胶囊 口服,每次 4～6 粒,每日 3 次;外用,取内容物适量,敷患处或用酒调敷患处。

6. 云南跌打止血散 口服,每次 0.25～0.5g,每日 4 次,儿童酌减。外用以适量水或黄酒调敷患处。遇较重之跌打损伤者，可先用黄酒送服保险子 1 粒。

7. 三花接骨散　口服，每次 5g，每日 2 次。14 日为 1 个疗程。可连续服用 2 个疗程，或遵医嘱。

8. 八厘散　每次 3.5g，每日 2 次，温黄酒或温开水送服。

9. 骨肽注射液　每次 10～20ml，加入 0.9％氯化钠溶液中静脉滴注，每日 1 次，2 周为 1 个疗程。适用于骨折后期，局部已无疼痛，但骨折仍未愈合。

10. 少林正骨精　搽于患处，亦可沐浴时用，每日数次。

11. 治伤散　每次 1～1.5g，每日 1～2 次，用温黄酒或温开水送服，或遵医嘱。用白酒或醋调敷患处。

(三)正骨疗法

1. 手法复位

(1)伸直型骨折：复位手法较多，现将常用的 5 种手法介绍如下。①牵拉复位法：适用于骨折断端向掌侧成角或骨折断端向背侧移位，但骨折线未进入关节，骨折不粉碎者。患者坐位，老年患者可选卧位，肘部屈曲 90°前臂中立位。一助手握持上臂，医者两手紧握手掌，两拇指并列置于远侧端的背侧，其他四指并列置于腕掌部，扣紧大小鱼际处。先顺势拔伸牵引 2～3 分钟，待重叠移位完全矫正后，将前臂旋前，并利用牵引力，顺纵轴方向骤然猛抖，使之加大牵引力或对位，同时迅速尺偏掌屈。尺偏掌屈时，不要旋转，骨折即可复位。②手掌向下一人整复法：此法适用于嵌入或重叠移位不严重，肌肉不发达患者。患者取坐位，患肢前臂旋前，手掌向下，亦可将前臂置于台上，患腕垫以软枕，骨折远端以下垂于台旁。医者一手握前臂下段，另一手握腕部，两手沿原移位方向拔伸牵引，至嵌入或重叠移位矫正后，握前臂的拇指置于骨折远端的背侧向下按压，握腕部之手将患腕屈曲向下牵引以矫正背侧移位。然后再略向尺侧牵引，同时握前臂之拇指改置于骨折远端之桡侧，用力向尺侧按捺，以矫正其向桡侧移位。③手掌向上一人整复法:此法适用于嵌入或重叠移位不严重,肌肉不发达患者。患者取坐位或仰卧位,将患肢前臂旋后,掌心向上置于平板上。医者一手压在腕上桡骨近折处,另一手握腕部,两手沿原移位方向拔伸牵引,待嵌入或重叠移位矫正后,握腕部之手将腕关节掌屈,并用力向掌侧、尺侧提抽,以矫正向掌侧成角和骨折远端向桡侧移位,使之复位。④反折旋转复位法:此法适用于重叠移位较小且骨折线未进入关节面,骨折段完整者。患者坐位或平卧位,患肢外展,前臂中立位或旋前位,手掌向下。助手两手环握前臂下段,医者两手紧握手掌,两拇指并列置于骨折远端背侧,其余四指及腕掌部扣紧大小鱼际处,先顺势拔伸牵引2~3分钟,在重叠移位矫正同时,医者两拇指将骨折远端用力向下按压,扩大向掌侧成角,使两骨折端背侧骨皮质相互抵触。然后用两示指将骨折向上顶起,同时将腕关节迅速掌屈,并向尺侧旋转,使之复位。⑤提按复位法:此法适用于老年患者、骨折线进入关节、骨折粉碎者。患者坐位或平卧位,肘关节屈曲90°前臂中立位。一助手握持患手拇指及其他四指,另一助手紧握患肢上臂下段,两助手行拔伸牵引,持续2~3分钟,使骨折断端的嵌入或重叠移位得以矫正,旋转移位也应注意矫正。医者立于患侧,一手握住前臂下段将骨折近端向桡侧推挤,另一手握掌、腕将骨折远端向尺侧推挤,握手部的助手同时使患腕向尺侧偏斜,以矫正骨折远端的桡侧移位。然后医者两手示、中、环三指重叠,置于近端的掌侧,向上端提,两拇指并列顶住远端的背侧,向掌侧挤按,握手部的助手同时将患腕掌屈,以矫正掌、背侧移位。待骨折移位完全矫正、腕部外形恢复正常后,医者一手托住手腕,另一手拇指沿伸屈肌腱由远端向近端推按,理顺肌腱,使之恢复正常位置。

(2)屈曲型骨折:①一人复位法,患者坐位,患肢前臂旋前,手掌向下。医者一手握前臂下段,另一手握腕部,两手先顺势拔伸牵引,待嵌入或重叠移位矫正后,握前臂之拇指置于骨折远端桡侧向尺侧按捺,同时将腕关节尺偏,以矫正其向桡侧移位。然后拇指置于骨折背侧用力向上端提,同时将患腕背伸,使之复位。②三人复位法,患者坐位,肘关节屈曲至90°,前臂中立位或旋后位。一助手持握手指,另一助手握上臂下段,两助手拔伸牵引2～3分钟。待嵌入或重叠移位矫正后,医者用两手拇指由掌侧将骨折远端向背侧推挤,同时用示、中、环三指将骨折近端由背侧向掌侧按压,与此同时牵引手的助手徐徐将腕关节背伸、尺偏,使之固定。

2. 固定　复位后,在维持牵引下,用4块夹板固定,如肿胀明显,敷消肿膏。①伸直型骨折:在骨折远端背侧和近端掌侧分别放一平垫。在骨折远端的背、桡侧先放一横挡纸垫,一般长6～7厘米,如放横挡,则背侧不再放横垫。压垫固定妥后,再放上夹板,夹板上端达前臂中上1/3,背侧夹板和桡侧夹板的下端应超过腕关节,限制手腕的桡偏和背伸活动,而掌侧和尺侧夹板不超过腕关节。②屈曲型骨折:在远端的掌侧和近端的背侧各放一平垫,桡侧和掌侧夹板下端应超过腕关节,限制手腕的桡偏和掌屈活动。尺侧和背侧夹板不超过腕关节。

上述方法,在压垫、夹板放妥后,扎上3条布带,布带扎敷松紧适宜,以布带上下可移动1厘米为度。后将前臂悬吊于胸前,保持固定4～5周,儿童患者则固定3周左右。

(四)经穴治疗

1. 体针

取穴:阿是穴、太溪、足三里、曲池、合谷。

治法:新伤急性期,以邻近取穴为主,在疼痛剧烈处以泻法进针可收到止痛消肿,舒筋活络等效果。骨折中后期,用补法针刺太溪、足三里、曲池、合谷穴。每次20分钟,每日3次。骨折后期可选择掌、腕关节处艾灸,每次20分钟,每日3次,促进腕部功能恢复。

2. 推拿按摩

(1)骨折早期:局部肿胀、疼痛,可在手法整复,骨折移位完全纠正后,运用轻柔手法,如推法、捋顺法、点法、摸法等。复位后,用手指沿肌腱走行方向由近向远端推按,舒顺筋腱,使之恢复正常位置。

(2)骨折中期:局部肿胀已消,但仍有疼痛,可选择捋顺法、搓抖法、拿捏法、揉法、拨络法等。

(3)骨折后期:去除外固定后,关节功能受限,可选用拨络法、关节屈伸法、推法、旋转摇晃法等多手法综合运用。

3. 中药外敷

(1)取侧柏叶 2 份,黄柏 1 份,大黄 2 份,薄荷 1 份,泽兰 1 份。共研细末,以水、蜜糖煮热,调成厚糊状,外敷患处。适用于骨折初期。

(2)取五加皮 2 份,地龙 2 份,乳香 1 份,没药 1 份,土鳖虫 1 份,骨碎补 1 份,白及 1 份。共为细末,用蜂蜜调成厚糊状,外敷患处。适用于骨折中期。

(3)取土鳖虫、血竭、红花、龙骨、乳香、没药、升麻、菖蒲、穿山甲、当归、川芎各等分。磨粉外敷,并加以轻柔地按摩,5 日换药 1 次,一般可持续用 2 个月左右。

(五)饮食治疗

1. 取红花、苏木、当归各 10g,红糖、白酒各适量。先煎红花、苏木,然后加入当归、白酒再煎,煎好后过滤取汁,去渣,兑入红糖,分 3 次饭前温服。适用于骨折初期。

2. 取桃仁 10~15g,大米 30~60g。将桃仁捣烂如泥,加水研汁去渣,以汁煮大米为稀粥。每日分 2 次空腹温服。适用于骨折初期。

3. 取猪蹄筋 60g,猪骨 1000g,花生肉 60g,千斤拔 90g,胡桃肉 60g,大枣 5 个。猪蹄筋用温水浸泡,洗净,切碎;猪骨洗净,斩碎。花生肉、胡桃(去壳)、大枣(去核)、千斤拔洗净,与猪筋、猪骨一起放入锅内,加清水适量。大火煮沸后,小火煲 3 小时,调味食用。适用于骨折后期。

4. 取鸡爪 10 只,猪蹄筋 60g,芡实 60g,怀山药 60g,蜜枣 6个。猪蹄筋浸泡、切碎、洗净,鸡爪用开水烫过,去皮及爪甲,洗净,一起放入沸水锅内,大火煮 5 分钟,取出备用。蜜枣(去核)、芡实、怀山药洗净。与鸡爪猪蹄筋一起放入锅内,加清水适量,大火煮沸后,小火煲 3 小时,调味食用。适用于骨折中后期。

(六)其他治疗

1. 温热敷

(1)取伸筋草 20g,透骨草 20g,桂枝 10g,桑枝 10g,苏木 15g,川椒 10g,乳香、没药各 10g,当归 12g,川芎 12g,海桐皮 20g,丝瓜络 15g,路路通 15g,木瓜 15g。每日 1 剂,每日 2 次,上药加水煎煮,趁热先熏蒸后淋洗患处,时间 20 分钟,治疗 3 周。

(2)取伸筋草 15g,透骨草 15g,荆芥 9g,防风 9g,红花 9g,千年健 12g,刘寄奴 9g,桂枝 12g,苏木 9g,川芎 9g,威灵仙 9g。解除夹板固定后,煎水熏洗患肢,每日 1 剂。适用于骨折后期。

(3)取天仙藤 15g,透骨草 15g,鸡血藤 15g,当归 15g,钩藤 15g,伸筋草 10g,刘寄奴 10g,蒲公英 10g,白及 10g,苏木 10g,赤芍 10g,木瓜 6g,乳香 10g,红花 6g,艾叶 6g,桂枝 5g,加水煎煮,趁热先熏蒸后淋洗患处,1 剂药用 2～3 日,每日 1～2 次。

(4)取骨碎补、伸筋草、五加皮、桑寄生、苏木、路路通、生木瓜、生南星各 60g。混合后加水 500ml,煎沸 20～30 分钟后,将患肢置于其上进行熏蒸,当温度适宜后再接洗患肢。适用于骨折后期解除固定之后。每日 1～2 次。

(5)取海桐皮 6g,透骨草 6g,乳香 6g,没药 6g,当归 5g,川椒10g,川芎 3g,红花 3g,威灵仙 3g,甘草 3g,防风 3g,白芷 2g。上药共为细末,布袋装,煎水熏洗患处,每日 2～3 次。适用于骨折中后期关节强直拘挛、疼痛者。

(6)取海桐皮、五加皮各 50g,木瓜、桑枝、寻骨风、伸筋草、刘寄奴各 30g,蒲公英、制乳香、制没药各 20g。每剂用水浸泡后煮沸,将受累关节放于药热气中熏蒸,待热气消退后将关节置于药汁中反复泡洗到药汁变冷。每次不少于 10 分钟。每日 2 次,熏洗后用热毛巾敷于关节上 2 分钟,同时进行主动或被动关节屈伸锻炼。1 剂药可反复用 1 周。适用于骨折复位解除固定后关节屈伸不利或肿胀不消者。

2. 康复锻炼　骨折复位固定后,即鼓励患者开始积极进行指间关节、掌指关节屈伸锻炼及肩、肘关节的各向活动。拆除外固定后,做腕关节的屈伸、旋转和前臂的旋转锻炼,以促进关节功能的修复。2 周后可进行腕关节背伸和桡侧偏斜活动及前臂旋转活动的练习。开始轻度活动,如无不适,再逐渐增加活动范围和强度。切忌盲目活动,以免骨折再移位。3～4 周后解除外固定,充分练习腕关节的屈伸、旋转活动和尺侧、桡侧偏斜活动。腕关节的功能是手的各种精细活动的基础,因此要特别重视。利用健手帮助患侧腕部练习,是一种简便而有效的方法。如以两手掌相对练习腕背伸,两手背相对练习掌屈。也可利用墙壁或桌面练习背伸和掌屈。

八、预防与调护

1. 骨折固定期间要注意肩、肘及手指的活动锻炼。尤其老年患者,要防止肩关节僵硬。

2. 3～4 周解除固定后应做腕关节伸屈活动。

第十四节　腕骨骨折

腕骨骨折是一种较为常见的骨折疾病,多表现为疼痛、肿胀、腕关节僵硬,或腕关节活动受限等,严重影响患者的日常生活和工作质量。腕骨骨折患者占四肢骨折患者总数的 14%,此类骨折多由外伤造成,老年及骨质疏松患者多发。腕骨骨折种类较多,并且存在一定的潜伏期,大部分骨折患者只在感觉疼痛后才会去医院就诊。

一、解剖特点

腕骨是短骨(图 2-21),位于手骨的近侧部,共有 8 块,分为两列,每列各 4 块,均以其形状命名。腕骨包括:与桡骨相连的近侧列的舟骨、月骨、三角骨、豌豆骨,以及与掌骨相连的远侧列的大多角骨、小多角骨、头状骨、钩骨。

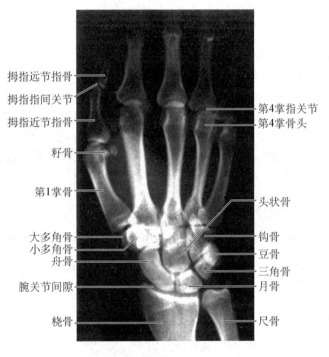

拇指远节指骨
拇指指间关节
拇指近节指骨
籽骨
第1掌骨
大多角骨
小多角骨
舟骨
腕关节间隙
桡骨

第4掌指关节
第4掌骨头
头状骨
钩骨
豆骨
三角骨
月骨
尺骨

图 2-21　腕骨正常正位平片

腕关节是一个三自由度关节,具有掌屈背伸、桡尺偏斜、前后旋转及环绕四种运动形式。腕运动源于外在肌肉的作用,远排腕骨因与掌骨紧密相连,与手一起活动,可看成是一个运动单位。屈伸时,远近两排腕骨一同屈伸,呈同向运动。桡尺偏时,两排腕骨为相向运动,即桡偏时远排腕骨桡侧移位和背伸,近排腕骨尺侧移位和掌屈;尺偏时远、近两排腕骨运动方向又各自反过来。月骨运动源于两侧骨间韧带牵拉及远侧头状骨的推挤,舟骨是它们运动的连杆。腕骨掌、背侧韧带向三角骨聚拢,三角钩骨间关节活动由此传至其他各个腕骨,引发腕骨旋转。腕掌屈及桡偏时腕骨旋前,背伸及尺偏时旋后。其活动度为:掌屈背伸幅度在 $112°\sim170°$,掌屈 $70°\sim80°$,背伸 $50°\sim60°$,但有明显的个体差异;桡尺偏斜幅度在 $40°\sim60°$,桡偏 $20°$,尺偏 $30°$,个体差异也明显。旋前旋后主要源于下桡尺关节,旋前 $85°$,旋后 $90°$;其次源于腕骨,平均幅度只有 $7°$,轴心位于三角骨处。环绕系上述三种运动的综合;功能运动即日常生活所需的运动幅度。一般认为,腕关节在背伸 $10°$、掌屈 $35°$ 就可以完成大多数的日常活动。

二、骨折分类与类型

1. 舟骨骨折　是最常见的腕骨骨折,延迟愈合率、不愈合率和缺血坏死率都远远高于其他腕骨,常引发创伤性关节炎,导致腕关节运动功能障碍。舟骨骨折的误诊、漏诊,骨不愈合或延迟愈合、缺血性坏死等仍是需要迫切需要解决的难题。舟骨骨折的分类方法甚多。其中,按骨折部位、稳定程度分类更具实用价值。

(1)按骨折部位分类:①舟骨结节骨折,因有关节囊及韧带附着,多为撕脱骨折。结节处有滋养血管进入,供血至远侧 $1/4\sim1/3$ 的舟骨,鲜有不愈合。②远侧 $1/3$ 骨折,舟骨远端血液循环较好,愈合多不成问题,但时间稍长。③腰部骨折,最常见。滋养血管由腰或其远侧入骨,供血至近侧 $2/3\sim3/4$ 舟骨。血管入骨远侧骨折,愈合多无问题。近侧骨折,于骨内逆行至近端的血管必有损坏,舟骨近端血液循环不良,愈合所需时间较长,且有 30% 的骨折不愈合。④近侧 $1/3$ 骨折,由腰入骨的逆行血管随之断裂,舟骨近端没有血液供应,骨折不愈合或近端缺血坏死常见。

(2)按骨折损伤时限、稳定程度分类:①新鲜与陈旧骨折,损伤时间不足4周的为新鲜骨折;超过4周但又短于6个月的陈旧骨折。②稳定与不稳定骨折,无移位或侧方移位幅度<1毫米的骨折为稳定骨折;侧方移动>1mm的骨折有背向成角移位的骨折、腕骨脱位的骨折为不稳定骨折。后者通常并发有严重的软组织损伤,诊治如有延误,容易出现不愈合和骨坏死,发生率高达50%。③水平斜形骨折、横形骨折、竖直斜形骨折、撕脱骨折和粉碎骨折,前3种骨折多发生于腰部,后2种骨折多见于结节部。水平斜形骨折时,骨折断面与关节纵轴垂直与舟骨纵轴交叉,承受的剪力小,因而较稳定,容易愈合。横形骨折的断面与关节纵轴交叉与舟骨纵轴垂直,存在剪力,愈合时间较长。竖直斜形骨折较少见,断面与关节纵轴近于平行,剪力甚大,稳定性差,易于出现移位、延迟愈合和不愈合。④舟骨结节骨折、远侧1/3骨折、腰部骨折和近侧1/3骨折,结节骨折为关节外骨折,较少见,少有血供障碍而且也相对稳定,用石膏外固定多可获得满意的愈合。远侧1/3骨折多为横形骨折,通常可如期愈合。腰部骨折最多见,占舟骨骨折的40%~80%,有骨折不愈合、延迟愈合、近侧骨折段坏死、骨折畸形愈合等并发症。近侧1/3骨折,由于近侧断端缺少血液供应,不愈合和骨坏死率高于前几种骨折。⑤完全与不完全骨折后者较少见,预后良好。

2. 月骨骨折 临床上较少见。急性骨折患者常有腕过度背伸外伤史,月骨背侧肿痛和局部压痛,关节运动受限。疲劳性骨折多无明确外伤史,而且症状轻微。常规体位X线片检查可见月骨背侧角骨折,体部骨折由于骨影遮掩多显示不清,需做体层摄影或CT、MRI检查方能确诊。月骨密度增高、碎裂、塌陷或变形,提示已有坏死发生。

3. 三角骨骨折 以横形骨折、背侧骨折及背侧撕脱骨折常见,受伤多为腕关节过度背伸和旋转暴力,也可为直接暴力所致,往往伴发腕关节其他结构的损伤。其中,背侧骨折最常见,系腕过度背伸尺偏时钩骨或尺骨茎突与之相撞的结果。撕脱骨折源于背侧韧带的牵拉。横形骨折可为正位 X 线片所显示。背侧骨折,除了侧位 X 线片之外,还需拍摄腕关节稍旋前的后前斜位片,后者三角骨与月骨影像重叠轻,能清楚地显示三角骨背侧部,对诊断有很好的帮助。X 线片检查显示不良者,做体层摄影或 CT 检查即可明确诊断。

4. 豌豆骨骨折、脱位　多由于直接暴力引起,如患手或腕部尺侧于腕背伸位受伤,小鱼际肌部最先着地,豌豆骨直接触地引起骨折,或致伤物直接挤压和压砸腕尺侧引起。而腕关节强力背伸引起尺侧腕屈肌剧烈收缩,可导致豌豆骨撕脱骨折。直接或间接暴力也可引起豌豆骨关节半脱位或完全脱位。豌豆骨局部可有肿胀、疼痛和压痛,部分患者可并发尺神经嵌压症状。腕关节旋后 $20°\sim45°$ 的前后斜位或腕管位 X 线片,可清楚地显示豌豆骨。有下列情况者可诊断为豌豆骨半脱位:①豌豆骨关节间隙>4 毫米;②豌豆骨、三角骨关节面不平行,成角>20°;③豌豆骨远侧部或近侧部与三角骨重叠区超过关节面的 15%。摄影时腕关节应保持在中立位,因为腕关节屈伸活动可使豌豆骨出现大幅度位移,影响诊断的准确性。X 线片检查诊断不明确,可做体层摄影或 CT 检查。

5. 大多角骨骨折　多由沿拇指轴向传导的暴力撞击大多角骨引起,也可由直接暴力引起。分为大多角骨体部骨折和结节部骨折,前者常见。拇内收位,暴力沿第 1 掌骨纵轴向近侧传导,可致大多角骨关节面骨折。作用在腕骨弓上的直接外力,可致屈肌支持带在大多角骨结节止点处的撕脱骨折。手后前斜位 X 线片可清楚地显示大多角骨及第 1 掌骨基底。如有大多角骨结节骨折,需摄腕管位 X 线片或做 CT 检查。腕关节桡侧疼痛及压痛,拇指纵向挤压试验阳性。骨折块如进入腕管内,可引起正中神经嵌压的表现。

6. 小多角骨骨折、脱位　小多角骨骨折少见,多并发第 2、3

掌骨基底骨折或脱位。由通过第 2 掌骨传导的轴向暴力作用于小多角骨,引起小多角骨骨折或脱位。局部肿胀、疼痛和压痛。骨折块有时移向掌侧,可引起腕管内正中神经嵌压。常规 X 线片可见到骨折线,当第 2、3 掌骨基底骨折或脱位存在时,应高度注意小多角骨骨折或脱位的发生;X 线片不能确定时,体层摄影或 CT 检查可帮助明确诊断。

7. 头状骨骨折　单独发生或与腕关节其他结构损伤共同存在。头状骨位于诸腕骨中央,单独发生骨折脱位的机会很少,多与掌骨或其他腕骨合并损伤,如头舟骨综合征(舟骨与头状骨同时骨折,经舟骨、头状骨月骨周围骨折、脱位等)。当腕关节受到过度背伸暴力作用时,头状骨可与桡骨远端腕关节面背侧缘相撞击,发生头状骨颈部骨折,近侧骨折段可旋转 90°或 180°。腕过度掌屈也可导致头状骨骨折。头状骨骨折后近侧段可能会出现缺血坏死,治疗时应予以注意。腕背侧或头骨背侧疼痛、肿胀、压痛,关节活动受限。有严重旋转移位的头骨骨折可引起正中神经压迫症状。临床高度怀疑骨折而 X 线片无异常发现者,可做体层摄影或 CT 检查,以减少漏诊。

8. 钩骨骨折　可发生在钩骨体远侧或近侧部。远侧部骨折多见,损伤暴力多从第 5 掌骨向近侧传导,可伴有第 4、5 腕掌关节背侧脱位,直接暴力也可造成钩骨体骨折。近侧部骨折多由于腕关节极度背伸和尺偏时钩骨与月骨强力相互撞击引起。钩骨骨折由直接暴力或腕关节极度背伸时屈肌支持带和豆钩韧带紧张造成对钩骨的牵拉引起。钩骨局部有深压痛,疼痛范围弥漫,肿胀常不明显,局部组织水肿和出血可累及尺神经,引起相应的神经嵌压症状。陈旧骨折可引起小指指屈肌腱断裂。如骨折有移位或合并腕掌关节脱位可导致腕关节尺背侧隆凸畸形。腕正位 X 线片可显示钩骨骨折及脱位。腕管位、旋后 20°前后斜位 X 线片或 CT,观察钩骨骨折更清楚。

三、病因

1. 在腕骨骨折中,以舟骨骨折最为多见,占全身骨折的 2%～7%,腕骨骨折的 70% 左右。由于舟骨血供特点和在腕骨排列中独特的解剖位置与功能,以及目前诊断技术、治疗方法的不规范,在临床诊断和治疗上国内尚存在很多问题,如新鲜舟骨骨折的漏诊率高和晚期舟骨骨折不连、骨坏死及多并发腕关节不稳定等,导致临床治疗的困难和治疗时间过长,常遗留腕关节的疼痛和不同程度的腕关节功能丧失,甚至发生创伤性关节炎,是临床亟待解决的重要课题。

2. 月骨骨折可来自外力的直接打击,造成月骨的纵向劈裂、碎裂或部分骨小梁断裂。但多数患者为间接外力所致,均有腕关节过度背伸的外伤史,如滑倒、坠落时以手掌支撑地面等。腕关节过度背伸的过程中,头状骨与月骨发生撞击,而发生月骨冠状面横断骨折,骨折线多位于月骨体的掌侧半。在负向尺骨变异时,月骨内、外侧面受力不均匀,而出现矢状面骨折。腕关节的过度屈伸时,起止于月骨的韧带受到紧张牵拉,易发生月骨的掌、背侧极撕脱骨折。月骨背侧极骨折,亦可因桡骨远端背侧关节缘的撞击所致。同时,月骨在轻微外力的长期作用下,受到桡骨与头状骨的不断挤压,亦可发生月骨疲劳性骨折及骨内微血管网损伤。由于症状轻微,易被忽视,而发生月骨的缺血性坏死。

3. 三角骨骨折多发生于腕关节过度背伸、尺偏和旋前位时遭受暴力所致,为月骨周围进行性不稳定的 1 期表现。远侧骨折段与月骨周围的腕骨一起向背侧移位,近侧段与月骨的对应关系不变,称经三角骨月骨周围性脱位。在腕关节过伸和尺偏时,可发生钩骨或尺骨茎突与三角骨撞击,导致三角骨背侧部骨折,或因韧带牵拉导致三角骨掌、背侧的撕脱骨折。直接暴力亦可导致三角骨体部的骨折。

4. 直接暴力是豌豆骨骨折的主要原因,系滑倒、坠落时腕关节呈背伸位,豌豆骨直接触地所致,分为线状和粉碎性骨折。多有腕部复合性损伤;如腕关节的突然强力背伸,尺侧腕屈肌会剧烈收缩以抗衡暴力作用,维持关节稳定,这种间接暴力可致豌豆骨的撕脱骨折。直接或间接暴力均可致豆三角关节发生脱位或半脱位。

四、诊断

(一)症状与体征

1. 患者通常为青壮年男性,多为腕关节强力伸的外伤。关节桡侧肿痛,解剖鼻烟窝变浅。运动幅度减小或正常,舟骨结节或解剖鼻烟窝有局限性压痛。纵向挤压拇指有时可诱发骨折部位疼痛。

2. 腕骨骨折以舟状骨骨折最多见,多发生于青壮年。在前仆跌倒时,手掌着地,手桡偏背侧伸,易发生此类骨折。新鲜腕舟状骨折,鼻烟窝处多肿胀,明显压痛。桡偏腕关节或叩击第2、3掌骨头部,腕部可剧痛,X线片可确诊。但裂纹骨折早期X线片可能为阴性,临床诊断可疑,应按此骨折处理,2周后拍片复查,可能显示出骨折线。腕部其他骨折多为撕脱或碎片骨折。如钩状骨钩突骨折,可切除骨块。豌豆骨、大多角骨撕脱骨折,如移位不大,可以掌屈位石膏托固定4周。三角骨背侧撕脱骨折,以腕背伸石膏固定4周。

3. 较少出现单纯的月骨骨折。其他腕骨骨折则多为撕脱骨折和小片骨折,损伤率按由大到小的顺序依次为三角骨、大多角骨、豌豆骨、钩状骨、头状骨及小多角骨。腕舟骨骨折后,腕关节桡侧出现局部肿胀、疼痛、功能障碍、骨擦音或畸形,以鼻烟窝部表现最为明显,"鼻烟窝"变浅,甚至消失,腕关节活动严重受限。沿第1、2掌骨纵向挤压疼痛加重。腕舟部旋前30°、45°、60°的腕部尺侧斜位片易发现骨折线。

4. 大多角骨骨折的损伤是由于拇指遭受外力时,轴向暴力经第 1 掌骨向近侧直接撞击大多角骨而发生体部骨折。间接暴力亦可迫使腕关节背伸和桡偏,大多角骨在第 1 掌骨和桡骨茎突下发生骨折。结节部骨折既可来自直接暴力,如腕背伸滑倒,大多角骨与地面直接撞击所致;又可来自间接暴力,如腕屈肌支持带的强力牵拉等。

5. 小多角骨骨折极少发生,多并发第 2、3 掌骨基底骨折或脱位。在轴向暴力作用下,第 2 掌骨向近侧移位并与小多角骨相互撞击,导致骨折或小多角骨背侧脱位。陈旧性小多角骨脱位,因合并附着韧带及滋养动脉的撕裂,易发生缺血性坏死。

6. 头状骨骨折损伤是由于腕关节在掌屈位时,外力直接作用于头状骨,可造成头状骨体部的横形骨折或粉碎性骨折;间接暴力多发生在腕关节桡侧损伤、舟月分离或舟骨骨折后,系腕关节过度背伸、头状骨与桡骨远端关节面背侧缘相互撞击的结果,多见于颈部骨折。骨折后的腕关节继续背伸,可导致骨折远、近侧段分离,无韧带附着的近侧段相对于远侧段约呈 90° 的旋转移位。暴力作用消失后,腕关节由过度背伸恢复到自然状态下的屈、伸体位,会加剧近侧端的旋转,使之呈 180° 旋转移位。因此,间接暴力所致头状骨颈部骨折为不稳定骨折,且移位的近侧端(头部)易发生缺血性坏死。

7. 钩骨体部骨折多见间接暴力,偶尔由直接暴力所致,可分为远侧部和近侧部骨折两类,以远侧部骨折较多见。钩骨钩骨折多见于运动性损伤,直接暴力可发生于球拍对钩骨钩的撞击,而导致钩骨钩基底的骨折。间接暴力为腕关节过度背伸时,腕横韧带和豆钩韧带对钩骨钩的牵拉所致钩骨钩尖端的骨折。

(二)辅助检查

1. X 线检查　常规检查,因腕骨骨影重叠明显,容易漏诊。①舟骨骨折:对常规腕关节正、侧位 X 线平片疑有舟骨骨折的病例,采用腕关节舟骨位检查,即腕关节背伸 20°、最大尺偏后前位,或握拳最大尺偏后前位;舟骨位 X 线平片可清晰观察是否存在舟骨骨折(图 2-22)。②大多角骨骨折：对常规腕关节正、侧位 X 线平片疑有大多角骨骨折者，采用腕关节旋前斜位检查，即腕关节旋前 45°，此体位可清晰显示大多角骨。③钩骨钩和豌豆骨骨折：对常规腕关节正、侧位 X 线平片疑有钩骨钩和豌豆骨骨折，采用腕管切位像检查，即手掌平放于暗盒，腕关节最大背伸，X 线呈 45°投射，此体位 X 线平片可较好显示钩骨钩及豌豆骨。

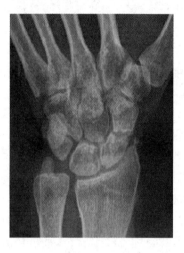

图 2-22　腕骨骨折的正位平片

腕舟状骨骨折，舟骨腰有一骨折线，骨折无明显移位；应注意早期常不能很好显示骨折线而被遗漏。

2. **腕关节造影**　通过腕关节造影，可直接观察舟骨骨折的骨折线及有无连接，软骨有无损伤，舟骨与其他腕骨间韧带是否断裂，是否有滑膜炎及其程度与范围等。

3. **腕关节镜**　在镜下可直接观察舟骨的骨折线，是否移位和缺损，关节软骨及骨间韧带有无损伤等，是一有价值的诊断方法。

4. **CT 检查**　由于 CT 能得到腕关节的不同横断面图像，对于舟骨骨折、移位和骨不连是一种有决定意义的诊断方法,在国外已作为常规进行的术前、术后检查。CT 的最大优点是可在横断面观察舟骨,观察范围广,1 毫米的骨折线或骨分离均可有良好的图像显示,并可沿舟骨长轴做横断像观察。

5. MRI 检查　MRI 对腕骨的缺血性变化显示了非常敏感的反应,这种性质对舟骨骨折、骨坏死的临床诊断是非常有用的。在 T_1 加权像骨折线表现为低信号区,舟骨的缺血性改变亦为低信号区。而在 T_2 加权像远位骨折端表现为高信号时,表示为骨折的愈合期;近位骨折端的低信号表示骨的缺血性改变;点状信号存在于等信号区域表示缺血性改变有明显恢复。这些变化突破了 X 线诊断的界限,对舟骨骨折的早期诊断和骨折的转归判定有重要意义。

(三) 鉴别诊断

腕关节疼痛、局部压痛时还要考虑以下疾病:①腕关节软组织肿物或骨肿瘤,如腕骨内腱鞘囊肿、骨样骨瘤等;②腕关节韧带损伤等;③腕骨无菌性缺血坏死。

五、并发症

腕骨骨折大多为关节内骨折,且腕骨尺寸小,血液供应复杂,骨折不愈合、骨坏死、创伤性关节炎等并发症最为常见,表现为腕关节疼痛、无力等,通常需要手术干预。其他并发症包括:①腕关节僵硬;②腕关节软不稳定,关节力量弱;③感染、慢性疼痛综合征等。

六、西医治疗

1. 舟骨骨折　新鲜骨折多采取闭合复位外固定,如经济条件和技术水平具备也可行加压螺丝钉内固定。舟骨结节骨折为关节外骨折,移位多不明显,前臂管型石膏或石膏托固定 6 周多可愈合。移位显著者需做切开复位内固定。

（1）稳定骨折：先用长臂管型石膏固定，6周后换成前臂管型。远侧1/3及腰部骨折固定10～12周多可愈合，近侧1/3骨折则要固定12～20周。前臂旋转可致桡腕掌侧韧带张力不断变化，有碍于骨折愈合。用长臂管型石膏做固定，限制前臂旋转，其疗效明显优于前臂管型。固定时拇指通常取对掌位，腕取中立位或轻度掌屈桡偏位，前臂中立位或轻度旋前位。复查时，如患者无不适主诉，石膏无松动和破损，固定效果良好，可戴石膏行体层摄影或CT检查，不必非拆开石膏做X线片摄影不可，以免干扰骨折的正常愈合过程。伤后就诊较晚，或未经过正规治疗骨折线已有吸收，或骨折块有轻度囊性变，或有轻度硬化者，闭合复位长臂管型石膏固定，仍有愈合可能。但所需时间较长，有时甚至长达一年，严重影响患者生活及工作质量，如患者同意，可行切开复位、植骨内固定手术治疗，促进骨折愈合，缩短疗程。在患者经济条件允许，具备一定技术和设备条件的情况下，即使是稳定的舟骨骨折，也可行切开复位，同时应用坚强的内固定，如ASIF空心钉、Herbert钉等，其优点是可以早期开始功能锻炼，减少因长期制动引起的腕关节运动功能障碍，大多数患者可获得正常或接近正常的腕关节运动功能。

（2）不稳定骨折：先行闭合复位，成功者做经皮穿针内固定，失败者做切开复位、克氏针或螺丝钉（加压钉或Herbert钉）内固定。舟骨血液供应主要来自背侧滋养动脉，切开复位以掌侧入路为妥，以减少对舟骨血供的损伤。陈旧不稳定骨折宜行手术治疗，复位后植骨、内固定，同时可切除桡骨茎突，以避免创伤性关节炎的发生。

（3）粉碎性骨折或有背向成角移位者：掌侧皮质多有缺损，切开复位时需先做植骨矫正畸形，然后再穿针或钉固定。

（4）切开复位内固定术后处理：从即时运动到长臂石膏管型固定，分歧甚大。一般来说，断面较完整，两侧均有血液供应，固定牢靠者均可早期活动；反之，则要制动一段时间，视骨折碎裂、复位稳定程度而定。使用内固定不会缩短骨折愈合时间。早期活动并不代表骨折愈合之前腕可负重,用支具做保护性制动还是必要的。

(5)骨折不愈合的处理:舟骨骨折不愈合原因有三。①治疗延误;②骨块缺血;③治疗不当或操作粗暴。视患者年龄、健康状况、患者对腕部功能要求、不愈合时间的长短、腕关节活动度存留、血液供应、骨折块移位及关节退行性改变的情况,决定治疗方式及方法。当骨折块位置及局部关节情况良好,患者年轻体壮,应考虑采用促使骨折愈合的手术方法。当患者年长,腕关节功能尚好,可采取非手术治疗,减少腕部活动及用力。当腕关节疼痛日渐加重,活动受限,且骨折周围关节已有明显退行性关节炎,则考虑做关节成形术或关节融合术。结节不愈合,如与桡骨茎突相撞击,可手术切除。其余部位的骨折,多有背向成角移位,致舟骨短缩,关节软骨压力增加,关节无力及疼痛,运动功能障碍。治疗首选切开复位植骨内固定。

内固定和植骨,可单独使用或联合应用。常用的内固定物有克氏针、螺钉。常用的植骨方法有:①髂骨取骨,做成骨栓,然后穿入预先钻好的跨越骨折线的孔道,空隙处再填以碎骨块;②髂骨取骨,做成骨条,嵌入预先准备好的跨越骨折线的骨槽,空隙处再填以碎骨块;③撑开骨断端,用球形锉去除硬化骨,桡骨茎突取骨,呈碎屑状,植入骨内,然后复位穿针或钉固定。有背向成角移位、中间体背伸不稳定者,掌侧骨质多有缺损,移植骨块应做成楔状,尖端朝向背侧,基底朝向掌侧,以填补缺损的掌侧皮质。此时,多余桡骨远端取带血管蒂的骨块做移植。

手术入路可从腕掌侧桡侧腕屈肌腱及桡动脉之间进入,也可从腕背侧的解剖鼻烟窝处显露或于腕侧方进入。掌侧入路,对舟骨血液供应破坏较少,便于楔形骨块移植,填补掌侧皮质缺损,但观察复位及背向成角移位矫正却不方便。背侧方入路,需切除桡骨茎突,舟骨位置较浅,显露较容易,术野也较大,但对背侧滋养血管的损伤也大。侧方入路,兼有前二者的优点,但也需切除桡骨茎突。切除的茎突可作植骨用。

关节成形术最简单的就是桡骨茎突切除术,使茎突断面在腕关节桡偏时位于舟骨骨折线近侧 1 毫米,不与骨折线相接触。此术适用于桡骨茎突有退行性变、局限性腕关节融合或骨折不愈合做切开复位植骨内固定者。舟骨坏死、变形严重者,可做舟骨切除、月三角钩头状骨融合术。

关节炎若范围广泛,累及月骨近侧关节面者,可行近排腕骨切除术,使头状骨与桡骨远端成关节。但是当桡骨远端尺侧凹状关节面及头状骨近端关节软骨有损伤时,禁用此方法,或在近排腕骨切除后,使用筋膜片植入关节腔。术后用石膏托将腕关节固定在中立位,4~6 周后去石膏开始活动。

腕关节融合术包括局限性融合和全腕关节融合。前者只融合有病变的骨骼。如关节炎仅累及舟头、头月骨间关节时,可在桡骨茎突切除之后将舟头、舟月和头月骨间关节融合,以消除疼痛症状。如无特殊情况,桡尺远侧关节、尺腕关节、拇指腕掌关节及第 4、5 掌骨的腕掌关节不应融合。全腕关节融合术后关节运动完全丧失,但关节稳定、疼痛消失、握力恢复,可用于上述治疗方法失败以及有全腕关节炎的患者。

2. 月骨骨折　掌、背侧骨折可用管型石膏将腕关节分别固定在稍掌屈或背伸位,4~6 周后去石膏活动。无移位的月骨体骨折也可照此处理,有移位的骨折需行切开复位克氏针内固定。无论骨折类型如何,在固定期间应定期做体层摄影或 CT 检查,以了解有无缺血坏死发生,及时更换治疗方案。月骨背侧极骨折时有不愈合发生,如有临床症状,可做骨折块切除。月骨 I°~Ⅲ°坏死者,可行尺骨延长或桡骨短缩或大小多角舟骨间关节融合术。Ⅳ°坏死,行月骨摘除和肌腱填塞术。

3. 三角骨骨折　关节面骨折移位＞1 毫米或分离移位＞2 毫米者,闭合复位经皮穿针内固定或切开复位内固定。无移位的横形骨折、背侧骨折及背侧撕脱骨折,均可采用石膏托固定,腕背伸于功能位 6 周。

4. 豌豆骨骨折、脱位　治疗多为石膏托固定,腕屈曲位 6 周。粉碎性骨折、骨折愈合后遗留疼痛或引发尺神经功能障碍者,做豌豆骨切除。

5. 大多角骨骨折　有移位的体部骨折,关节面移位＞1 毫米,可行切开复位内固定;如无移位,可用短拇"人"字管型石膏外固定 4～6 周。无移位的结节部骨折,可用石膏托外固定;移位明显的结节部骨折或骨折不愈合并有严重不适症状者,可行骨折块切除。

6. 小多角骨骨折、脱位　有移位或并发掌骨基底骨折、脱位者,行切开复位克氏针内固定,或行植骨、腕掌关节融合。骨折无移位者,用石膏托外固定 4～6 周。

7. 头状骨骨折　单纯无移位骨折可用石膏托外固定 4～6 周。如有移位可行切开复位克氏针内固定。陈旧骨折行切开复位植骨内固定。发生骨坏死或创伤性关节炎时,需行腕中关节融合。

8. 钩骨骨折　关节面平整者,闭合复位外固定;反之,切开复位内固定。钩骨钩骨折多有分离移位,难于自行愈合,或切除或切开复位内固定。

七、中医治疗

(一)汤剂疗法

1. 初期　治宜活血祛瘀,消肿止痛。方用复元活血汤:柴胡 15g,大黄 15g,天花粉 9g,当归 9g,红花 6g,穿山甲 6g,桃仁 9g,甘草 6g。水煎分 2 次服,每日 1 剂,连续服用 2 周。

2. 中期　治宜接骨续损。方用新伤断续汤:当归尾 12g,土鳖虫 6g,乳香 3g,没药 3g,丹参 6g,煅自然铜 12g,骨碎补 12g,泽兰叶 6g,延胡索 6g,苏木 10g,续断 10g,桑枝 12g,桃仁 6g。水煎分 2 次服,每日 1 剂,连续服用 2 周。

3. 后期　治宜养气血,补肝肾,壮筋骨。方用六味地黄汤加味:熟地黄 10g,淮山药(炒)25g,僵蚕(姜汁炒)5g,云苓 10g,牡丹皮(去骨)、泽泻(盐水炒)各 3g,麦冬(去心)3g,炙甘草 3g,桂圆 3粒。水煎分 2 次服,每日 1 剂,连续服用 2 周。

(二)中成药疗法

1. 七厘散　口服,每次 1～1.5g,每日 1～3 次;外用调敷患处。

2. 竭红跌打酊　用棉花浸药液后搽患处,每日 2～3 次。

3. 新癀片　口服,每次 2～4 片,每日 3 次,小儿酌减;用冷开水调化,敷患处。

4. 健步虎潜丸　成人每日 3 次,每次 4～6 粒,16 岁以下儿童减半,饭后用温水吞服或遵医嘱。适用于骨折后期。

(三)正骨疗法

对新鲜骨折多采取非手术的外固定法治疗。对无移位的骨折,可仅做前臂超腕关节夹板固定或短臂管型石膏制动。对骨折有移位者,首先手法整复加外固定。

1. 手法复位　患者取坐位,前臂轻度旋前位。医者一手握患侧腕上;另一手拇指置于阳溪穴处,其余四指环握拇指,在牵引下使患腕尺偏,然后以拇指向掌侧、尺侧按压移位的骨折远段,即可复位。

2. 固定　无移位的腕舟骨骨折或有移位骨折复位后,阳溪穴处置棉花球作固定垫,然后用塑形夹板或纸壳夹板固定腕关节伸直而略向尺侧偏、拇指于对掌位,固定范围包括前臂下 1/3、腕、拇指及拇指指间关节。

(四)经穴治疗

1. 体针

取穴:合谷、解溪、阿是穴。

治法:皮肤常规消毒后,以 1 寸毫针快速针刺合谷与阿是穴,行泻法以活血化瘀,每日 1 次,此为初期治疗。中期,快速针刺合谷穴行提插捻转的手法,然后对阿是穴采取温针的方式,以加强通经活络之效用。后期,针刺对侧解溪穴的同时,以艾条灸阿是穴,并积极配合患部的运动。每日或隔日 1 次。

2. 艾灸

取穴:阿是穴。

治法:将艾条点燃后,置于腕部骨折处,回旋灸治 5～10 分钟,以皮肤潮红为度。并配合患部的运动。1～2 日 1 次,10 次为1 个疗程。

3. 推拿按摩

(1)腕关节骨伤愈合后,常发生关节强直,不能恢复正常活动,这时即可及时用按摩法来治疗。①掐、捏、揉和擦外关、申脉、绝骨、曲泉、曲池、腕骨、阳谷、阳溪、太渊、阳池、养老、支正诸穴,先泻后补。②施行按摩八法中的揉掐法、和络法及整形按摩的升、降、揉、摇及拨筋等手法,然后再用对抗运动法。各法每日进行 1～2 次,10 日为 1 个疗程。

(2)1 个疗程以后,停止按摩治疗,内服补筋丸或正骨紫金丹,外用洗剂,每日浸洗,10 日以后再接着进行下一个疗程。通常轻者治疗 1 个疗程见效,重者至多 3 个疗程,即可痊愈。

4. 中药外敷

(1)取土鳖虫、川芎、血竭、乳香、没药、麻黄、马钱子各 3g。共研粉末,以适量沸水加等量饴糖或蜂蜜调成糊状软膏敷贴患处。局部以纱布绷带缠绕固定,1～2 日换药 1 次。

(2)取薄荷、红花、泽兰、当归尾、香附各 30g,乳香、没药、白芷、三七各 15g,川乌 12g。共研末,黄酒调敷患处。适用于骨折引起的紫块硬结。

(3)取赤小豆 100g,冰片粉 1.5g。将赤小豆研成极细末,加入冰片粉,调匀密封备用。先将赤小豆粉末用自来水或井水调成糊状,然后均匀地摊敷在纱布或麻纸上,厚约 0.5 厘米,12～24 小时换药 1 次。如有张力性水疱,应妥善保护,防止继发感染。适用于骨折后软组织损伤。

(4)取大黄、侧柏各 1000g,薄荷、黄柏、泽兰各 500g。共研细末,用开水、蜂蜜调敷患部。适用于骨折后筋肉肿痛、发红。

(5)取韭菜 125g,樟脑 3g。将韭菜切碎,把樟脑溶于 2ml 松节油、4ml 乙醇中,与韭菜和匀,敷患处,包扎。

(6)取釜脐墨、黄柏、制乳香、制没药、栀子、姜黄、参三七、骨碎补、螃蟹等各量。釜脐墨捣碎过筛,参三七炒后研末,两药混匀,加适量米醋,放在勺中熬片刻使成糊状,冷却后加少量朱砂及余药之细末即成。待骨折整复、固定后,用上药外敷骨折处,每周换药 1 次。适用于腕骨骨折,新鲜或陈旧性均可,可促进骨痂生长。

(五)其他治疗

1. **温热敷** 取五加皮、海风藤、透骨草各 20g,当归、青皮、独活、木瓜、伸筋草各 10g。寒甚者,加桂枝 10g、细辛 6g;血瘀甚者,加红花 10g、鸡血藤 15g、桃仁 10g;痛甚者,加制草乌 15g、制乳香 10g,川芎 10g。每剂用大砂锅煎水 2000ml,先用药水热气熏蒸,待水温热适度可直接浸泡,躯干可用毛巾湿热敷擦。每日 1 剂。适用于骨折后期。

2. **康复锻炼** 早期可做手指的屈伸活动和肩、肘关节的活动,中期以主动握拳活动为主,后期解除固定后可做握拳及腕部的主动屈伸、旋转活动。骨折愈合迟缓者,暂不宜做过多的腕部活动。

(1)抓空法:将五指用力伸直,再用力抓紧握拳。

(2)旋前、旋后法:将上臂贴于胸侧,手握拳,使前臂做旋前、旋后活动。

(3)腕关节屈伸锻炼法:用力握拳,反复做腕关节的极度掌屈和背伸活动。为加强锻炼效果,在背伸运动时将各手指伸直并用力背伸;掌屈时将拳握紧,如此反复进行 20～30 次。若腕关节活动明显受限,可做强迫性的被动运动,一般要持续对合按压 3～5

分钟。

(4)腕关节回旋法:用力握拳,反复进行腕关节大幅度环转活动。在进行锻炼时幅度应从小到大,速度应由慢到快,顺时针与逆时针方向各做 20～40 次。

(5)腕关节内收、外展法:腕关节处于伸直位,用力做腕内收(向尺侧屈)和外展(桡侧屈)的运动。

(6)掌指关节屈伸锻炼法:将各手指伸直并拢,各指间关节要保持伸直不变,做掌指关节的屈曲运动,如此反复屈伸 10～20 次。

(7)手指间关节过伸法:两手各指尖相对,两手同时对抗用力按压,使手指间关节做被动过伸运动,如此反复一压一放 30～50 次。

八、预防与调护

1. 在治疗过程中应特别重视固定的范围、固定是否牢固和固定的时间,以免因固定不稳固或骨折未愈合而中断固定。固定后应定期做 X 线摄片复查,如 X 线摄片仍表现骨折未愈合,出现骨质疏松、骨折线增宽或囊性改变等,而骨折端无骨硬化或近端缺血性坏死等现象时,则须继续固定,直至正、斜位 X 线摄片证实骨折线消失,骨折已临床愈合,才能解除固定。

2. 骨折固定后分期行指、肘及腕关节的功能锻炼。

3. 让患者取较舒适的卧位,用皮枕或支架将手垫起抬高,使其略高于心脏水平,促进血液的循环。

4. 按骨折的 3 期在使用外治法的同时,加强补益的中药内服。

5. 采取适当的电疗、磁疗、蜡疗等理疗方法以加强骨折的愈合。

6. 对于腕舟骨骨折的预防主要是在进行高危工作和运动过程中,严格遵守工作流程,并佩戴腕关节护具。

第十五节　掌骨骨折

掌骨骨折是临床骨科比较常见的一种骨折类型,可分为横断性骨折、粉碎性骨折等,发生的原因主要是重物打击、严重挤压或暴力所致。目前临床针对掌骨骨折以内固定手术治疗为主,包括克氏针内固定、石膏托固定等,具有良好的疗效。

一、解剖特点

掌骨是组成手掌的5块小管状骨。第1掌骨短而粗,活动性大,骨折多发生于基底部,还可合并腕掌关节脱位;第2、3掌骨长而细,握拳击物时重力点多落在第2、3掌骨,故容易遭受打击而发生掌骨颈骨折。掌骨骨折多见于成年人,男性多于女性。常见掌骨骨折有第1掌骨基底部骨折、第1掌骨基底部骨折脱位、掌骨颈骨折、掌骨干骨折等。

二、骨折分类与类型

1. 掌骨头骨折　①单纯掌骨头骨折:损伤多为闭合性,骨折可有斜形、横形、纵向,愈合后,如关节面不平整,可影响关节活动。②关节软骨骨折:这种损伤多由于握拳时拳击锐利的物体,致使关节内软骨破碎,损伤多为开放性。③掌骨头粉碎性骨折:多发生于较大暴力的损伤,常合并有相邻的掌、指骨骨折及严重的软组织损伤。

2. 掌骨颈骨折　正常掌骨颈向背侧成角,称为颈干角,约25°。有人认为,颈干角在30°以内者对手的外观及功能没有明显影响,如果掌骨颈骨折所致颈干角＞30°即为手术或整复的适应证。

3. 掌骨干骨折　掌骨干骨折发生在第3、4掌骨者较多。如作用在手或手指上的旋转暴力,常导致斜形骨折或螺旋形骨折。

暴力沿纵轴方向传至掌骨上时,多造成掌骨干横形骨折。

4.掌骨底骨折　掌骨底骨折多为腕掌关节的骨折脱位,常发生在第 1、4、5 腕掌关节。

三、病因

掌骨骨折是较为常见的手部骨折,多为直接暴力所致,暴力多种多样,如重物压砸伤、机器绞伤等。此种力量往往造成手部皮肤、神经、肌腱的组织复合性损伤。骨折多为粉碎性,有明显的移位、成角、旋转畸形,此类损伤较难处理。有的损伤较为简单,如多发生在拳击运动员身上的"拳击骨折",是发生在第 5 掌骨颈的骨折,当握拳做拳击动作时,暴力纵向施加在掌指关节上,传导到掌骨颈造成骨折。发生在掌骨基底部的骨折为腕掌关节的骨折,多由于纵向撞击力量作用在掌骨,传导到腕掌关节,造成腕掌关节骨折脱位。第 1 掌骨短而粗,骨折多发于基底部,可合并腕掌关节脱位;第 1、3 掌骨细而长,拳击时受力点多落在第 2、3 掌骨而易骨折;第 4、5 掌骨易受直接打击而致掌骨颈骨折。

四、诊断

(一)症状与体征

1.第 1 掌骨基底部骨折　在第 1 掌骨骨折中,基底部骨折是最多见的,它有四种类型:Bennett 骨折和 Rolando 骨折,是关节内骨折;另两类是基底部的横形和斜形骨折,骨折线不进入关节。

(1)Bennett 骨折:是第 1 掌骨基底斜形骨折,骨折线由掌骨基底内上方斜向外下方进入腕掌关节,掌骨基底内侧的三角形骨块由于有韧带相连而保持原位,骨折远端因受拇长展肌和拇长屈肌、拇内收肌的影响,滑向背侧和外侧,造成掌骨基底从大多角骨的鞍状关节上脱出,形成脱位(图 2-23)。骨折后,患者拇指腕掌关节的桡背侧明显突出,有明显压痛、拇指活动受限,拍 X 线片可确诊。

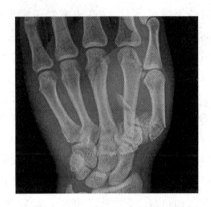

图 2-23　Bennett 骨折

Bennett 骨折，即第 1 掌骨基底部骨折，骨折不稳定，不易固定。

（2）Rolando 骨折：是拇掌骨基底进入关节的粉碎性骨折，如"T"形、"Y"形或严重粉碎性骨折都属此类。

（3）拇指掌骨基底关节外骨折：包括横形和斜形。后者应注意与 Bennett 骨折区别。

2. **掌骨颈骨折**　多为传达暴力引起，如拳头直接撞击物体引起掌骨颈骨折。骨折端由于骨间肌牵拉，掌骨头向掌侧倾斜、骨折向背侧成角。常由于骨折掌侧粉碎，骨折不稳定。

3. **掌骨干骨折**　掌骨干骨折后，主要有三方面移位：短缩、背侧成角和旋转。3 毫米以下的短缩和小的背侧成角并不引起严重的功能障碍，但旋转畸形必须完全纠正。掌骨干骨折有三种类型：横形、斜形和粉碎性骨折。

（1）横形骨折：一般由直接打击引起。由于骨间肌作用，骨折后掌骨向背侧成角，手法复位后，可用掌、背侧夹板固定。如骨折有旋转，应扩大固定到手指，第 2、3 掌骨由于腕掌关节无代偿能力，成角畸形必须完全纠正，而在第 4、5 掌骨，一定度数的成角是可以接受的,但要比该掌骨的颈部骨折要小得多。

(2)斜形骨折:常由旋转暴力引起。此类骨折常有旋转和短缩。由于掌深横韧带的限制,第 3、4 掌骨短缩较小。第 2、5 掌骨短缩和旋转可能较为明显。

(3)粉碎性骨折:常由直接打击引起,多伴有较严重的软组织损伤。

4. 掌骨基底骨折　可由直接或间接外力引起,因为此部位周围有较多韧带附着。活动范围小,很少发生移位。而且因腕掌关节活动范围小,所以以很少残留功能障碍。

(二)辅助检查

1. X 线检查　在前后位、侧位片上即可发现骨折。有时需要斜位片明确骨折情况,旋前 10°的斜位片有助于诊断第 2 和第 3 掌骨的骨折。旋后 10°的斜位片有助于诊断第 4 和第 5 掌骨的骨折。侧副韧带的撕脱骨折可通过 Brewerton 位观察,即掌指关节屈曲 65°,掌侧面靠近感光板,以 15°投照。

2. CT 检查　必要时 CT 可明确显示骨折类型及移位情况。

(三)鉴别诊断

1. 第 1 掌骨基底部骨折与第 1 掌骨基底部骨折脱位相鉴别　两者无论从外伤史、临床表现等均极为相似,但由于第 1 掌骨基底部骨折脱位破坏了第 1 掌腕关节的稳定性,其预后较差,若没有及时合适的治疗,将造成拇指功能的部分丧失。因此,要在 X 线片上仔细进行鉴别诊断。

2. 儿童的掌骨颈骨骺骨折与掌指关节扭伤相鉴别　因儿童掌骨颈部骨骺未完全闭合,在手指受到扭转等间接暴力下,可导致骨骺骨折,由于骨骺在 X 线片显影不佳,容易与掌指关节扭伤相混淆,所以对骨骺未完全闭合消失的情况下,即便 X 线片无明显的骨折移位的表现,也应详细检查患指纵向挤压及侧方挤压疼痛,一旦有阳性表现应以骨折作为诊断治疗。

五、并发症

1. 旋转移位产生的力线不良,需要早期诊断和纠正。

2. 因掠夺伤产生的骨间肌的纤维化是一种延迟的并发症。

3. 掌骨骨折可能伴有伸肌腱的操作和纤维化,其症状和体征可能早期就出现,也可能晚期出现。

4. 掌关节僵硬。

六、西医治疗

1. 物理治疗　①红外线疗法:以红外线照射掌骨骨折部位,距离以患者有舒适热感为度,每次照射 15～20 分钟,每日 1 次,10 次为 1 个疗程。②超声波疗法:患者坐位或者侧卧位,显露掌部,用 DM-200L 型超声波治疗仪治疗。超声输出设定为脉冲模式,根据患者热感及是否有酸麻胀的感觉调节挡位。剂量 0.8～1.5W/cm²,每次 8～12 分钟,每日 1 次。5 次为 1 个疗程。③中频电疗法:采用高级电脑中频治疗系统,根据患者实际情况选用适宜电极板,对置或者并置于患部,避开局部有破损的地方。波形为方波、指数波和三角波交替进行,工作幅度为连续运行、间歇加载,载波频率 4000～5000Hz,调制频率 50～80Hz,剂量以患者耐受为度。每日 1 次,每次 20 分钟,10 日为 1 个疗程。④磁疗法:高频磁疗机和脉冲电磁疗机,其交变磁感应强度为 0.05～0.30 特斯拉(500～3000 高斯)。将磁头(形状多样)导线插入孔内,磁头紧贴治疗部位,然后接通电源,调好磁感应强度,选择适宜电压。患者若感过热可加纱布隔垫,每次治疗 15～30 分钟,每日 1 次。

2. 复位与固定

(1)第 1 掌骨基底部骨折

①Bennett 骨折:由于这是一种关节内骨折,应力争达到解剖复位。否则,晚期将会造成关节疼痛、僵硬或不稳定。此骨折手

法复位并不困难,但用夹板或石膏固定常难以维持原位。手法复位时,先将拇指外展牵引,同时在掌骨基底部向尺侧加压,一般即可复位。复位时易犯错误是使掌指关节外展而未使第 1 掌骨外展。复位后,在拇腕掌关节桡侧放一压垫,可用一弓形夹板固定,夹板弧形顶端抵住压垫和拇掌腕关节桡侧,利用弓形的自然弹性达到维持骨折整复的位置。或者在拇掌腕关节桡侧放一压垫后维持拇指伸直、外展位,外缠石膏绷带固定,在石膏尚未硬固时,医者用拇指轻柔地将腕掌关节向尺侧推压,直到石膏硬固。固定时,手指推压腕掌关节力量不宜太大,压垫要柔软,以免引起局部皮肤坏死。整复固定后应拍 X 线片,了解骨折位置情况。如骨折已完全复位,3 日和 1 周后再拍 X 线片,看有无再脱位。6 周后可去除外固定,练习活动。如整复后,拍 X 线片示未能完全复位,应在透视下手法整复骨折,经皮克氏针固定,然后再用前臂石膏固定腕背伸、拇指外展、伸直位。如果手法复位困难,也可切开复位,沿第 1 掌骨中下段桡侧,鱼际肌边缘做纵向切口,向上延伸至腕横纹转向掌侧,切口呈"L"形,长 4～5 厘米。切开皮肤、筋膜后,可见拇短伸肌将其牵向背侧,在第 1 掌骨近端切开骨膜和腕掌关节囊,显露出骨折断端。整复骨折后,用克氏针固定。若掌骨基底部三角形骨块较小,可用 1 根克氏针将第 1 掌骨与大多角骨固定即可。若三角骨较大时,可用 2 根克氏针交叉固定。

②Rolando 骨折:这种骨折治疗较困难,无论采用何种方法治疗,都不易获得满意疗效。比较大骨折块骨折,可切开复位、内固定。对有严重粉碎性骨折,不适合手术,可试用骨牵引或做短时间外固定后,早期进行功能锻炼,以使关节面得到"模造"。

③拇指掌骨基底关节外骨折:手法复位一般较容易。而且,即使有 20°成角一般也不影响拇指的功能。所以很少需要切开复位。斜形骨折有时可能不稳定,如果单纯用石膏或夹板固定不能维持复位,可在手法复位后用克氏针经皮穿针固定。

(2)掌骨颈骨折:第 2、3 掌骨颈骨折由于近端与腕骨相对固定、不能代偿,所以应解剖复位。否则在握物时,掌骨头可能会引起疼痛。而第4、5掌骨颈骨折,因第4、5掌骨与腕骨分别有15°和20°的伸屈活动,所以掌骨颈骨折可允许较大的成角畸形。一般以为40°以下背侧成角,不会引起明显的功能障碍。此角可不予复位,仅用石膏固定即可,但应和邻指一起固定,以防旋转,3周后可去除固定,开始关节活动,4周后,功能基本恢复正常。对于第2、3掌骨颈骨折有成角或第4、5掌骨颈骨折成角>40°均应先手法复位。整复时,必须将掌指关节和近指间关节屈曲至90°,充分放松骨间肌并使掌指关节侧副韧带处于紧张状态。同时,使近节指骨基底顶着掌骨头,医者再从掌骨颈骨折处向下按压,即可矫正骨折向背侧成角畸形。此时易犯的错误是将掌指关节伸直牵引,由于掌指关节侧副韧带附着于掌骨偏背侧;伸直牵引的结果使掌骨头向掌侧旋转,更加重掌屈畸形。整复后用石膏背侧托固定掌指关节于近侧指间关节屈曲90°,在石膏未硬固之前,仍须保持在掌骨颈处向下按压的力量至石膏硬固为止。固定后,拍X线片检查骨折复位是否理想。一般制动4~6周,但应注意这种固定有一缺点,即近指间关节屈曲固定后可能引起该关节僵硬、屈曲挛缩。如骨折较稳定可伸直指间关节固定。固定后,拍X线平片检查骨折复位如不理想,可在透视下整复骨折,用1根克氏针经皮从掌骨头纵向穿入行贯穿固定。或用2根克氏针横向贯穿固定于邻指,同时加石膏外固定。4~6周拍X线片证实骨折初步愈合后,拔除克氏针,去除石膏托,练习关节活动。如骨折难以复位,可切开复位,克氏针或微型钢板固定。

(3)掌骨干骨折

①横形骨折:由于骨间肌作用,骨折后掌骨向背侧成角,手法复位后,可用掌、背侧夹板固定。如骨折有旋转,应扩大固定到手指,第2、3掌骨由于腕掌关节无代偿能力,成角畸形必须完全纠正,而在第4、5掌骨,一定度数的成角是可以接受的,但要比该掌骨的颈部骨折小得多。对第2、5掌骨干骨折可用克氏针经皮横

行贯穿到相邻掌骨固定,这样可较好地控制旋转和成角畸形,也可用克氏针从掌骨头穿入骨干髓腔,直到掌骨基底,也可屈腕后从掌骨基底部向掌骨头穿入。此方法可较好控制成角,但对旋转控制能力差。如有条件,也可用切开复位,交叉克氏针或微型钢板固定。

②斜形骨折:如无旋转,3 毫米以下短缩一般不引起功能障碍。如果畸形明显,应切开复位,并用克氏针或螺钉固定。

③粉碎性骨折:骨折如无移位可用敷料加压包扎。防止肿胀,外用石膏或夹板固定 4～5 周,如果骨折移位,骨块较大时,可切开复位,克氏针、螺丝钉或钢板固定。如果骨折粉碎严重,切开复位困难,可用克氏针经皮横穿相邻掌骨固定,以保持骨干长度。

(4)掌骨基底骨折:一般仅需用小夹板或石膏托固定 3～4 周。如果骨折移位明显,可用牵引和局部压迫进行整复,必要时用克氏针纵向固定或横向贯穿相邻掌骨固定,然后用石膏托或夹板固定 3～4 周。

七、中医治疗

(一)汤剂疗法

1. **骨折早期(1～2 周)**　治宜活血化瘀,消肿止痛。方用和营止痛汤加减或用和营止痛汤:续断 12g,赤芍 9g,当归尾 9g,乌药 9g,苏木 6g,陈皮 6g,桃仁 6g,川芎 6g,乳香 6g,没药 6g,木通 6g,甘草 6g。水煎分 2 次服,每日 1 剂。

2. **骨折中期(3～6 周)**　治宜接骨续筋,和营生新。方用续骨活血汤加减:当归 15g,赤芍 15g,白芍 15g,生地黄 15g,红花 10g,土鳖虫 10g,骨碎补 20g,煅自然铜 20g,川续断 20g,乳香 15g,没药 15g。水煎分 2 次服,每日 1 剂。

3. **骨折后期(5～6 周)**　治宜补养气血,补养脾胃、补益肝肾。方用补肾壮筋汤加减:熟地黄 12g,当归 12g,续断 12g,山茱萸 12g,茯苓 12g,杜仲 10g,白芍 10g,黄芪 15g,煅自然铜 12g,土鳖虫 10g。水煎分 2 次服,每日 1 剂。

(二)正骨疗法

1. **手法复位** 掌骨骨折必须掌握不同部位骨折的特点,进行正确的复位,恢复手的功能活动。

(1)第 1 掌骨基底部骨折:医者一手握患者腕,拇指置于患者第 1 掌骨基底之突起处,一手握患者患侧拇指,先将拇指向外侧及桡侧牵引,以后将第 1 掌骨头向桡侧与背侧推扳,同时以拇指用力向掌侧与尺侧压顶骨折处,以矫正向桡侧与背侧突起成角。

(2)第 1 掌骨基底部骨折脱位:整复手法与掌骨基底部骨折相同,但应注意若仅使拇指外展而未将第 1 掌骨外展,反而加重掌骨内收,则脱位难以整复。亦可用二人复位法,患者坐位,一助手以一手握患者患侧拇指处外展和轻度对掌位,另一手握其余四指,医者用一手握患者腕上,进行拔伸牵引,然后用另一手拇指压患者第 1 掌骨基底部背侧和桡侧,同时用示指在第 1 掌骨头掌侧端向桡背侧提托,使第 1 掌骨外展而复位。

(3)掌骨颈骨折:医者一手握患者手掌,手指捏持骨折远段,另一手握患者患指,将掌指关节掌屈至 90°,使掌指关节侧副韧带处于紧张状态,使近节指骨基底托住掌骨头,此时沿近节指骨纵轴推挤,同时用拇指将掌骨干向掌侧按压,畸形即可矫正。由于骨折端向背侧成角,常有错误地将掌指关节于背伸或伸直位牵引,这样会以侧副韧带在掌骨头上的止点处为轴,使掌骨头向掌侧旋转,反而加重掌骨头屈曲畸形,更难以整复。

(4)掌骨干骨折:助手握持患者上臂,医者一手拔伸患者患指,另一手施行手法,在拔伸牵引下,先提按骨折端矫正向背侧突起成角,然后用示指和拇指在骨折的两旁自掌侧与背侧行分骨挤压,矫正侧方移位。

2. **固定**

(1)第 1 掌骨基底部骨折:第 1 掌骨基底部骨折复位后,在基底部骨折远端桡背侧放一小压垫,控制骨折成角或关节脱位。另一小压垫放在掌骨头掌侧,以防止掌骨因屈肌收缩时向掌侧屈曲。两压垫各用胶布固定于皮肤上。用一弧形夹板(外展板)放在前臂桡侧及第 1 掌骨的桡背侧,弧形夹板的成角部正对准腕关节。用较宽胶布将弧形夹板近端固定在前臂及腕部,然后用一条胶布将置于掌骨头掌侧的小压垫,环绕固定于弧形夹板的远端,保持第 1 掌骨外展 30°位轻度背伸,拇指屈曲在对掌位。掌指关节及指间关节可允许有一定活动度。由于弧形夹板具有一定弹性,骨折脱位处又有小压垫的挤压力量,故可保持骨折对位。

(2)第 1 掌骨基底部骨折脱位:第 1 掌骨基底部骨折脱位可参考第 1 掌骨基底部骨折固定方法,若仍不稳定时,可在拇指的两侧粘一条 2 厘米×10 厘米的胶布做皮肤牵引。亦可用粗铅丝制成的鸭形铁丝架固定,将鸭形铁丝架套入拇指,利用鸭嘴部在掌骨颈的掌侧加压,鸭颈部在掌骨基底的桡背侧加压,鸭身固定在前臂上,使骨折复位后保持位置不变。

(3)掌骨颈骨折:掌骨颈骨折可用竹片夹板或铝板塑形在背侧,将掌指关节固定于屈曲 90°位。

(4)掌骨干骨折:掌骨干骨折复位后,先在骨折处背侧两骨之间各放一个分骨垫,用胶布固定之。如骨折端向掌侧成角,则在掌侧放一小压垫并以胶布固定。然后在掌侧与背侧各放一块厚2～3 毫米的夹板,以胶布固定,加压绷带包扎。斜形、粉碎、短缩较多的不稳定骨折,宜加用末节指骨牵引,并用"丁"字铝板做功能固定加以牵引。一般牵引 3 周后,骨折处有纤维性连接,可去掉牵引,继续用夹板固定至骨折愈合。

(三)经穴治疗

1. 体针

方法 1

取穴:外关、合谷、阳溪、曲池、劳宫。

治法:穴位常规消毒后,毫针刺入。中等强度刺激,平补平泻,留针 30 分钟(留针期间也可用红外线灯局部照射),每日或隔日 1 次,10 日为 1 个疗程。

方法 2

取穴:劳宫、阿是穴。

治法:穴位局部常规消毒后,毫针刺入,阿是穴是如条索状区域,沿条索状区域针刺 2～3 针,得气后留针 30 分钟。每日或隔日 1 次,6 次为 1 个疗程。

2. 艾灸

取穴:阳溪、阳池、腕骨、合谷、阿是穴。

治法:采用隔姜灸。切取厚约 0.6cm 的生姜 1 片,在中心处用针穿刺数孔,上置艾炷放在穴位上旋灸。每次选 2～3 个穴位,连续施灸 5～8 壮,以局部皮肤潮红为度。每日 1 次,5 次为 1 个疗程。

3. 耳针

取穴:腕区、神门、皮质下。

治法:取 5 毫米×5 毫米胶布,中心置一王不留行贴压双侧耳穴,嘱患者每日自行按压 4～5 次,每次 3 分钟。5 日更换 1 次,5 次为 1 个疗程。

4. 中药外敷

(1)取五倍子(炒黄)50g,栀子(微炒)30g,石膏 20g。共研细末,用蜂蜜、醋、酒各少许调成糊状,涂敷患处。隔日换药 1 次。

(2)取紫荆树根皮 1000g,大黄 400g,儿茶 100g,无名异 200g,红花 160g,蜂蜜适量。将前 5 味药共研细末,过筛,然后加入蜂蜜适量,装瓶备用。用时取适量药膏外敷患部,以医用胶布固定。

(3)取生栀子、明乳香、生大黄各等分。共研末,新伤调蜂蜜或鸡蛋清呈糊状,外敷患处,范围稍大于肿痛面积,药厚约 0.5 厘米,再用纱布包扎,每日或隔日换药 1 次;对于陈旧性骨折,则用热酒调敷。禁用于患处有破损者。

(四)其他治疗

1. 温热敷

(1)取桂枝、小通草、当归、白芷、荆芥、制川乌、川牛膝、川续断、透骨草各 10g,五加皮、鸡血藤、干姜、桑枝、威灵仙各 30g。上药入包浸泡 30 分钟,将洗剂倒入 LX-Ⅴ型自动中药熏蒸器中,对患者指掌骨骨折部位进行熏洗,熏洗期间需要进行被动主动活动,每次熏洗大约 30 分钟,分早晚进行,7 日为 1 个疗程,持续熏洗 4 个疗程。

(2)取杜仲、续断、红花、枳壳、五加皮、木瓜、牛膝各 9g。煎水,先熏蒸后淋洗患侧掌骨骨折处,并配合相应关节的活动。每日 1~2 次,每次 30 分钟。

2. 康复锻炼

(1)由于手部的屈肌群较伸肌群强大,所以对于各类型掌骨骨折固定后均不主张早期进行强力的屈指训练,以免加重断端向背侧成角。

(2)手部的骨折往往由于局部血肿及骨痂的包裹,诱发手部伸屈肌腱周围粘连,因此除了掌骨颈骨折以外,其他骨折类型在得到有效的固定后均应鼓励患者早期进行轻量的屈伸指活动和夹纸锻炼,以防止肌腱周围粘连,并可促进骨折愈合。待骨折愈合,拆除固定后,方可进行较大力的屈伸指锻炼。

(3)拇指旋转锻炼适用于第 1 掌骨基底部骨折及脱位拆除固定后的锻炼,拇指除了屈伸功能以外,还有内收、外展和部分旋转功能,这些功能都需要依赖于第 1 掌腕关节来实现。因此,在骨折愈合后,应尽早恢复相应功能。锻炼方法:患肢示指到小指四指虚握,拇指主动极度外展,然后顺时针方向逐步对掌、内收、背伸、外展进行旋转锻炼,然后再反方向进行,如此往复。

八、预防与调护

1. 对手法整复者,复位固定后,要注意石膏或夹板固定的松紧度,以免引起压迫溃疡及拇指感觉减退。有移位的掌骨骨折,经复位固定后,应避免患指的活动,可做肘、肩活动。3~4 周第 1 掌骨各类骨折不能做腕掌关节内收活动。掌骨颈骨折不能做伸指活动,第2～5掌骨干骨折不能做用力的伸指、握拳活动。一般4～6周后,骨折临床愈合后,解除外固定,逐步加强活动。

2. 坚持长期的功能锻炼。

3. 在骨折愈合过程中切忌粗暴活动和急躁情绪,以免造成新的损伤。

4. 骨折愈合后可配合针灸、理疗、中药熏洗等方法以巩固疗效。

第十六节　指骨骨折

指骨骨折亦称竹节骨骨折,是手部最常见的骨折,多为开放性骨折,且多为直接暴力所致,可于手指的任何部位导致各种不同类型的骨折。指骨骨折由于部位不同,受到来自不同方向的肌腱的牵拉作用,产生不同方向的移位,如近节指骨中段骨折,受骨间肌和蚓状肌的牵拉,而致向掌侧成角;中节指骨在指浅屈肌腱止点远侧骨折,由于其牵拉亦产生向掌侧成角;如在指浅屈肌腱止点近端骨折,则受伸肌腱牵拉造成向背侧成角。近节指骨基底部关节内骨折可分为副韧带撕裂、压缩骨折及纵向劈裂骨折3类。远节指骨骨折多为粉碎性骨折,常无明显移位;而远节指骨基底部背侧的撕脱骨折,通常形成锤状指畸形。

一、解剖特点

指骨解剖结构复杂精密,骨折部位常伴有血管、神经、肌腱的综合性损伤,加之病损局部的活动量相对较大,预后周期漫长且易受干预措施等因素的综合影响。

二、骨折分类与类型

1. 按骨折部位　分近节、中节、末节指骨骨折。

2. 按骨折类型　分为横断、斜面、螺旋形、粉碎性骨折或者波及关节面的骨折。

骨折后,局部肿胀、疼痛,手指伸屈活动受限。明显移位时,近节、中节指骨骨折可有成角畸形;末节指骨基底部背侧撕脱骨折有锤状指畸形,手指不能主动伸直。有移位骨折可扪及骨擦音、异常活动。如属近节指骨骨折,骨折断端因骨间肌与蚓状肌牵拉而向掌侧突起成角;指骨颈骨折,亦向掌侧突起成角,由于伸肌腱中央部的牵拉,远端可向背侧旋转达 90°,使远端的背侧与近端的断面相对;末节指骨基底背侧骨折,末节手指屈曲呈典型的锤状指畸形,不能主动伸直,又称锤状指。

三、病因

1. 多为直接外力引起,多发性居多,骨折后移位明显,三节指骨移位方向不一。一般可徒手复位,将远端对近端尽量达到解剖复位,不能有成角或旋转移位。能在功能位固定最为理想,对于不稳定性指骨骨折和功能位不能保持良好复位者,可考虑手术复位克氏针内固定。

2. 近节指骨骨折多由间接暴力所致,以骨干骨折较多见,因骨折近端受骨间肌、蚓状肌的牵拉,骨折远端受伸肌腱的牵拉,常造成向掌侧成角畸形。若颈部骨折,由于受伸肌腱中央部的牵拉,远端可向背侧旋转达 90°,使远端的背侧与近端的断面相对,而阻止骨折的整复。

3. 中节指骨受直接暴力打击可引起横断骨折,受间接暴力可引起斜形骨折或螺旋形骨折。由于骨折部位的不同,可发生不同的畸形。骨折部位如在指浅屈肌腱止点的近侧,则远侧骨折端受指浅屈肌腱牵拉,形成向背侧成角畸形。如骨折部位在指浅屈肌腱止点的远侧,由于指浅屈肌腱的牵拉,使近侧骨折端向掌侧移位,形成向掌侧成角畸形。

4. 末节指骨骨折、指骨末端粗隆及指骨干骨折,多由直接暴力所致,如被重物砸伤、挤压伤等。轻者仅有骨裂纹,重者可裂成骨块,多合并有软组织裂伤。因局部无肌腱牵拉,骨折一般无明显移位或畸形。末节指骨基底背侧撕脱,多由于手指伸直时,间接暴力作用于指端,使末节指骨突然屈曲,由于伸肌腱的牵拉,末节指骨基底背侧可发生撕脱骨折。如在接球时,指端被球撞击所致。骨折后末节手指屈曲,呈典型的锤状指畸形。

四、诊断

(一)症状与体征

1. 近节指骨基底部骨折(图 2-24)   可分为关节外和关节内基底骨折。关节外基底骨折后,骨折常向掌侧成角,如果成角＞25°,畸形愈合。由于骨间肌、蚓状肌短缩,近指间关节常不能完全伸直,从而影响手指活动。这种成角在 X 线上因为重叠常难以识别,应予注意。

2. 近、中节指骨干骨折   近节指骨横断骨折,由于指骨近端受到骨间肌牵拉,远端受到伸肌装置中央束和侧腱束的牵拉,而

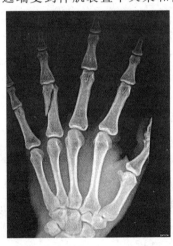

图 2-24   近节指骨基底骨折

易向掌侧成角。而中指指骨骨折后成角方向取决于骨折部位。骨折位近 1/3 时,骨折远端受指浅屈肌腱牵拉呈屈曲位,骨折近端受中央腱束的牵拉骨折向背侧成角。骨折在屈指浅肌腱止点以远时,骨折近端受屈指浅肌腱牵拉,骨折向掌侧成角。螺旋形骨折和斜形骨折可沿纵轴旋转,可通过手指伸直时指甲的旋转方向或屈曲时指的偏斜予以鉴别。

3. 末节指骨骨折　末节指骨骨折在手部骨折中最常见,一般多由压榨伤引起。当指甲从甲根部翘起时,多伴有末节指骨骨折。末节指骨中、远段背侧有指甲和甲床,掌侧有指腹和纤维隔保护,基底部有伸肌腱和屈肌腱附着。除了撕脱骨折外,一般末节指骨骨折不易移位。但由于骨折多由挤压伤引起,可合并较严重的软组织损伤,纤维间隔室出血肿胀,压力增高,可引起严重疼痛。末节骨折可分为四种类型:①纵向形骨折;②横形骨折;③指骨粗隆粉碎性骨折;④撕脱骨折。

(二)辅助检查

1. X 线检查　绝大多数情况下,通过 X 线片可确诊指骨骨折。

2. CT 检查　非常规检查,可用于评估指骨关节内骨折或隐匿性骨折。

3. MRI 检查　非常规检查,可用于排除隐匿性骨折。

(三)鉴别诊断

1. 与指间关节侧副韧带损伤相鉴别　近节指骨基底部骨折与指间关节侧副韧带损伤均容易发生在打球时手指撞击或手指暴力扭伤,两者均可在外伤后出现手指指间关节肿胀疼痛、屈伸不利的表现,除了 X 线片可以进行明确鉴别外,将患指指间关节向两侧被动侧翻挤压。若诱发同侧的疼痛,则考虑骨折;若诱发对侧的疼痛,则考虑指间关节侧副韧带损伤为多。

2. 与指间关节脱位相鉴别　手指外伤容易发生骨折,也容易发生指间关节脱位,一般可以见到指间关节骨端高起的关节畸形,伴随肿胀疼痛和功能障碍,毕竟容易鉴别。而一些关节脱位后可自行回纳,此时的肿胀、畸形、功能障碍等表现与近节指骨基底骨折相类似,需要仔细鉴别以免漏诊。

3. 与病理性指骨骨折相鉴别　由于手指活动较大,临床上指骨的骨囊肿等病理性破坏导致骨折较为常见,病理性骨折常发生在手指的非暴力性扭转或顶撞时,肿胀、疼痛及功能障碍等表现较为轻浅,X线片可以明确鉴别。

五、并发症

可并发指关节强直、骨折畸形愈合。

六、西医治疗

1. 近节指骨基底部骨折　此类骨折可手法复位。如果骨折稳定,可用石膏固定,固定时掌指关节至少屈曲 60°～70°。如果骨折不稳定或患者伤后 5～7 日来诊,手法整复后可用闭式穿针固定,再用石膏固定,石膏固定 3 周后,可把伤指和邻指固定在一起,练习关节活动。关节内的基底骨折,当有骨折移位时,为防止慢性不稳定和创伤性关节炎的发生,骨折应解剖复位,用克氏针或螺丝钉固定。

2. 近、中节指骨干骨折　闭合性、位置好、稳定性骨折,可邻指固定或夹板固定。3 周后开始活动,固定 1 周内应拍 X 线平片,了解骨折有无移位发生。闭合性骨折,位置不佳,可手法复位,一手固定骨折近端,另一手固定骨折远端,以远端对近端原则使骨折复位。横断或短斜形骨折用石膏或夹板固定 3～4 周,固定时,掌指关节屈曲,指间关节视骨折部位而定,如近节指骨和中节指骨和近节指骨远端骨折应屈曲位固定,而中指指骨近端骨折应伸直位固定。去除固定夹板或石膏后,用保护性邻指固定 2 周。应注意指间关节长时间屈曲位置固定可发生该关节屈曲挛缩。骨折愈合后,应尽早去除固定并加强功能锻炼。闭合性骨折,位置不佳,复位后不稳定骨折,可在骨折复位后,经皮克氏针固定,

术后石膏托固定。对长斜形骨折和螺旋形骨折,可用螺丝钉或克
氏针固定。对严重粉碎性骨折,用微型外固定器可能较好。

3. 末节指骨骨折　如骨折无移位,无须固定。有移位和横形
骨折,手法复位后,可用夹板固定 3～4 周。也可用克氏针经皮固
定,以增加稳定性。对指骨粗隆骨折,如有移位,不宜整复,只需
固定即可。如发生骨折不愈合,引起疼痛,可手术切除。若骨折
合并甲下血肿,可在指甲上灼孔减压;或有甲床裂伤,可用 7-0 无
创缝线修复甲床。如指甲剥离并有甲床根部和甲基质与骨膜分
离时,可将甲床归位,用细尼龙线修复,在甲廓与甲基质之间用油
纱布填塞、覆盖,然后加压包扎。

七、中医治疗

(一)汤剂疗法

1. 早期　治宜活血祛瘀,消肿止痛。方用活血止痛汤:当归、
赤芍、泽泻、香附各 9g,川芎、乳香、没药各 4.5g,木香、炙甘草、枳
壳各 3g,桃仁 6g,党参 15g。水煎服,每日 1 剂。

2. 中期　治宜接骨续筋。方用续骨活血汤:当归、骨碎补、续
断各 12g,赤芍、白芍、煅自然铜、落得打各 10g,红花、土鳖虫、乳
香、没药各 6g,生地黄 15g。水煎服,每日 1 剂。

3. 后期　治宜补益气血,强壮筋骨。方用逍遥散加减:柴胡
12g,当归 12g,白芍 12g,白术 10g,茯苓 15g,甘草 3g,杜仲 12g,续
断 12g。水煎服,每日 1 剂。

(二)正骨疗法

1. 手法复位　指骨骨折整复对位时,应尽量做到骨折解剖复
位,不能有成角、旋转、重叠移位畸形,以免妨碍肌腱的正常活动,
造成手指不同程度的功能障碍。

(1)指骨干骨折:患者取坐位,医者一手握住患者患侧的手
掌,并用拇指和示指捏住骨折的近段固定患指。另一手的中指扣
住患者患指中节的掌侧,用环指压迫其背侧。将患指在屈曲下拔

伸牵引,以矫正骨折的重叠移位。然后医者用握骨折远端之手的拇指和示指,分别捏住骨折处的内、外侧进行挤捏,以矫正侧向移位。再将远端逐渐掌屈,同时以握近端之拇指将近端向背侧顶住,以矫正向掌侧成角畸形。

(2)指骨颈骨折:指骨颈骨折复位时应加大畸形,用反折手法,将骨折远端呈 90°向背侧牵引,然后迅速屈曲手指,屈曲时应将近端的掌侧顶向背侧。

(3)末节指骨基底背侧撕脱骨折:末节指骨基底背侧撕脱骨折容易复位,只有将近侧指间关节屈曲,远侧指间关节过伸,便可使指骨基底向被撕脱的骨片靠近。

2. 固定　无移位的骨折,可用塑形竹片或铝板固定于功能位 3 周左右。有移位的指骨干骨折,根据成角情况放置小固定垫,用夹板局部固定患指,对于有向掌侧成角的骨折,可置绷带或裹有 3～4 层纱布的小圆柱状固定物,手指握在其上,使手指屈向舟骨结节,以胶布固定,外加绷带包扎。如有侧方成角或旋转畸形,还可利用邻指固定法固定患指。指骨颈骨折与指骨干骨折固定方法相同,末节指骨基底背侧撕脱骨折复位后用塑形夹板或铝板固定患指近侧间关节于屈曲位、远侧指间关节于过伸位 6 周左右。

(三)经穴治疗

1. 体针

取穴:合谷、八邪、阿是穴。

治法:局部常规消毒后,快速进针,针刺合谷与八邪穴,并于阿是穴行温针法,留针 10 分钟,针刺的同时配合指关节活动。每日或隔日 1 次,5 次为 1 个疗程。

2. 中药外敷

(1)取黄柏 30g,大黄、独活、木香、川芎、白芷各 15g,木通、延胡索、红花、血竭(可用苏木代)、牛膝各 9g,海桐皮 8g,芙蓉叶 6g。共研细末,以蜂蜜水调敷患处(纱布上),药干后可重新加蜂蜜水再敷,每剂可敷 2 日。

(2)取丁香、檀香各 3g,木香、牛膝、乳香、没药各 6g,续断 12g,海桐皮、合欢皮、川芎、血竭各 9g,官桂、骨碎补、白芷、地肤子各 15g。共研细末,以蜂蜜水调敷患处(摊于油纸或纱布上),药干后重新加蜂蜜水再敷。

(3)取黄柏 30g,血竭 15g,羌活、独活、红花、骨碎补、地肤子、没药各 6g,紫荆皮、延胡索、千年健、木香、当归、儿茶各 9g。共研细末,摊于油纸或纱布上,敷骨伤处。

(4)取大黄 30g,苏木 15g,木香 18g,葱白适量(砸碎)。共研细末,以蜂蜜水调敷患处(摊于油纸或纱布上),药干后重新加蜂蜜水再敷。

(5)取苏木、黄芪、骨碎补、丹参、赤芍、儿茶、川芎、血余炭、木香、没药、羌活、独活各 15g,白及、何首乌各 30g,丁香 9g。共研细末,以蜂蜜水调敷患处(摊于油纸或纱布上),药干后重新加蜂蜜水再敷。

(6)取白芷 19g,海桐皮、五加皮各 18g,秦艽、细辛、川芎、草乌各 16g,续断 30g,骨碎补、苍术、自然铜、防风、威灵仙各 15g。共研细末,以蜂蜜水调敷患处(摊于油纸或纱布上),药干后重新加蜜水再敷。

(7)取黄柏、牡丹皮、红花、泽泻各 15g,当归 30g,丹参 20g,冰片 5g。将上药混合分为两份,一份为粉剂,另一份加入 75% 乙醇 500ml,制成酊剂。用药前先用 3% 过氧化氢溶液、生理盐水清洗创面。创面中的异物尽量取出,碎骨和软组织尽可能复位,即使创面皮瓣游离或骨折残端露出创面少许亦不修剪。然后将上述药末加 75% 乙醇调成糊状外敷,直至掌指关节,厚度 0.3 厘米左右。外用塑料薄膜包扎,薄膜前端超出创面 4 厘米左右,向上反折覆盖伤面,每日 4 次揭开前端薄膜,用上述酊剂和山莨菪碱注射液交替滴入,以保持药粉湿润,3 日换药 1 次。适用于手指末端开放性骨折。

(四)泡酒治疗

1. 取当归、天麻、何首乌、防风、独活、牛膝、牡蛎、石斛、金银花各 9g,川芎、秦艽、千年健各 15g,续断、杜仲、泽泻、桑寄生、油松节各 16g,狗脊、厚朴、桂枝、钻地风、甘草各 6g。加酒泡半个月后服,每日 1~2 次,每次最多 30ml。孕妇忌服。

2. 取红毛五加皮、绵茵陈、杜仲、续断、香橼各 15g,羌活、独活、木香、虎骨、木瓜、生地黄、甘草、白花蛇蛇草各 9g,牛膝、天麻、当归、防风、海桐皮各 16g,白酒 750ml。同浸 2 周后服,每日 1~2 次,每次最多 30ml。

3. 取人参、当归、黄芪各 30g,五加皮、白术各 18g,云苓、五味子各 16g,甘草 6g,三七、川芎各 9g,白酒 1500ml。同浸泡 2 周后服,每日 1~2 次,每次最多服 30ml。胃溃疡及肺病患者忌用。

4. 取红毛五加皮 60g,远志、甘草、续断各 15g,木通、木香、香橼、羌活、独活、巴戟天、云苓、苍术、狗脊、上桂、天麻各 9g,木瓜、茵陈、威灵仙、牛膝各 15g,白酒 2000ml。同浸 14 日后服,每日 1~3 次,每次最多 30ml。

(五)其他治疗

1. 温热敷

(1)取独活 30g,羌活 30g,伸筋草 30g,红花 30g,川芎 15g,桑枝 15g,桂枝 10g。装入纱布药袋中,加入 3000ml 清水,浸泡 1.5 小时后将其煮沸,随后将患侧关节置于装有药液的容器上方进行 15 分钟的熏蒸,然后将药液倒出并用其对患处进行 10 分钟的擦洗,待药液温度逐渐降低后将患侧关节浸入并浸泡 15 分钟,每剂药可取药液 2 次,并于每日早、晚分别进行 1 次治疗。连续治疗 2 周。

(2)取当归、透骨草、红花、大黄、鸡血藤各 30g,苏木、川牛膝、川芎、伸筋草、桂枝、海桐皮各 20g,桃仁、生没药、生乳香、五加皮、生川乌各 15g。加 3000ml 水进行煎煮,煎沸 10 分钟后,去除药渣,将患指覆盖上毛巾,待药液温度下降后进行熏洗,采用药液浸泡、淋洗关节处,每次熏洗 30 分钟,每日 2 次,连续治疗 10 日为 1 个疗程,共治疗 3 个疗程。

(3)取海桐皮、透骨草、乳香、没药各 20g,川椒、当归(酒炙)各 15g,川芎、红花各 12g,威灵仙、白芷、防风、甘草各 6g。将上述药物加入 4000ml 水中浸泡 1h,再常规煎煮至 1500ml,过滤去渣,将药液倒入盆中,热度以患者耐受且不被烫伤为宜,熏蒸 30 分钟,待药液温度降至 40~50℃时,直接将手完全浸入药液里,浸泡 20 分钟,每日熏洗 2~3 次,持续治疗 6 周。

(4)取地黄 30g,山茱萸、当归、续断各 20g,桂枝、姜黄各 10g。加 1000ml 水,煮沸后熏洗患指,每次 20 分钟,每日 2 次,连续治疗 8 周。

(5)取桃仁、莪术、没药、防风、荆芥、路路通各 10g。混合,煎水后熏洗患指局部,温度以皮肤潮红为度。每日 1~2 次。

2. 康复锻炼

(1)复位固定后,在不影响患指固定的情况下,其余手指须经常活动。骨折一旦愈合,患指即应尽量进行主动的屈伸活动,以免造成关节僵直。

(2)上肢分别采用上提下按,双手托天,左右开弓,轮转辘轳,弯肱拔刀,拧拳反掌,抓空增力,青龙摆尾;下肢分别采用半蹲转膝,屈膝下蹲,左右下伏,虚实换步,四面摆踢,蹬空增力,仰卧举腿,侧卧外摆,搓搓舒筋。功能锻炼以"循序渐进"为基本原则,动作样式由简到繁,动作幅度由小到大,锻炼次数由少到多,锻炼时间由短到长,严格避免过量锻炼而造成新的创伤。

八、预防与调护

1. 手指开放性骨折应彻底清创,争取伤口Ⅰ期愈合;有皮肤缺损者,必须用各种方法修补缺损,以免肌腱、骨骼外露,防止造成肌腱坏死、瘢痕挛缩和骨感染。手指开放性粉碎骨折清创时,较大的骨折块不要随便摘除,以免造成骨质缺损,而致骨不愈合。

除骨折部位在指浅屈肌腱止点以近侧的中节指骨骨折外，患指应固定在功能位，不能将手指完全伸直固定，以免引起关节囊和侧副韧带挛缩，而造成关节僵直。除患指外，其余未固定的手指应经常活动，防止其余手指发生功能障碍。

2. 持之以恒，长期地进行功能锻炼。

3. 功能锻炼时，伤指不能过劳，更不能感觉疼痛。

4. 着重手指的屈指练习。

5. 切忌粗暴活动和急躁情绪，以免造成新的损伤。

6. 骨折愈合后酌情选用电疗、光疗、蜡疗、磁疗和水疗等方法，以改善局部代谢，恢复关节功能。

第3章　脊柱骨折

第一节　肋骨骨折

在胸部损伤中肋骨骨折最为常见,可为单根或多根肋骨骨折,同一肋骨又可在一处或多处折断。青少年肋骨与肋软骨柔软而富有弹性,因而不易折断;成年以后,尤其老年人,气血衰退、骨质疏松,肋骨失去弹性,肋软骨趋于骨化,所以容易发生骨折。肋骨骨折多发生于第 4～7 肋。第 1～3 肋骨较短且受锁骨和肩胛骨保护,第 8～10 肋借助肋软骨并于第 7 肋骨,与胸骨间接相连弹性较大,第 11、12 肋是浮肋,较易避御暴力,故上述肋骨骨折较少见。肋骨骨折在胸部伤中占 61%～90%。肋骨骨折常发生在 4～7 肋骨。

一、解剖特点

肋骨共有 12 对,左右对称,连接胸椎与胸骨而组成胸廓,对胸廓脏腑起着保护作用。肋骨靠肋软骨与胸骨相连,肋软骨俗称"软肋",具有缓冲外力的作用。第 1～3 肋骨较短,且有锁骨、肩胛骨和肌肉的保护,较少发生骨折。第 4～7 肋骨较长且固定,最易折断。第 8～10 肋骨虽较长,但前端与胸骨连成肋弓,较有弹性,不易折断。第 11、12 肋骨前端游离不固定,故也不易折断。儿童的肋骨富有弹性,承受暴力的能力较强,不易折断。成年和老年人肋骨骨质疏松,脆性较大,容易发生骨折。有恶性肿瘤转移灶的肋骨易发生病理性骨折。

二、骨折分类与类型

1. 根据骨折的数量和位置,可分为单根单处骨折、单根双处骨折、多根单处骨折、多根多处骨折。

2. 根据骨折端是否与外界接触,可分为闭合性骨折、开放性骨折。

三、病因

肋骨骨折一般由外来暴力所致,直接暴力作用于胸部时,肋骨骨折常发生于受打击部位,骨折端向内折断,同时胸内脏器造成损伤。间接暴力作用于胸部时,如胸部受挤压的暴力,肋骨骨折发生于暴力作用点以外的部位,骨折端向外,容易损伤胸壁软组织,产生胸部血肿。开放性骨折多见于火器或锐器直接损伤。当肋骨有病理性改变如骨质疏松、骨质软化,或在原发性和转移性肋骨肿瘤的基础上,也容易发生病理性肋骨骨折。

四、诊断

肋骨骨折的诊断主要依据受伤史,临床表现和 X 线胸片检查。如有胸部外伤史,胸壁有局部疼痛和压痛,胸廓挤压试验阳性,应想到胸廓骨折可能,结合 X 线检查可确诊,如果压痛点可触到摩擦感,或者胸壁出现反常呼吸运动,即可确诊。

(一)症状与体征

不同的外界暴力作用方式所造成的肋骨骨折病变可具有不同的特点:作用于胸部局限部位的直接暴力所引起的肋骨骨折,断端向内移位,可刺破肋间血管、胸膜和肺,产生血胸或(和)气胸。间接暴力如胸部受到前后挤压时,骨折多在肋骨中段,断端向外移位,刺伤胸壁软组织,产生胸壁血肿。枪弹伤或弹片伤所致肋骨骨折常为粉碎性骨折。在儿童,肋骨富有弹性,不易折断;而在成人,尤其是老年人,肋骨弹性减弱,容易骨折。伤后局部疼痛、肿胀、有血肿或瘀斑,说话、喷嚏、咳嗽、深呼吸和躯干转动时疼痛加剧。

肋骨骨折可发生在一根或数根肋骨。每一根肋骨一般只有一处被折断,称单处骨折。肋骨前、后两处被折断者,称双处骨折。多根双处骨折时,该处胸廓失去支持,吸气时因胸腔内负压增加而向内凹陷,呼气时因胸腔内负压减低而向外凸出,恰与正常呼吸活动相反,称反常呼吸。骨折端刺破胸膜,空气进入胸膜腔,可形成气胸;若刺破肺和胸壁血管,血液流入胸膜腔,则形成血胸。

肋骨骨折后,局部疼痛、肿胀、有血肿或瘀斑,说话、咳嗽、深呼吸和躯干转动时疼痛加剧。骨科检查发现,局部有压痛或畸形,有时可摸到骨擦音,胸廓挤压征阳性(两手分置于胸骨和胸椎的前后,挤压胸廓,可引起胸廓外侧骨折处疼痛)。多根双处骨折时,胸壁软化下陷,出现反常呼吸。气胸、血胸患者,出现胸闷、气急,并有相应的体征出现,严重者可造成皮下气肿,摸之有捻发音;多根双处骨折可影响呼吸与循环功能,产生呼吸困难、发绀,甚至气脱等严重症状。X 线检查可明确骨折部位、数量及胸部并发症。但对无移位性骨折及发生在骨与软骨交界处的骨折,X 线检查可无阳性体征。

肋骨骨折时出现间接压痛,以此可与胸壁软组织挫伤相鉴别。骨折合并气胸、血胸时,出现相应的表现。X 线摄片可清楚地显示骨折线、错位情况,但肋软骨骨折 X 线检查可不显示征象,主要依靠查体确诊。

(二)辅助检查

1. X 线检查　可明确诊断及确定骨折部位、类型,有无合并气血胸(图 3-1),但肋软骨骨折、骨折无错位,或肋骨中段骨折在胸片上因两侧的肋骨相互重叠处,均不易发现,应行 CT 等进一步检查并结合临床表现来判断以免漏诊。

2. 胸部 CT 检查　可明确开放性伤口的路径,骨折移位情

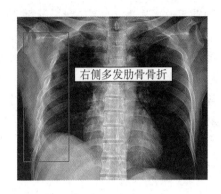

右侧多发肋骨骨折

图 3-1 右侧多发肋骨骨折

况,气血胸的部位、范围、积血容量及肺损伤,肺压缩的程度及纵隔气肿的范围。

3.超声检查 可明确胸腔有无积血、积血的数量及部位,了解有无肝、脾或肾损伤。

4.血常规检查 一般肋骨骨折无明显变化,多根多段骨折或者合并严重的气、血胸,可有白细胞增高,红细胞及血红蛋白下降。

5.动脉血气分析 了解损伤对呼吸功能的影响、缺氧及酸中毒的程度。呼吸困难时往往出现低氧血症及高碳酸血症。

(三)鉴别诊断

鉴别主要在于是否存在"浮动胸壁"或存在肺裂伤。前者由于反常呼吸,患者可出现气短、发绀或呼吸困难;后者则可出现咯血、气胸、血胸或皮下气肿。

五、并发症

1.气胸 闭合性气胸而胸腔积气较少者,对肺功能影响不大,无须特殊处理,积气往往能自行吸收。若积气较多,有胸闷、气急、呼吸困难,可在第 2 肋间隙锁骨中线处行胸腔穿刺,抽出积气。开放性气胸急救时用消毒纱布或凡士林纱布填塞伤口包扎，阻止胸腔与外界空气相通，待病情好转后再进行清创术。张力性气胸急救时在前胸锁骨中线第 2 肋间插入一针头排气，暂时降低胸腔内压力，以后插入引流管行胸腔闭式引流。

2. 血胸 非进行性血胸，如出血量大，可在伤后 12～24 小时后行胸腔穿刺术，在腋后线第 6～8 肋间穿刺抽出积血，如积血较多，可分次抽吸。对进行性血胸，在积极抢救休克后进行开胸探查止血，术后插入引流管作胸腔闭式引流。

六、西医治疗

(一)非手术治疗

1. 复位 对于单根或两根移位骨折，可在镇痛措施下(或基础疾病稳定后)进行手法复位：第 1 步，患者双手叉腰，背对医师端坐于凳子上。医师两手置于患者腋窝拔伸牵引，牵引 2～3 分钟后稍加力向上抖动两下。再进行第 2 步，触摸骨折处是否连续光滑。肋骨外形光滑后，外敷膏药，戴好肋骨带外固定 4～5 周。对于闭合性的连枷胸，则以胶布固定胸壁。外带肋骨带固定，复查 X 线片(肋骨正斜位片)。

2. 血气胸的处理

(1)开放性气胸的处理：野外发生的，可用干洁的手帕或餐巾纸堵住伤口，用手掌按住，即赴医院急诊；到医院后，急诊清创，污染严重的，清创前行污染物培养加药敏试验。缝合关闭伤口，转为闭合性气胸，再按常规处理。抗生素(常规使用一、二代头孢)输液治疗，使用破伤风抗毒血清(即 TAT，需皮试阴性后使用)或破伤风免疫球蛋白(无须皮试，直接使用)。

(2)闭合性气胸的处理：摄胸部平片见一侧肺被压缩 30％以下的，可自行吸收消失；一侧肺被压缩 30％～50％的，需做胸腔穿刺排气，一般选同侧第 2 肋锁骨中线上方穿刺；一侧肺被压缩 50％以上的，做胸腔闭式引流。

（3）血胸的处理：胸部X线平片见肋膈窦弧形，胸腔积液（积血）大约500ml，液平达同侧肩胛下角时，胸腔积液（积血）大约1000ml，液平达同侧肺门水平时，胸腔积液（积血）大约1500ml。胸腔积液（积血）不超过1000ml的，且不明显影响呼吸的，可予止血处理，服用中药汤剂。胸腔积液（积血）超过1000ml的，或液体量未达到1000ml，但明显影响呼吸的，与水封瓶胸腔闭式引流。对于严重的血气胸，或进行性加重的血气胸，请胸外科会诊，或转胸外科治疗。

3. *创伤性湿肺的处理*　呼吸窘迫综合征的最大危害是肺的顺应性下降，气体交换障碍，有效通气减少，造成机体缺氧、二氧化碳潴留，后期易形成肺泡萎缩、肺组织机化、纤维化。一般需转ICU处理，机械通气。

4. *肋骨牵引术治疗*　对于多根多段肋骨骨折，形成浮动胸壁的，可行肋骨牵引术。一般选用中间肋骨中段做巾钳悬吊牵引，牵引重量约3kg，牵引时间4～5周。

5. *骨折后肋间神经痛的处理*　由于骨折对位不佳，或骨折挫伤肋间神经，发作肋神经炎，遗留长时间的肋间神经痛。可做局部肋间神经封闭，旁贴双氯芬酸钠贴片（来比新）消炎镇痛。

6. *物理疗法*　采用低频交变磁疗机，选用合适的低频交变磁场磁头，治疗时将磁头的开放面直接接触治疗部位的皮肤，磁场强度为300～3000高斯，根据病情而定。每次30分钟，每日1次，15次为1个疗程。

（二）手术治疗

对于多根肋骨骨折，移位明显，复位不佳的，可选择手术治疗，可选择记忆合金异型接骨板。

七、中医治疗

（一）汤剂疗法

1. *初期*　治宜活血祛瘀，理气止痛。方用：柴胡9g，枳壳9g，北杏仁 9g,延胡索 9g,赤芍 12g,当归 12g,郁金 12g,丹参 15g,瓜蒌皮 15g,甘草 6g。水煎分 2 次服,每日 1 剂。痛甚者,加三七(冲)3g,佛手 12g。气逆喘咳者,加沉香 1.5g,紫苏子 12g。咯血者,加仙鹤草 12g,白及 12g,藕节 15g。

2. 中期 治宜补气养血,接骨续损。方用复元活血汤加减:当归尾 15g,柴胡 12g,红花 15g,桃仁 10g,生大黄 10g,乳香、没药各 12g,白芥子 12g,茯苓 12g,六神曲 15g,制鳖甲 15g,丹参 12g。水煎分 2 次服,每日 1 剂。气滞严重者,加延胡索、枳壳各 12g,香附 10g;血瘀严重者,加乳香、没药各 8g,当归 9g,川芎 12g,三七 15g。

3. 后期 治宜补益气血,强壮筋骨。方用逍遥散加减:柴胡 12g,当归 12g,白芍 12g,白术 10g,茯苓 15g,甘草 3g,杜仲 12g,续断 12g。水煎分 2 次服,每日 1 剂。胸肋隐隐作痛者,加三棱 9g,莪术 9g,乳香 5g。

(二)中成药疗法

1. 跌打药酒 口服,每次 10～20ml。每日 2～3 次。外用,搽患处。

2. 跌打止痛片 每次 6～10 片,每日 3 次,黄酒或温开水送服。

3. 接骨丸 每次 1 丸,每日 2 次,空腹黄酒送服。

4. 接骨续筋片 口服,每次 5 片,每日 3 次。

5. 云南白药 口服,每次 0.5g,每日 2 次。适用于骨折初期。

6. 丹七片 口服,每次 3～5 片,每日 3 次。适用于骨折初期。

7. 补中益气丸 口服,每次 6g,每日 2 次。适用于骨折后期。

8. 狗皮膏 烘热,外敷患处。适用于骨折后期。

(三)正骨疗法

1. 手法复位 单纯肋骨骨折,因有肋间肌的保护和其余肋骨的支持,所以多无明显移位且较稳定,一般不需手法整复。多根有明显移位的肋骨骨折,则需手法整复。

(1)立位整复法:患者靠墙站立,医者与患者相对,并用双足踏患者双足,双手通过患者腋下,相叉抱于背后,然后双手抬肩部使患者挺胸,骨折断端自然整复。

(2)坐位整复法:患者正坐,助手在患者背后将膝顶住患者背部,双手握其肩缓缓用力向后方拉开,使患者挺胸,医者一手按扶健侧,一手按定患侧,用推按手法将高凸部分按平。若骨折在背后,助手扶住胸前令患者挺胸,医者立于患者背后,用推按手法将断骨矫正。

(3)卧位整复法:用于胸前肋骨骨折,且患者身体衰弱者。患者仰卧,背部垫高,医者仍按坐位手法进行复位。

2.固定

(1)胶布固定法:患者正坐,做深呼吸使胸围缩至最小,然后进气,用宽7～10厘米的长胶布自健侧背后肩胛中线绕过骨折处紧贴至健侧锁骨畔线,第2条盖在第1条的上缘互相重叠1/2由后向前、由下到上进行固定,一直将骨折区和上、下邻近肋骨全部固定为止。固定3～4周。

(2)宽绷带固定法:适用于皮肤胶布过敏者。嘱患者做深呼吸并进气,用宽绷带多层环绕包扎固定。固定3～4周。

(3)肋骨牵引法:多根双处肋骨骨折必须迅速固定胸部,减少反常呼吸引起的生理障碍。可用厚敷料垫于伤部,然后用胶布固定,必要时采用肋骨牵引术固定2～3周。

(四)经穴治疗

1.穴位注射

取穴:阿是穴(骨折断端)。

治法:按局部注射操作常规进行,局部皮肤常规消毒,采用10ml一次性注射器连接6或6.5号注射针头,抽取1%～2%盐酸普鲁卡因注射液(过敏试验阴性者)5～10ml或0.5%～1.0%盐酸利多卡因注射液4～6ml后,在压痛最明显的骨折处,将上述药液徐缓注入。注射时针尖最好达到骨折断端处,经回抽无血后,即可将上述药液徐缓注入。每 1～2 日注射 1 次,若疼痛剧烈者可连续注射 3～5 次。注射盐酸普鲁卡因注射液前应常规做过敏试验。

2. 中药外敷

(1)取骨碎补、血竭、硼砂、当归、乳香、没药、续断、自然铜、大黄、土鳖虫各等分。共研细末,饴糖或蜂蜜调敷患处。适用于骨折初期。

(2)取柴胡 30g,瓜蒌、当归、酒浸桃仁、五加皮各 20g,红花、甘草、穿山甲各 10g,酒制大黄 50g,鸡血藤、骨碎补各 30g。共为细末,以酒、蜂蜜调和成膏状涂敷患处,敷料包扎,2 日换药 1 次。

(3)取川续断 25g,红茜草 1.5g,参三七 1.5g,荆芥穗 12.5g,五加皮 12.5g,肉桂 1.5g,土鳖虫 6g,蒲公英 6g,煅自然铜(醋煅后)12.5g,乳香 37.5g,没药 37.5g,羌活 12.5g,落得打 1.5g,香橼皮 25g,皂角子 25g,川大黄 3g。共研成粉末,以甘油调和成膏状待用。用时均匀摊在纱布上,外敷患处,5 日更换 1 次。有皮肤损伤者慎用。

(4)取三七 12.5g,血竭 15g,白鸡肉 15g,白芷 15g,芦荟 15g,当归 50g,生地黄 50g,赤芍 50g,栀子 50g,桑寄生 55g,骨碎补 50g,乌药 50g,川芎 25g,红花 25g,乳香 25g,没药 25g,莪术 25g,延胡索 25g。三七、血竭、栀子、芦荟打碎,白鸡肉煮熟,与其他药混匀,放入缸内,加入米酒 10kg,密闭浸泡 30 日后压榨残液、静置澄清、滤过、装瓶备用。用时取适量外搽患处。适用于肋骨骨折局部肿痛瘀斑的涂搽治疗。

(五)其他治疗

1. 温热敷

(1)取桃仁、红花、赤芍、川芎、丹参各 15g,当归 12g,青皮 6g,三七 7g,续断 10g。水煎取汁约 400ml 备用。应用 HB-1000 型中药熏蒸机,熏蒸时显露患侧胸壁,将药液倒入熏蒸器的储药槽内,再加水稀释成 1000ml,打开电源,保持熏蒸仪喷气口与患侧胸壁之间的距离为 25～30 厘米(也可以根据患者对温度的耐受程度调节远近),每日 1 次,每次熏蒸约 30 分钟。

(2)取海桐皮、透骨草、乳香、没药各 6g,当归 5g,川椒 10g,川芎、红花、威灵仙、甘草、防风各 3g,白芷 2g。共研细末,布袋装,水煎,先熏蒸后淋洗患处。每日 3～4 次,每次都把药加热后再用。

2. 康复锻炼　肋骨骨折的练功活动整复固定,轻者可下地活动。重症需卧床者,可取斜坡卧位(半坐卧位),肋骨牵引者取平卧位,鼓励患者按胸咳嗽排痰,并锻炼腹式呼吸运动,待症状缓解后,即应下地自由活动。

八、预防与调护

1. 胸廓中部单根或多根肋骨骨折,可用胶布固定。用宽 6～8 厘米胶布 3 条,分别贴患侧胸壁,前后均应过躯干中线约 5 厘米,固定范围应包括上下各 1 肋,一般固定 3 周。粘贴胶布前先搽安息香酊以增加黏性,并嘱患者呼气使胸廓缩小,然后屏住气,迅速将胶布贴上。如胶布粘贴后皮肤过敏,改用多头带包扎固定 3～4 周。

2. 多根多处骨折有反常呼吸者,用肋骨牵引固定 2～3 周。

3. 肋骨骨折疼痛明显者,可影响患者的肺通气量和呼吸运动,故应给予适当的镇痛药内服。吗啡及其衍化物,因有抑制呼吸作用,故不主张使用。骨折端封闭完全而有效,0.5％盐酸利多卡因溶液成人 1 次可应用 5ml,必要时可重复应用。亦可行肋间神经阻滞(须包括骨折处上、下各一肋间神经)。

4. 患者经整复固定后,即可下地活动,并锻炼腹式呼吸运动,鼓励患者咳痰。

第二节 胸腰椎骨折

胸腰椎骨折是指组成胸腰的任何一个或几个部件(椎体、椎弓根、椎板、棘突、关节突)的骨折。解剖学上表现为脊柱的完整性和稳定性破坏。临床上表现为局部的疼痛,脊柱活动受限及合并脊髓和神经根损伤所造成的不同程度的感觉、运动功能减退和排尿、排便功能障碍。临床上常常将单纯压缩性骨折、棘突或横突骨折称为稳定性骨折,预后较好;将胸腰椎压缩性骨折并脱位、椎弓根骨折并脱位、椎后关节双侧骨折并脱位称为非稳定性骨折,多伴有脊髓损伤,预后不良。

一、解剖特点

胸腰椎骨折是指由于外力造成胸腰椎骨质连续性的破坏。这是最常见的脊柱损伤。脊柱胸腰椎作为人类直立行走后脊柱胸椎后凸与腰椎前凸的交界区,其生物力学属于脊柱最薄弱区域,易发生外伤性骨折,脊柱胸腰椎骨在脊柱脊髓损伤中的发生率呈现较高的增长趋势。

通常所说的胸腰段,是指 $T_{11} \sim L_2$ 段。由于胸腰段解剖结构上的特点,极易发生损伤。胸腰段的解剖特点有:①T_{11} 及 T_{12} 为游离肋骨,胸椎肌肉和肋骨的稳定作用丧失。②胸椎是后凸弯曲,腰椎是前凸弯曲,胸腰段为两屈度的衔接点,亦是力矩的支点。③胸椎的小关节方向为冠状面,腰椎的小关节突方向为矢状面,胸腰段小关节方向改变,遭旋转负荷的破坏。④胸腰段椎管与脊髓的有效间隙相对狭窄,易造成脊髓压迫。⑤胸腰段是脊髓和马尾神经的混合部,能有一定程度的恢复。⑥胸椎血供来自肋间动脉,腰椎血供来自腰动脉,L_1 附近是血供的薄弱区,因此胸腰段损伤后手术治疗可造成大动脉损伤导致脊髓缺血。

二、骨折分类与类型

1. **按损伤机制分类** 即脊柱损伤的受力方向,可分为:①屈曲损伤,最常见,最常发生椎体前楔形压缩骨折或脱位,同时棘上韧带常断裂而分离。通常发生于胸腰段交界处的椎骨。②后伸损伤,较少见,可发生棘突骨折和(或)椎板骨折。③侧屈损伤,可发生椎体的侧楔形压缩骨折,横突骨折及侧方脱位。④旋转损伤,多发生单侧关节突脱位,严重者椎体间亦发生脱位。⑤垂直压缩损伤,暴力与椎体纵轴方向一致,垂直挤压椎骨,使其发生爆裂骨折。骨折块分别向前后及左右移位。⑥剪力性损伤,多属分离性剪力损伤,以脱位为主,主要见于上腰椎。

2. **按 Denis 和 Mc Afee 的三柱结构分类** 三柱中有二柱受累,则为不稳定骨折。①前柱损伤:前纵韧带、椎体及椎间盘的前中 2/3 部分损伤。②中柱损伤:椎体和椎间盘的后 L_3 及后纵韧带损伤。③后柱损伤:椎弓、椎板及附件损伤。

3. **按损伤后稳定性分类** ①稳定性骨折包括单纯压缩骨折和第 4 腰椎以上的单纯附件骨折。②不稳定性骨折包括所有骨折伴棘间韧带断裂及第 4 腰椎以下峡部骨折。

4. **按脊髓损伤的神经和功能分类** 目前广泛采用 Frankel 分级法。①A 类,完全性损伤:在骶段($S_4 \sim S_5$)无任何感觉和运动功能保留。②B 类,不完全性损伤:在损伤神经平面以下包括骶段($S_4 \sim S_5$)存在感觉功能,但无运动功能。③C 类,不完全性损伤:在损伤神经平面以下存在感觉和运动功能,但大部关键肌的肌力在Ⅲ级以下。④D 类,不完全性损伤:损伤平面以下存在感觉和运动功能,且大部关键肌的肌力等于或大于Ⅲ级。⑤E 类,正常感觉和运动功能正常,病理征可为阳性。

三、病因

脊柱受到外力时,可能有多种外力共同作用,但多数情况下,只是其中一种或两种外力产生脊柱损伤。作用于胸腰椎的外力包括压缩，屈曲，侧方压缩，屈曲-旋转，剪切，屈曲-分离，伸展。

1. 轴向压缩　在胸椎因为生理后凸的存在，轴向压缩应力主要在椎体产生前侧屈曲负荷。在胸腰段主要产生相对垂直的压缩负荷。这将导致终板的破坏，进而导致椎体压缩。在作用力足够大的情况下，将会产生椎体爆裂骨折。这样的力量将会导致椎体之后侧皮质的中间部分骨折，这种中心脱位的应力将会导致椎弓根椎体结合部位的骨折，从而导致椎弓根间距增宽，如果有屈曲力量的存在时，将会导致椎板骨折。如果作用力很大时，将会导致后侧结构的破坏。

2. 屈曲　暴力将会导致椎体、间盘前缘压缩，同时椎体后缘产生张应力。后侧韧带可能没有撕裂，但是可能会产生撕脱骨折。在椎体前侧，随着椎体骨折及成角的增加，作用力在逐渐吸收。中间结构通常保持完整。但是，当后侧韧带和关节囊破坏后，将会产生局部不稳定。如果椎体前柱压缩超过 40%～50%，将可能会导致后侧韧带、关节囊的损坏，后期将会出现不稳定及进行性后凸畸形。屈曲压缩损伤伴有中柱结构的破坏将会导致脊柱的机械不稳定，进行加重的畸形，以及神经损害。

3. 侧方压缩　侧方压缩的作用机制类似于椎体前侧的压缩损伤，只不过作用力于椎体的侧方。

4. 屈曲-旋转　损伤机制包括屈曲和旋转两种作用力。单纯屈曲外力的作用，主要损伤可能是前侧骨结构破裂。随着旋转暴力的增加，韧带和关节囊结构将会受到破坏，这将会导致前柱和后柱结构的损坏。伴随着后侧关节囊结构和前柱间盘、椎体的破坏，高度不稳定的损伤类型将会产生。在胸椎或腰椎，单纯脱位是很少见的，这决定于关节突的结构。当关节突受到屈曲-旋转暴力作用的时候，关节突发生骨折，继而才可能出现脊柱的脱位。

5. 屈曲-分离　在这种损伤里屈曲轴向前移位（通常靠近前腹壁），脊柱受到较大的张力。椎体、间盘、韧带将会被撕裂或损坏,这可能会导致单纯骨损害。骨与韧带结构同时受损,或者单纯软组织损伤。这种单纯的骨损伤通常发生于 L_1～L_3 椎体,虽然在早期是急性损伤造成的不稳定,但是其后期的骨愈合能力强,稳定重建好。骨韧带损伤或单纯的软组织损伤通常发生于 T_{12}～L_2 水平,这种损伤应被认为是不稳定的,自行愈合机会很小。屈曲分离损伤在胸椎和胸腰段可以产生双侧关节突脱位,韧带、关节囊、间盘被撕裂,但前纵韧带通常保留完整;如果轴向屈曲外力足够大,前纵韧带将会被撕裂从而导致严重的不稳定。

6. 剪切　其作用机制类似于屈曲-旋转作用。这可以产生脊柱的前、侧、后滑椎畸形。创伤性前滑椎是最常见的损伤类型,常伴有严重的脊髓损伤。

7. 过伸损伤　过伸损伤产生于躯体上部向后过伸外力作用。其受伤机制与屈曲损伤正好相反。外力作用于前纵韧带和纤维环的前部,同时后部结构受到压缩应力。这将会导致关节突、椎板和棘突的骨折。椎体的前下部将会发生撕脱骨折,多数情况下这种损伤是稳定的,除非上位椎体相对于下位椎体发生后滑移。

四、诊断

(一)症状与体征

1. 损伤的局部表现　外伤后局部剧烈的疼痛,伴有损伤部位的压痛。胸腰椎骨折患者伤后局部肿胀,疼痛,骨折处两侧肌肉紧张,不能站立,翻身困难。脊椎各方向运动障碍。屈曲型可见后凸畸形,检查时骨折棘突有明显压痛,棘突间距离改变,局部有肿胀、瘀斑。腰椎骨折时,由于腹膜后血肿刺激,可伴有腹部胀痛、胃纳不佳、便秘、舌苔薄白转黄腻、脉弦数等里实证。伴有脊髓神经损伤者,则出现截瘫,损伤平面以下的肢体麻木,无知觉、不能活动、排尿及排便功能障碍。胸椎和腰椎的每一节段均有受外力作用而出现骨折或脱位的可能,但由于胸腰段脊柱(第11胸椎至第2腰椎)位于胸椎后凸与腰椎前凸的移行处,活动度大,应力集中,更易于间接暴力所受到损伤,从而成为脊柱骨折与脱位发生最多的部位。

2. 神经损害的表现　伤后躯干以及双下肢感觉麻木,无力,或者刀割样疼痛,大小便功能障碍(无法自行排便或者大小便失禁),严重者可以双下肢感觉运动完全消失。

3. 合并损伤的表现　腹痛,呼吸困难,休克,意识丧失等。

4. 体格检查　可见局部瘀斑、青紫,棘突及棘突旁压痛,脊柱活动度下降,胸椎骨折时可有呼吸困难,腰椎骨折合并腹膜后血肿可有腹胀、腹痛,合并有脊髓和马尾神经损伤的患者表现为四肢瘫、截瘫及大小便功能障碍。

(二)辅助检查

1. X 线片检查　怀疑胸腰椎骨折时,常规的正位和侧位 X 线平片是最基本的检查方法。胸腰段及腰椎的序列可以在正侧位平片上很好地观察出来。许多胸腰椎骨折不仅存在椎体的骨折同时还存在损伤区域的后凸畸形。正位平片可以了解脊柱的序列,侧凸的存在与否,棘突的位置。如果同一椎体椎弓根间距离增宽,则提示椎体受到压缩外力,产生椎体压缩或爆裂骨折。如果正位片上出现椎体侧方移位,椎间隙变窄或消失,则提示经过椎间盘的损伤,侧方移位明显提示关节突脱位或骨折存在的可能,预示着损伤节段的不稳定。侧位平片可了解椎体的序列,腰椎生理前凸的存在,椎体高度的丢失与否,有无脱位,局部的后凸角度(图 3-2)。

2. CT 检查　胸腰椎骨折患者如有神经损伤或怀疑有不稳定均应行 CT 检查。CT 在区分胸腰椎椎体压缩骨折与爆裂骨折方面 CT 比平片更具有明显的优势,CT 可以显示出椎板骨折,关节突骨折,椎弓根的损伤,这些在普通平片上是难以确诊的。轴位平面上,CT 可以用来评估椎体骨折块对椎管的侵占情况,三维重建 CT 用来观察脊柱的序列情况,从各个平面了解脊柱的结构及损伤情况。

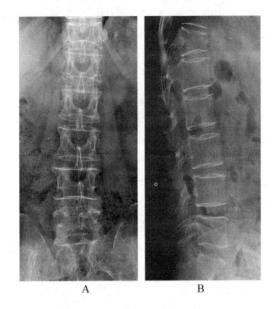

A   B

图 3-2　胸腰椎骨折 X 线正位平片

X 线腰椎正位(A)、侧位(B)显示 T_{12} 椎体上部终板塌陷,皮质断裂,呈楔形改变(↑)。

    3. 磁共振成像(MRI)检查　可以清晰显示脊柱、椎间盘、黄韧带、椎管内出血及脊髓的改变。MRI 检查的意义如下。

    (1)显示脊髓受压的部位及因素:爆裂骨折向后移位的骨折片或脱位椎下方的椎体后缘。椎间盘突出,部分病例其压缩骨折椎体的上位椎间盘向后突出压迫脊髓。压缩骨折椎体的后上角突入椎管压迫脊髓。常致不全截瘫,解除压迫有助于恢复。椎板下陷压迫脊髓,极少见到。

    (2)显示椎管狭窄程度:在矢状位可见椎管狭窄程度,亦即对脊髓压迫程度,特别是脊柱后突角对脊髓的压迫,并显示出压迫的长度及范围,作为减压的客观依据。

    (3)显示脊髓损伤改变:①急性脊髓损伤的 MRI 表现。a. 出

第3章 脊柱骨折

血型:有脊髓内中心低信号区,表明灰质出血细胞内的去氧血红素,周围绕以高信号区,表示脊髓水肿。b. 水肿型:脊髓损伤区呈现一致高信号。c. 混合型:表现为脊髓内混杂高低不均信号。上述3型中,水肿型损伤较轻,恢复率较高(60%以上),混合型的恢复率约为38%,出血型恢复率最低,仅20%。②陈旧性脊髓损伤的MRI特征,脊髓囊性变,MRI显示为囊腔、脊髓内坏死软化,胶质组织疏松,MRIT$_1$为低信号;脊髓内白质组织胶质化与软化灶混在者,MRI为斑点不匀信号,脊髓缺血,胶质化萎缩,MRI表现为正常稍高信号,但较正常脊髓细小。

脊髓损伤MRI表现与治疗预后的关系:脊髓受压但脊髓信号正常者,减压后可大部分恢复;脊髓信号不均者,减压治疗可以恢复FrankelⅠ级;低信号增粗、很低信号,脊髓萎缩变细者,均无恢复;囊腔不论大小治疗后亦无明显恢复(图3-3)。

4. 脊髓造影　适用于晚期合并脊髓压迫症状者,可以显示脊髓的外在性压迫。

5. 放射性核素骨扫描(SPECT)　用于诊断原发性或继发性骨肿瘤、继发病理性骨折,有助于明确诊断。

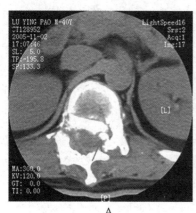

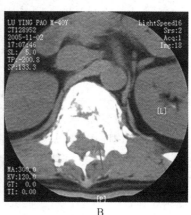

A　　　　　　　　B

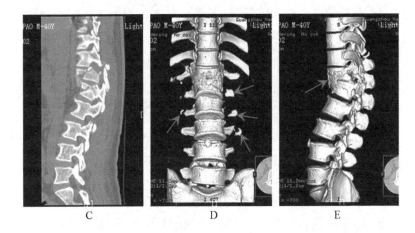

图 3-3　胸腰椎骨折 CT 横断面、MPR 冠状面及三维图像重建

CT 横断面（A、B）、MPR 冠状面（C）及三维图像重建（D、E）显示 T_{12} 椎体及 L_1、L_2 双侧横突粉碎性骨折裂（↑），碎骨片嵌入椎管，压迫脊髓。

6. **诱发电位（SEP/MEP）**　适用于合并脊髓损伤者，目的是确定脊髓损伤的程度，判断是否属于完全性或不完全性脊髓损伤，通过运动诱发电位（MEP）检查以了解运动通道传导情况。

（三）鉴别诊断

1. **与腰背部软组织损伤相鉴别**　外伤后可见局部疼痛，甚至肿胀、活动受限，局部压痛，但影像学检查可鉴别有无骨折。

2. **有无复合性损伤**　复合伤常合并颅脑损伤、胸腹腔脏器损伤及休克，仔细检查，应有相应的症状和体征，CT 或 MRI 等检查可协助了解损伤的情况。

3. **是否合并脊髓损伤**　要系统而详细地进行神经检查，结合 CT 或 MRI 等检查来判断，若有脊髓损伤，可见相应的神经系统症状和体征。

4. **是否有病理性骨折**　仔细了解既往情况，根据实验室检查，CT 或 MRI 检查可有效鉴别。

五、并发症

1. 腰椎后突畸形及腰部活动受限。
2. 压迫神经而导致下肢麻木、无力或者大小便障碍。
3. 另外，还有感染、血栓形成、局部疼痛、翻身活动困难等。

六、西医治疗

(一)非手术治疗

1. **物理治疗**　用干毛刷浸蘸加热到 55～65℃ 的石蜡，在骨折局部皮肤上迅速而均匀地涂抹几层薄蜡，这几层薄蜡迅速冷却后，凝成压缩的软蜡壳，形成一层导热性低的保护层，然后在保护层外再涂刷 0.5 厘米厚的石蜡壳；或用 6～8 层浸有 60～65℃ 石蜡的纱布或棉垫，稍拧干，敷于保护层上，包好即可。每次 30 分钟，每日 1 次，20 次为 1 个疗程。

2. **支具固定**　仅限于 A1 及 A2 型骨折，其指征为：①无神经病损者；②脊柱三柱中至少两柱未受损；③后凸角度<20°；④椎管侵占<30%；⑤椎体压缩不超过 50%。胸腰椎骨折的主要方法是支具外固定或者卧床休息治疗，包括一段时间的卧床休息直到全身症状的缓解，接着应用支具固定 10～12 周，并逐步进行功能锻炼。

(1)屈曲压缩性骨折：①单纯压缩性骨折，椎体压缩≤50%，给予卧硬板床及对症治疗 3～4 周，并尽早做腰背肌功能锻炼。②椎体压缩≥50%，影响脊柱稳定性，主张手术器械复位内固定。

(2)爆裂型骨折：脊柱前中柱均受破坏，且常合并有脊髓神经损伤，主张早期治疗，尽早行椎管减压，重建脊柱稳定性，为脊髓神经功能恢复创造条件。

(3)屈曲牵引型骨折：多系脊柱后柱损伤，对不合并脊髓神经损伤者，主张卧床及对症治疗。

(4)屈曲旋转型骨折脱位：此类型骨折常伴有关节突骨折或

脱位,为恢复脊柱生理载荷,主张手术治疗。

(5)剪刀型脱位:主张手术治疗以恢复脊髓的稳定性。

(6)合并脊髓损伤者:做好预防及治疗并发症(如压疮、呼吸系统及泌尿系统感染等)。

(7)其他:重视康复治疗,住院期间指导及协助患者做康复锻炼。

(二)手术治疗

1. **手术指征**　①有神经损伤;②所有 C 型骨折;③A3 型及 B 型中成角＞30°、椎体压缩＞50%、椎管侵占＞30%;④MRI 证实有椎间盘损伤。与支具外固定或者卧床治疗相比,手术治疗有几方面的优点。①对于那些不能耐受支具或者卧床的患者可以提供即刻的稳定。对一个多发创伤的患者,长期的卧床将可能会产生严重的危及生命的并发症。及时的外科手术稳定可以允许患者早期坐起和康复治疗。②外科手术可以很好地恢复脊柱的序列,纠正畸形。③解除对神经系统的压迫。

2. **手术目的**　①为脊髓恢复创造最佳条件;②恢复和维持脊柱的高度和曲线;③减少脊柱活动度的丢失;④保持脊柱的稳定性;⑤坚强固定以利早期护理和康复;⑥防止创伤后后凸畸形及神经病损。

3. **手术时机**　对脊髓或马尾损伤的患者进行手术干预(减压和稳定)的时机还不十分明确。尽管人体临床研究没有足够的证据,但是可能存在一个重要的时间窗(可能＜3h),在该时间窗内减压可能会促进脊髓神经功能的恢复,改善预后。急性外伤导致脊柱畸形、脊髓损伤的患者应当急诊接受手术,以恢复脊柱序列,给脊髓恢复创造最大的可能性。因后路手术是通过韧带整复缓解椎管压迫的一项间接减压方法,故在创伤早期能更顺利地进行。对伴有四肢长骨骨折的脊柱骨折患者,早期手术可以避免患者卧床产生的并发症,如肺炎、压疮等。

七、中医治疗

(一)汤剂疗法

1. **骨折早期** 胸背部疼痛剧烈,局部压痛、拒按,痛点固定,胃纳不佳,大便秘结,苔薄白,脉弦紧。治宜行气活血,消肿止痛。方用复元活血汤:柴胡15g,天花粉10g,当归尾10g,红花6g,穿山甲10g,酒浸大黄30g,桃仁10g。若服第一次后泻下大便,得利痛减则停服,以和为度。或用膈下逐瘀汤方拟:当归9g,川芎6g,赤芍9g,桃仁9g,红花6g,枳壳5g,牡丹皮9g,香附9g,延胡索12g,乌药9g,五灵脂9g,甘草5g。用水煎至150ml,每日1剂,分2次服用。

2. **骨折中期** 胸腰椎骨折中期肿痛明显缓减,疼痛时作,胸腰椎活动受限,舌暗红,苔薄白,脉弦缓。治宜接骨续筋,和营生新。方用跌打养营汤:党参15g,黄芪9g,当归6g,川芎4.5g,熟地黄15g,白芍9g,枸杞子15g,山药15g,续断9g,砂仁3g,三七4.5g,补骨脂9g,骨碎补9g,木瓜9g。用水煎至150ml,每日1剂,分2次服。

3. **骨折后期** 骨折日久,耗伤气血,累及肝肾则腰背部隐隐作痛,活动时背痛时作,腰膝酸软,四肢无力,舌淡,苔白,脉虚细。治宜补益肝肾,调养气血。方用益肾补骨汤:淫羊藿5g,续断5g,丹参10g,黄芪10g,紫河车3g,补骨脂5g,干地龙5g,当归10g,鹿角霜15g,茯苓10g。用水煎至150ml,每日1剂,分2次服,30日为1个疗程。

4. **中成药疗法**

(1)八厘散:每次3.5g,每日2次,温黄酒或温开水送服。

(2)伸筋丹胶囊:每次5粒,每日3次,饭后服用或遵医嘱。

(3)龟鹿二仙膏:110g,每日2次,开水冲服。

(4)活络镇痛片:口服,每次4片,每日3次。

(5)鹿骨血莲酒:口服,每次50ml,每日2~3次。

（6）益肾补骨液：饭前服，每次 15ml，每日 3 次。

（7）伤科壮骨膏：外用，温热软化贴患处。

（二）正骨疗法

1. 手法复位

（1）屈曲型脊柱骨折：椎体前部坚强有力的前纵韧带往往保持完整，但发生皱缩，通过手法整复加大脊柱背伸，前纵韧带变为紧张，附着于韧带的椎体前部及椎间盘有可能膨胀，恢复其压迫前的外形。①双踝悬吊法：麻醉下患者俯卧，两踝部衬上棉垫后用绳扎缚，将两足徐徐吊起，使身体与床面约呈 45°，医者用手掌在患处适当按压，矫正后凸畸形。复位后患者仰卧硬板床，患部垫软垫。②攀索叠砖法：此法是一种过伸性脊柱骨折复位法。先令患者双手攀绳，抽去足下垫砖，让身体悬空（足尖触地），脊柱呈过伸位，医者在患者腰后将后凸畸形矫正。适用于屈曲型单纯性胸腰椎压缩性骨折，且体格健壮者。③垫枕法：患者仰卧硬板床，患部垫软枕，垫枕可逐渐加高，使脊柱过伸。此法配合练功疗法效果更好。适用于屈曲型单纯性胸腰椎压缩骨折，以及过伸复位后维持整复效果。④两桌整复法：患者俯卧于高度不同的两桌上，高度相距 25～30 厘米，上肢及下颌伏于高桌上，下肢自大腿中部以下伏于低桌上，躯干悬于两桌之间。此法可借患者自身重量使骨折复位，复位后应继续采用垫枕法。⑤攀门拽伸法：患者俯卧于硬板床上，双手攀住木板上缘，用三人在腰部及双下肢拔伸牵引，医者按压骨折部复位。此法属非过伸性复位，适用于不稳定的胸腰椎压缩性骨折或粉碎性骨折，以及老年体弱的患者。⑥持续牵引法：此法适用于轻度移位、无关节交锁的颈椎骨折。采用枕颌布带牵引，头中立位或后伸，重量 2～3kg，持续 4～6 周。如颈椎骨折伴有关节交锁者，采用颅骨牵引，牵引方向前屈，复位后可改为后伸，持续 4～6 周。

（2）伸直型脊柱骨折：颈椎部位骨折时，可采用颈椎中立位枕颌布带牵引，必要时可使颈椎稍向前屈曲，持续 4～6 周。腰部骨折时,避免腰后伸,根据实际需要安置于伸直或屈曲位置。

2. 固定 一般单纯性胸腰椎压缩骨折,须仰卧硬板床,患部垫软枕,卧床 3～4 周。对于不稳定性胸腰椎骨折,可采用石膏背心、金属支架固定 4～6 个月。颈椎骨折复位后,可给予颈托或石膏围领固定。

(三)经穴治疗

1. 体针

取穴:主穴取百会、夹脊穴(一般取脊髓损伤定位平面的上下两个椎体棘突旁开 0.5 寸)、肾俞、命门、膀胱俞、环跳、委中、阳陵泉、承山、足三里。排尿困难或尿失禁者,加关元、气海穴;排便困难或失禁者,加天枢、支沟穴。

治法:每次取穴 7～9 个,留针 20～30 分钟,每日 1 次。治疗 30 日为 1 个疗程。适用于胸腰椎骨折伴脊髓损伤者。

2. 艾灸

方法 1

取穴:足三里(双)、神阙。

治法:采用雀啄灸。患者仰卧位运用艾灸条(规格 18 毫米×200 毫米)对患者双侧足三里、神阙穴行雀啄灸治疗 5 分钟,每日 2 次,3 日为 1 个疗程。适用于腰椎压缩性骨折后腹胀。

方法 2

取穴:足三里(双)、神阙。

治法:采用温和灸。于患者双侧足三里、神阙穴行温和灸治疗,艾灸 10～15 分钟,每日 2 次,3 日为 1 个疗程。适用于腰椎压缩性骨折后腹胀。

3. 电针

取穴:主穴取百会、夹脊穴(一般取脊髓损伤定位平面的上下两个椎体棘突旁开 0.5 寸)、肾俞、命门、膀胱俞、环跳、委中、阳陵泉、承山、足三里。排尿困难或尿失禁者,加关元、气海;排便困难或失禁者,加天枢、支沟。

治法:每次取穴 7～9 个,留针 20～30 分钟,每日 1 次。单日针刺,双日使用电针。电针为针刺后接入直流脉冲电针仪:电流输出频率 100Hz 左右,强度为 0.2～0.5mA,以患者脊髓损伤平面以上能感觉到电刺激为准。治疗 30 日为 1 个疗程。适用于胸腰椎骨折伴脊髓损伤者。

4. 推拿按摩 患者取仰卧位,四肢放松,双手自然平放于身体两侧,医者立于其右侧。

(1)"太极"大回环摩腹:医者两手五指并拢交叉贴于 9 宫 5 区(脐部),前臂放松,以腕关节为中心,连同前臂以运太极形式,顺时针从 5 区环旋摩揉至全腹,即遵循九宫图上的数字 5-1-3-9-7 顺时针顺序推揉,每分钟 60 次,约 5 分钟。

(2)"太极"小回环揉脐:双手拇指指腹对置贴于 9 宫 5 区处,余指翘起,以 5 区为中心向外逆时针方向圆形旋转揉摩至全腹,即遵循九宫图上的数字 5-5-4-8-6 逆时针顺序推揉,每分钟 60 次,约 3 分钟。

(3)"一"形推腹:五指并拢,指尖朝向患者头侧,双手掌根分别平贴于 9 宫 5 区处,以拇指为着力点分别向两侧外推,推至 3 区、7 区时向下各点压按揉 5 次后再回推至 5 区,每分钟 60 次,约 3 分钟。

(4)"m"轨迹运腹:五指并拢,双手掌贴于腹部 8 区向上经 3 区推摩至 2 区,再由 2 区经 9 区垂直向下通过 5 区推摩至 1 区运行完毕后是一个"m",推完 1 个"m"为 1 次,每分钟 30 次,约 3 分钟。

(5)"米"字轨迹擦腹:整个轨迹运行完毕后是一个"米"字,为方便描述,将"米"字的上面两点叫"左点"和"右点",把下面的两笔叫"左撇"和"右捺",横的左右两端叫"横左"和"横右",竖的上下两端叫"竖上"和"竖下"。按揉次序为:从"米"字中心开始,然后是"右捺""横右""左撇""竖上""竖下""右点""横左""左点",回"米"字中心。也可按照九宫图上的数字 9-1-3-7-4-6-2-8-5 顺序推揉按摩,推完一个"米"字为 1 次,每分钟 30 次,约 3 分钟。

(6)以"太极"运腹法摩腹 2 圈以结束整个流程:所有步骤手掌不能离开腹部皮肤,要在皮下做运行轨迹,操作频率轻重根据患者实际情况调整,以能使皮肤深层透热而不擦伤皮肤为度。整个疗程控制在 15～20 分钟为宜,每日 1 次,3 日为 1 个疗程。治疗 1 个疗程后次日进行效果评价。

5. 中药外敷

(1)取大黄粉适量。填入神阙穴,隔日 1 剂。

(2)取巴豆 20g,白芥子 30g,大黄 10g。研成细末,加蜂蜜调匀,外敷神阙、中脘、气海、关元、中极、双足三里穴。

(3)取公牛角炭 500g,血余炭 500g,青麻 50g,煅龙骨 100g,黑铅粉 5000g,陈粉子(隔年陈小麦)1500g,陈醋适量。将公牛角劈成细条,入瓦器皿内封闭,用火焙焦成黄褐色炭块;血余炭除去污垢入瓦器皿内封闭,用火焙焦成黑色有光泽的炭块;青麻入瓦器皿内封闭,用火焙干后,启盖用火引之急闭盖,待 1 小时后即成。将上药共研细末,与黑铅粉、陈粉子、龙骨粉拌匀备用。用时先将陈醋放在瓷皿内煎沸,将以上药粉撒在醋内,边撒边搅,至成糊状即可停放药末,再煎 30 分钟停火,趁热摊于布料上约 3 毫米厚即成。外敷骨折处,隔日换药 1 次。

(4)取杜仲、当归、白芷、防风、乳香、没药、肉桂各等量。共研细末,用松节油调膏备用。用时将药膏适量置于大小 5 厘米×5 厘米的胶布中央,然后贴敷于患椎棘突处及其上下左右部位,同时于双侧肾俞、大肠俞、膀胱俞、委中等穴敷药,每日调换 1 次。适用于胸腰椎骨折畸形愈合后,并发顽固性腰、臀部疼痛及下肢神经症状者。

(四)饮食治疗

1. 生荸荠 100g。洗净,去皮,捣烂,加少许清水,煮开代茶饮。适用于骨折早期,伴发热者。

2. 小茴香 10g,桃仁 20g,大米 50g。将小茴香、桃仁洗净,炒熟,磨细末,置锅中,加大米,加清水 100ml,急火煮开 3 分钟,小火煮 30 分钟,成粥,趁热食用,连服 2 周。适用于骨折中期,骨折处肿胀、青紫者。

3. 白扁豆 50g,山药 50g。扁豆洗净,山药洗净,切成小片,同置锅中,加清水 500ml,急火煮开 3 分钟,小火煮 20 分钟,分次食用。适用于骨折后期,脾胃虚弱,胃纳差者。

(五)其他治疗

1. 温热敷

(1)取吴茱萸、补骨脂、菟丝子、王不留行、白芥子各 100g。布包,腹部烫熨,每日 1 次,每次 30 分钟。适用于脊柱骨折后腹部气滞血瘀而出现的腹胀、腹痛、大小便不通的治疗。

(2)取吴茱萸、补骨脂、菟丝子、王不留行、白芥子各 100g,当归 30g,黄芪、枳实、厚朴、木香、陈皮、香附、延胡索、干姜、大黄各 20g,红花 10g。布包,腹部烫熨,每日 1 次,每次 30 分钟。适用于脊柱骨折后腹部气滞血瘀而出现的腹胀、腹痛、大小便不通的治疗。

(3)取吴茱萸、补骨脂、菟丝子、王不留行、白芥子各 100g,大黄、芒硝、枳实、厚朴、当归、红花各 30g。布包,腹部烫熨,每日 1 次,每次 30 分钟。适用于脊柱骨折后腹部气滞血瘀而出现的腹胀、腹痛、大小便不通的治疗。

(4)取红花 10g,桃仁 10g,紫草 10g,三棱 10g,甘松 10g,莪术 10g,白芷 10g,肉桂 6g,丁香 6g,透骨草 15g。共研粗末,袋装蒸热熨腹部,每袋可用 2～3 日,每日熨 2～3 次。适用于脊柱骨折后腹部气滞血瘀而出现的腹胀、腹痛、大小便不通的治疗。

2. 康复锻炼 胸腰椎骨折通过练功可以达到复位和治疗的目的,不但能使压缩的椎体复原,而且由于早期活动而不致产生骨质疏松的现象,亦可免除慢性腰痛的后遗症。单纯压缩骨折后,应在复位后第 2 日开始逐步练功,3 周后可戴夹板下床活动;不稳定骨折,卧床 1～2 周后开始练功,6～8 周后带夹板下床活动。如属屈曲型胸腰椎压缩性骨折,可采用下述练功法。①五点支撑法：仰卧，用头、双肘及足跟 5 点撑起全身，使背部尽力腾空后伸。伤后早期即用此法。②三点支撑法：双臂置胸前，以头及双足跟撑起全身，使全身腾空后伸。适用于中、后期。③四点支撑法：用双手、双足跟支撑，身体腾空后伸。用于中、后期。④飞燕点水法：俯卧，上肢后伸，头与臂尽力后仰的同时下肢后伸，全身翘起，仅让腹部着床呈一弧形。适用于中、后期。⑤开始因伤口疼痛和不适，每次可锻炼数次或数十次，以后可逐步增加至每日 2～3 次，每日 100～200 次。

八、预防与调护

1. 病室环境宜安静舒适，空气清新，光线柔和，温、湿度适宜。硬板床上铺适当厚度的床垫，让患者平卧于床上，以保持脊柱平直，防止发生畸形或进一步损伤。

2. 练习时不可操之过急，每次练习不可过于劳累。

3. 正确翻身，即挺直腰背部再翻动，以绷紧背肌，使之形成天然内固定，不要上身和下身分别翻转。侧卧时，背后应用枕头将全背顶住，避免上、下身的卧位不一致，造成胸、腰部脊柱的扭转。

4. 由于抬起臀部放置便盆时会引起胸腰段的脊柱向前屈曲，因此最好使用三截褥子或带洞木板床，不用翻动患者便可使用便盆，同时还可保持脊柱平直。

5. 对于年老体弱的患者应注意预防肺炎、压疮等并发症。指导患者在床上做上肢及扩胸运动，增加胸部的活动及肺的功能锻炼。压疮的预防可在骨突出部如尾骨部位加用海绵垫及气圈，使尾骨悬空。此外，腹胀及便秘也是常见并发症。应注意调节患者的饮食结构，指导患者多食蔬菜、水果，多饮水，每日定时做腹部顺时针按摩，以促进肠蠕动，减轻腹胀及便秘，必要时应用缓泻药通便，避免患者用力排便而诱发疼痛。

第4章 骨盆骨折

骨盆有保护盆腔内脏器的作用,并作为躯干与下肢的桥梁,躯干的重力通过骨盆达到下肢,下肢的震荡也通过骨盆上达脊椎。骨盆环有两个负重主弓。站立时,重力经骶髂关节至两侧髋关节,称骶股弓。坐位时,重力线经骶髂关节至两侧坐骨结节,称骶坐弓。另有两个副弓起约束作用,一个经耻骨体与耻骨上支,可防止骶股弓分离;一个经耻骨下支与坐骨下支,支持骶坐弓。副弓比较薄弱,容易发生骨折;主弓有骨折时,副弓大多同时有骨折。骨盆周围除骨隆起部位(如坐骨结节、耻骨联合、髂前上棘等)外,周围肌肉较多,血液供应丰富,骨折后易于愈合。任何较强烈的直接冲击和挤压外力均可引起骨盆骨折。

骨盆骨折系指因挤压外力而致的耻骨、坐骨和髂骨骨折。骨盆骨折也是一种常见骨折,发病率较高。骨盆骨折占全部骨骼损伤的近 3%。成年人骨盆骨折致伤原因主要包括:机动车碰撞占 57%,行人被车辆撞伤占 18%,摩托车碰撞占 9%,高处坠落伤占 9%,挤压伤占 5%。青少年患者骨盆骨折发生率较低(在 0.5%~7%),其最多见的原因是机动车辆事故、行人被车辆撞伤及高处坠落伤。随着社会发展,交通事故和工伤等意外伤害的增加,高能量损伤致骨盆骨折发生率显著增高,其中不稳定骨盆骨折占 7%~20%,严重危及患者生命。骨盆骨折患者死亡率在 5%~30%。

一、解剖特点

骨盆系一完整的闭合骨环。由骶尾骨和两侧髋骨（耻骨、坐骨和髂骨）构成。两侧髂骨与骶骨构成骶髂关节，并借腰骶关节与脊柱相连；两侧髋臼与股骨头构成髋关节，与双下肢相连。因此，骨盆是脊柱与下肢间的桥梁，具有将躯干重力传达到下肢，将下肢的震荡向上传到脊柱的重要作用。

骨盆的两侧耻骨在前方由纤维软骨连接构成耻骨联合（有4～6毫米间隙）；骶髂关节间隙为 3 毫米，关节韧带撕裂时此间隙增宽。骨盆呈环状，其前半部（耻、坐骨支）称为前环，后半部（骶骨、髂骨、髋臼和坐骨结节）称为后环。骨盆负重时的支持作用在后环部，故后环骨折较前环骨折更为重要；但前环系骨盆结构最薄弱处，故前环骨折较后环骨折为多。

骨盆对盆腔内脏器、神经、血管等有重要的保护作用。当骨折时，也容易损伤这些器官，盆腔内脏器，虽男女不同，但其排列次序基本一致，由前至后为泌尿、生殖和消化三个系统的器官。位于前方的膀胱、尿道和位于后方的直肠极易损伤。盆腔内有骶神经丛，来源于第 4～5 腰神经和第 1～3 骶神经前支，位于骶骨的前外侧，发出坐骨神经、阴部神经和臀上、下神经。盆腔的血管主要是髂内动脉，在骶髂关节前方由髂总动脉发出后，很快即分为前后支；后支主要供应盆壁，也称壁支，分有闭孔动脉、臀上动脉、臀下动脉、阴部内动脉；前支除供应盆壁外，还供应盆腔内各脏器和外生殖器，也称脏支，分有膀胱上动脉、膀胱下动脉、直肠下动脉和子宫动脉。静脉分为壁静脉和脏静脉，前者与同名动脉伴行，后者构成静脉丛，最后都注入髂内静脉。由于盆腔内血管丰富，骨盆本身亦为血液循环丰富的松质骨，因而骨盆骨折时，常常出血很严重。

二、骨折分类与类型

低能创伤所造成的骨盆骨折多为稳定性骨折,多发生于老年人跌倒及低速车祸,或未成年人及运动员髂前上棘或坐骨结节撕脱骨折。前者因缝匠肌,后者因腘绳肌猛力收缩所致,而高能外力所造成的骨折多为不稳定骨折。

1. Young-Burgess 分类

(1)分离型(APC):由前后挤压伤所致,常见耻骨联合分离,严重时造成骶髂前后韧带损伤占骨盆骨折的 21%;根据骨折严重程度不同又分为Ⅰ、Ⅱ、Ⅲ三个亚型。

(2)压缩型(LC):由侧方挤压伤所致,常造成骶骨骨折(侧后方挤压)及半侧骨盆内旋(侧前方挤压),占骨盆骨折的 49%;也根据骨折严重程度不同又分为Ⅰ、Ⅱ、Ⅲ三个亚型。

(3)垂直型(VS):剪切外力损伤,由垂直或斜形外力所致,常导致垂直或旋转方向不稳定,占骨盆骨折的 6%。

(4)混合外力(CM):侧方挤压伤及剪切外力损伤,导致骨盆前环及前后韧带的损伤,占骨盆骨折的 14%。

该分类的优点是有助于损伤程度的判断及对合并损伤的估计可以指导抢救判断预后。根据文献统计,分离型骨折合并损伤最严重,死亡率也最高,压缩型次之,垂直型较低;而在出血量上的排序依次是分离型、垂直型、混合型、压缩型。

2. Tile/AO 分类 ①A 型稳定,轻度移位;②B 型纵向稳定,旋转不稳定,后方及盆底结构完整;B1. 前后挤压伤,外旋,耻骨联合>2.5 厘米,骶髂前韧带+骶棘韧带损伤;B2. 侧方挤压伤,内旋;B2.1. 侧方挤压伤,同侧型;B2.2. 侧方挤压伤,对侧型;B3. 双侧 B 型损伤;③C 型旋转及纵向均不稳定(纵向剪力伤)。C1. 单侧骨盆;C1.1. 髂骨骨折;C1.2. 骶髂关节脱位;C1.3. 骶骨骨折。C2. 双侧骨盆。C3. 合并髋臼骨折。

3. 按骨折部位分类

(1)骶髂关节脱位：骶髂关节的上半部为韧带关节，无软骨关节面，在骶骨与髂骨之间有许多凸起与凹陷互相嵌插借纤维组织相连，颇为坚固。骶髂关节的下半部有耳状软骨面小量滑膜及前后关节囊韧带，是真正的关节，比较薄弱，常见骶髂关节脱位又分为 3 种：①经耳状关节与韧带关节脱位。②经耳状关节与骶 1、2 侧块骨折发生脱位。③经耳状关节与髂骨翼后部斜骨折发生脱位。前者脱位的骨折线与身体长轴平行脱位的半侧骨盆受腰肌及腹肌牵拉向上移位很不稳定，不易保持复位；后者髂骨翼后部斜骨折线对脱位半侧骨盆向上移位有一定阻力。

(2)骶髂关节韧带损伤：施加于骨盆的暴力使骨盆前环发生骨折，使骶髂关节的前侧韧带或后侧韧带损伤，该关节间隙张开但由于一侧韧带尚存而未发生脱位骨盆的旋转稳定性部分破坏发生变形。

(3)髂骨翼后部直线骨折：骨盆后环中骶髂关节保持完整，在该关节外侧髂骨翼后部发生与骶髂关节平行的直线骨折，骨折线外侧的半个骨盆受腰肌腹肌牵拉向上移位。

(4)骶孔直线骨折：骶髂关节完整在其内侧 4 个骶骨前后孔发生纵骨折，各骨折线连起来使上 4 个骶骨侧翼与骶骨管分离该侧半骨盆连骶骨侧翼被牵拉向上移位，由于 S_1 侧翼上方为第 5 腰椎横突，该侧骶骨翼上移的应力，可撞击第 5 腰椎横突发生骨折此类型损伤，骨折线与身体纵轴平行，靠近体中线向上牵拉的肌力强大，故很不稳定，该侧骨盆上移位较多可达 5 厘米以上。复位时需要强大的牵引力。

以上 4 类不稳定骨盆骨折的后环损伤部位都在骶髂关节或其邻近其损伤机制及骨盆变形有共同的规律。在骶髂关节脱位髂骨翼后部直线骨折及骶孔直线骨折中，均可见到压缩型、分离型与中间型。在骶髂关节后侧韧带损伤，前环耻、坐骨支骨折骨盆向对侧扭转变形；其分离型，骶髂关节前面韧带损伤前环耻坐骨支骨折伤侧髂骨翼外翻,骨盆向伤侧扭转变形无中间型。

(5)骶骨骨折:多为直接打击所致骶骨发生裂隙骨折,未发生变位者不影响骨盆的稳定性。由挤压砸击所致的骶骨骨折严重者亦发生变位及前环骨折,就成为不稳定性骨盆骨折。由于骶骨管中有马尾神经存在,移位骨折可致马尾损伤。Denis 等将骶骨骨折分为 3 区:Ⅰ区为骶骨翼骨折,L_5 神经根从其前方经过,可受到骨折的损伤;Ⅱ区为骶管孔区 $S_{1\sim3}$ 孔区骨折可损伤坐骨神经,但一般无膀胱功能障碍;Ⅲ区为骶管区,骶管骨折移位可损伤马尾,其表现为骶区肛门会阴区麻木及括约肌功能障碍。

4. 按骨盆环的稳定性分类　①稳定型:后环完整。②部分稳定型:旋转不稳定,但垂直稳定;后环不完全性损伤。③旋转、垂直均不稳定:后环完全损伤。

5. 按暴力方向分类　可分为侧方挤压损伤(LC 骨折)、前后挤压损伤(APC 骨折)、垂直剪切损伤(VS 骨折)、混合暴力损伤(CM 骨折)。

三、病因

盆骨骨折多由高能外伤所致。据统计,骨盆骨折中 57% 由汽车车祸造成,18% 是由于行人被撞,9% 为摩托车外伤,9% 为高处坠落伤,3%～6% 为严重挤压伤。随着人口老龄化的进一步加快,加上老年人骨密度降低,低能外伤所致的老年人盆骨骨折发生的概率越来越高。

四、诊断

(一)症状与体征

当骨盆环受到挤压时,因耻骨联合有坚强的韧带连接,故多在薄弱的耻骨支发生骨折,而后累及其他部位。少数由于外力直接冲击骶尾部或髂骨翼发生局限性骨折,偶尔由于肌肉的急骤收缩引起骨盆边缘部撕脱骨折。根据骨折后骨盆环遭到破坏的程度,分为骨盆环无断裂和骨盆环断裂两种。骨盆环无断裂的骨折是指骨盆边缘部和骨盆个别部位的骨折。这种骨折常无明显的移位,对骨盆的持重功能也无大影响。如髂前上、下棘和坐骨结节撕脱骨折,髂骨翼骨折,耻骨单支骨折,骶骨骨折,尾骨骨折。骨盆环断裂骨折可发生在骨盆环的一处或多处,如单侧耻骨上下支骨折合并耻骨联合分离、双侧耻骨上下支骨折、髂骨骨折合并耻骨联合分离、耻骨上下支骨折合并骶髂关节脱位、耻骨联合分离合并骶髂关节脱位等,其共同特点是折下的骨块是骨盆环的一段,处于游离状态,移位较大而不稳定,不仅影响承重而且可合并其他损伤。骨盆骨折后,局部疼痛、肿胀,会阴部或腹股沟处及腰部可出现皮下瘀斑,下肢活动和翻身困难,伤侧下肢可有短缩畸形,骨盆挤压试验能引起骨折部剧痛,直肠指诊可触到移位之骨块。因大出血可出现休克;腹膜后血肿可出现腹膜刺激症状;因尿道或膀胱的损伤而出现排尿困难、血尿、尿失禁等。

(二)辅助检查

对于大多数骨盆骨折来说,通过正位 X 线片就可以判断骨折的损伤机制,决定最初的急救方案,其他的影像学检查则有助于骨折分类及指导最终的治疗方式。

1. X 线检查　可确定骨折部位及类型(图 4-1)。①骨盆正位片常规、必需的基本检查,90%的骨盆骨折可经正位片检查发现;②骨盆入口位片拍摄时球管向头端倾斜 40°,可以更好地观察骶骨翼骨折、骶髂关节脱位、骨盆前后及旋转移位、耻骨支骨折、耻骨联合分离等;③骨盆出口位片拍摄时球管向尾端倾斜 40°,可以观察骶骨、骶孔是否有骨折,骨盆是否有垂直移位。

2. CT 检查　CT 是对于骨盆骨折最准确的检查方法。一旦患者的病情平稳,应尽早行 CT 检查。对于骨盆后方的损伤,尤其是骶骨骨折及骶髂关节损伤,CT 检查更为准确,伴有髋臼骨折时也应行 CT 检查,CT 三维重建可以更真实地显示骨盆的解剖结构及骨折之间的位置关系,形成清晰逼真的三维立体图像,对于

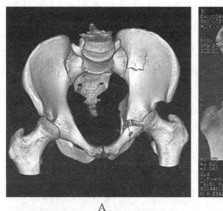

A

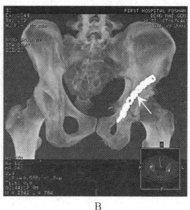

B

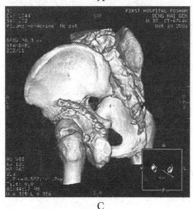

C

图 4-1 骨盆多发骨折 X 线片及 CT 三维图像重建

A、C.CT 三维图像重建示最小密度投影；B. 示骨盆多发骨折及置入钢板。

判断骨盆骨折的类型和决定治疗方案均有较高价值。CT 还可以同时显示腹膜后及腹腔内出血的情况。

3. 血管造影　用于诊断和治疗大血管出血，可以通过造影发现破裂的大血管并通过栓塞血管来控制出血。

五、并发症

1. 出血性休克　骨折断端的出血及后方结构损伤造成骶前静脉丛破裂为休克的主要原因,大血管破裂较少,其他原因为开放伤口、血气胸、腹腔内出血、长骨骨折等。

2. 腹膜后血肿　骨盆各骨主要为松质骨,盆壁肌肉多,邻近又有许多动脉丛和静脉丛,血液供应丰富,盆腔与后腹膜的间隙又系疏松结缔组织构成,有巨大空隙可容纳出血,因此骨折后可引起广泛出血。巨大腹膜后血肿可蔓延到肾区、膈下或肠系膜。患者常有休克,并可有腹痛、腹胀、肠鸣减弱及腹肌紧张等腹膜刺激症状。为了与腹腔内出血鉴别,可进行腹腔诊断性穿刺,但穿刺不宜过深,以免进入腹膜后血肿内,误认为是腹腔内出血。故必须严密细致观察,反复检查。

3. 腹腔内脏损伤　耻骨支骨折移位容易引起尿道损伤、会阴部撕裂,可造成直肠损伤或阴道壁撕裂。膀胱或尿道损伤可出现尿痛、血尿或排尿困难。直肠破裂如发生在腹膜反折以上可引起弥漫性腹膜炎;如在反折以下,则可导致直肠周围感染。

4. 尿道或膀胱损伤　对骨盆骨折的患者应经常考虑下尿路损伤的可能性,尿道损伤远较膀胱损伤为多见。患者可出现排尿困难、尿道口溢血现象。双侧耻骨支骨折及耻骨联合分离时,尿道膜部损伤的发生率较高。

5. 直肠损伤　除非骨盆骨折伴有阴部开放性损伤时,直肠损伤并不是常见的并发症,直肠破裂如发生在腹膜反折以上,可引起弥漫性腹膜炎;如发生在反折以下,则可发生直肠周围感染,常为厌氧菌感染。

6. 神经损伤　多在骶骨骨折时发生,组成腰骶神经干的 S_1 及 S_2 最易受损伤,可出现臀肌、腘绳肌和小腿腓肠肌群的肌力减弱,小腿后方及足外侧部分感觉丧失。骶神经损伤严重时可出现跟腱反射消失,但很少出现括约肌功能障碍,预后与神经损伤程度有关,轻度损伤预后好,一般一年内可望恢复。

7.脂肪栓塞与静脉栓塞　盆腔内静脉丛破裂可引起脂肪栓塞,其发生率可以高达 35%～50%,症状性肺栓塞率为 2%～10%,其中致死性肺栓塞率为 0.5%～2%。

8.失血性休克　部分患者伤情较重,可能会发生大出血,进而可能导致失血性休克的发生,表现为神志淡漠、皮肤苍白、四肢厥冷、尿少、脉快、血压下降等症状。失血性休克是本病患者死亡的一个常见原因。

六、西医治疗

(一)非手术治疗

1.急救　主要是对休克及各种危及生命的并发症进行处理。骨盆骨折常合并多发伤的占 33%～72.7%,休克的发生率高达30%～60%。严重骨盆骨折的死亡率为 25%～39%,都是由直接或间接骨盆骨折出血引起。因此,骨盆骨折的早期处理一定要遵循高级创伤生命支持的基本原则,首先抢救生命,稳定生命体征后再对骨盆骨折进行相应的检查及处理。

(1)液体复苏:一直是骨盆骨折伴失血性休克急诊急救治疗重要手段。其目的是使血容量尽快恢复,促使组织的血液灌注稳定,以避免缺血、缺氧的症状出现。目前关于液体复苏的"理想"公式尚存在争议。创伤后的大量晶体输注与腹腔间隙综合征、急性呼吸窘迫综合征、多器官衰竭和凝血功能障碍有关。血制品管理是液体复苏中重要手段。创伤诱发凝血病可增加输血需求和病死率风险,在纠正酸中毒、低体温前,血液稀释对凝血功能影响较大。传统上,创伤后凝血病被认为是凝血因子功能失调和被稀释的结果;目前研究认为,这种现象更复杂地破坏了促凝、抗凝、血小板、内皮和纤溶之间的平衡。在复苏期间,最佳的输血成分比例仍不确切。需要大量输血时,目前推荐两个方案,①红细胞、新鲜冰冻血浆、血小板 6∶4∶1输注;②红细胞、新鲜冰冻血浆、血小板 1∶1∶1 输注。暂无足够证据证明哪个方案更有效。近年来的研究中，需要大量输血进行复苏的患者，按以下比例输血病死率有所下降：血浆∶红细胞＞1∶2，血小板∶红细胞为 1∶1，干冷沉淀∶红细胞为 1∶1。

（2）损害控制外科：不稳定骨盆骨折等是严重创伤应用损害控制外科的主要领域。其策略是提倡早期进行"最佳手术"，而不是"最大化手术"。按照其理论，严格按照三个步骤进行治疗。①早期采取简单清创，不稳定骨盆骨折临时固定，快速有效的措施控制出血；②转入 EICU 治疗，重点纠正"死亡三联征"；③病情稳定后二期行确定性骨折内固定术。在控制出血环节中，氨甲环酸（TXA）往往是临床医师院前急救常用的止血药物，能够减少后续复苏过程中的输血需求。在没有其他主要出血源的情况下，骨盆内出血应迅速得到解决，这是损害控制原则中重要的一环。骨盆环的固定最终目的是提高骨盆的稳定性，控制骨盆容积，减少骨盆出血，是急诊阶段的重要治疗手段，适用于前后挤压型损伤。一般侧方挤压型损伤模式将不会受益，有进一步加重骨折端对位不良的风险。休克裤、骨盆带固定、骨盆 C 形钳固定、骨盆外固定器固定等，可用于骨盆环的固定，进而控制出血。

（3）血管造影栓塞止血：血管栓塞是最有效的处理骨盆骨折动脉出血的方法，具有快速、微创、止血准确等优点。骨盆骨折在早期机械稳定和适当的液体复苏治疗后，仍有或怀疑血流动力学不稳定的患者应考虑血管造影。但是，合并腹部损伤且血流动力学不稳定骨盆骨折应考虑立即剖腹探查。然而，血管造影对静脉源性或骨折部位出血无效。静脉出血约占骨盆出血的 85％。血管造影需要额外的资源和专业人员，来应对造影过程中突发情况。此外，它也可能延迟并发症的治疗。

（4）骨盆填塞止血：骨盆填塞是一种简单而有效的出血控制方法。作为血管造影的替代方法，这种技术在欧洲已较广泛使用。骨盆填塞对静脉源和较小的动脉出血有效，并为直接结扎提供了机会。填塞部位通常是骶前和膀胱旁区域,主要通过直接压迫而止血。骨盆环的稳定有利于骨盆填塞止血。根据不同骨盆损伤模式,骨盆填塞联合外固定或骨盆钳应用大大地增加止血率。骨盆填塞并非没有缺点。相对而言,盆腔填塞比血管造影更具侵袭性,可能发生感染并发症风险更高。盆腔感染率高达15%,盆腔间隙感染更常见于需要重复填塞的患者。因此,盆腔填塞的应用受限。

2. 一般治疗　监测血压和脉搏、建立静脉通道往往都是比较重要的措施。同时,应注意卧床休息。对于不能自主排尿的患者,应进行导尿。

3. 药物治疗　陈旧性尾骨骨折疼痛严重者,可在尾骨周围局部注射糖皮质激素。对发生失血性休克的患者,可能会使用去甲肾上腺素、血管升压素等药物进行治疗。

(二)手术治疗

1. 手术时机　最好在伤后 7 日以内进行,最晚不超过 14 日,否则复位难度将大大增加,畸形愈合及不愈合的发生率也明显增高。

2. 根据骨折分类选择治疗方式　A 型骨盆骨折属于稳定性骨折,一般予以保守治疗,卧床休息 4～6 周,早期下地行走锻炼;B 型骨折为前环损伤,仅须行前方固定;C 型骨折为后环或前后联合损伤,需要行骨盆环前后联合固定。

3. 手术指征　①闭合复位失败;②外固定术后残存移位;③耻骨联合分离＞2.5 厘米或耻骨联合交锁;④垂直不稳定骨折;⑤合并髋臼骨折;⑥骨盆严重旋转畸形导致下肢旋转功能障碍;⑦骨盆后环结构损伤移位＞1 厘米,或耻骨移位合并骨盆后方不稳定,患肢短缩＞1.5 厘米;⑧无会阴污染的开放性后方损伤;⑨耻骨支骨折合并股神经、血管损伤;⑩开放骨折。

4. 手术方式

(1)前方固定:用于固定前环不稳定,常用于耻骨联合分离及耻骨支骨折,手术指征为:①耻骨联合分离＞2.5厘米;②耻骨联合交锁;③耻骨支骨折合并股神经、血管损伤;④开放耻骨支骨折;⑤合并骨盆后方不稳。主要固定方式为外固定架、耻骨重建钢板、空心拉力螺钉。

(2)后方固定:用于固定后环不稳定,常用于骶髂关节分离、骶骨骨折等。手术指征为:①垂直不稳定骨折;②骨盆后环结构损伤移位＞1厘米;③无会阴污染的开放性后方损伤;④合并髋臼骨折。主要固定方式为C形钳(C-clamp),骶前钢板固定;骶后骶骨螺栓、骶骨钢板、骶骨拉力螺钉固定。

5. **手术入路及固定方式**

(1)外固定架前方固定:外固定架多数情况下是用于不稳定骨盆骨折的临时固定,或与其他固定方式联合应用固定严重不稳定骨盆骨折,不作为常规的最终固定选择。常用的固定方法是双钉法,即在两侧髂嵴各打入两枚螺纹钉;当病情危急时也可各打入一枚螺纹钉,如考虑长期固定可选择在髂前下棘上方(髋臼上缘)打入螺纹钉。置钉前可先用床单等类似物兜紧骨盆。

(2)C形钳(C-clamp)后方固定:直接对骶髂关节加压,用于后方不稳定骨折的临时固定,操作简便,可在急诊室进行。骨折有移位应在牵引及下肢内旋状态下放置固定架。

(3)耻骨重建钢板用于耻骨联合分离及耻骨支骨:体表解剖标志为脐、髂前上棘、耻骨联合,切口位于髂前上棘上方两横指,可延长至髂嵴,固定合并的髂骨翼骨折或骶髂关节分离。显露腹外斜肌和腹直肌筋膜,向上下锐性分离腹外斜肌和腹直肌筋膜表面脂肪组织,显露腹白线。一侧腹直肌从耻骨联合撕脱较常见,有时可见腹直肌筋膜撕裂。钝性分离腹直肌,保护头端的腹膜及尾端的膀胱和膀胱颈。用电刀在指尖上分离腹直肌,分离腹直肌后用压肠板保护膀胱,用Hohmann拉钩将腹直肌牵向外侧,电刀清理耻骨上支的软组织以便放置钢板。内旋双下肢可部分复位分离的耻骨联合。放置点状复位钳复位耻骨联合,复位钳置于腹直肌的表面,选用5孔重建钢板,在钢板两头做预弯,钢板也要做侧方预弯以适合耻骨的弧度。中间两枚螺钉置于耻骨联合体部,外侧螺钉置于耻骨支,偏心放置最靠近耻骨联合的螺钉以便加压,第一枚螺钉不拧紧,同样放置对侧第二枚螺钉,两枚螺钉同时拧紧进行加压拧紧所有螺钉,达到解剖复位。一般情况下一块钢板即可,如需用双钢板增强稳定性,则一块置于耻骨联合顶部,一块置于前方。置负压引流于耻骨联合后方,仅缝合腹直肌腱膜边缘而不是腹直肌全层,以免造成腹直肌部分坏死,连续缝合腹直肌筋膜,负压引流从腹直肌中引出。

(4)骶前钢板固定适应证:为骶髂关节脱位及髂骨翼骨折。优点是显露简单,直视骶髂关节,易于麻醉监护,可延长切口,固定合并的耻骨联合分离及髋臼前柱骨折;缺点是不能用于骶骨骨折,有时复位困难。手术时沿髂嵴做前外侧切口,显露骶髂关节时注意避免损伤位于骶髂关节内侧1~1.5厘米的L_5神经根;用手法挤压骨盆或用螺纹钉把持髂骨并行牵引复位,复位困难时可用复位钳帮助复位;注意骶骨侧钢板只容许有一孔,否则容易损伤L_5神经根;选用两块3孔4.5毫米加压钢板,呈90°放置于髂嵴及骨盆缘皮质较厚处;直视下平行骶髂关节打入骶骨侧螺钉。

(5)骶骨后方固定适应证:骶骨压缩骨折、骶髂关节脱位、骶骨骨折脱位等。优点为显露直接,可同时对骶神经进行减压;缺点是该入路皮肤坏死、伤口感染、神经损伤发生率较高。手术时取俯卧位,髂后上棘外侧或内侧纵切口,将臀大肌从髂后嵴的起点剥离,显露髂骨翼及臀中肌,臀肌血管及神经出坐骨大切迹,显露时谨防损伤;双侧骶骨骨折或严重粉碎性不稳定骨折可选用骶骨钢板固定,螺钉可以直接固定在骨质坚固的髂后嵴上,也可选用骶骨螺栓,但固定强度稍差。

(6)其他:经皮骶骨螺钉固定。

6. 术后处理

(1)预防下肢深静脉血栓:骨盆骨折患者的下肢深静脉血栓

形成(DVT)发生率较高(35%～50%),肺栓塞(PE)发生率为2%～10%,如患者无明显的出血倾向,可给予低分子肝素皮下注射,否则可用弹力袜、下肢血供仪防止血栓发生。

(2)预防伤口感染:常规应用静脉广谱抗生素,使用48～72小时。骶后切开固定的伤口较易发生感染及皮肤坏死,应注意观察。

(3)术后拍 X 线片:常规正位、入口位及出口位 X 线平片,骶骨钉固定则需要行 CT 检查以了解螺钉是否进入骶管。

(4)功能锻炼:术后应尽早开始肺部通气和换气的功能训练及患肢不负重的功能锻炼。

(5)负重锻炼:健侧肢体 3 日后开始负重锻炼;B 型骨折术后6 周开始部分负重,C 型骨折术后8～10 周开始部分负重,完全负重一般在术后12 周以后。双侧骨盆不稳定损伤患者术后 12 周损伤较轻的一侧开始部分负重。

(6)内固定拆除:耻骨联合及骶髂关节的内固定可于 6～12个月拆除,但不是必需的。其他部位内固定一般不需拆除。

(7)复查:术后 1 个月、3 个月、6 个月、12 个月复查,了解骨折愈合情况及功能恢复情况。

7. 手术并发症　①术后感染发生率在 0～25%。剪切外力作用在皮肤上导致骨盆周围皮肤的潜行剥脱,使术后感染率明显增加,骶后切开复位内固定手术也可增加感染的危险因素。②深静脉血栓、盆腔静脉的损伤及制动,是导致血栓发生的主要危险因素,国外报道的发生率为 35%～50%。可发生在骨盆或下肢,严重可导致肺栓塞,症状性肺栓塞的发生率为 2%～10%;其死亡率为 0.5%～2%。③神经损伤骶髂关节脱位时的骶神经受牵拉和骶骨骨折时嵌压损伤所致,也可能是手法复位、手术显露、内固定物等医源性原因造成的损伤。骨盆骨折神经损伤造成的发生率为 10%～15%。④畸形愈合早期治疗不当造成,表现为慢性疼痛、下肢不等长和坐姿不正、跛行、腰痛等,垂直移位>2.5 厘米需要手术治疗。⑤不愈合发生率 3%左右,多发生在 35 岁以下的年轻患者,需要重新固定并植骨。

七、中医治疗

(一)汤剂疗法

1. 早期　当归尾 12g,土鳖虫 6g,乳香 3g,没药 3g,丹参 6g,煅自然铜 12g,骨碎补 12g,泽兰叶 6g,延胡索 6g,苏木 10g,续断 10g,桑枝 12g,桃仁 6g。加水煎服。

2. 中期　当归、煅自然铜、续断、乳香、牡丹皮、没药、透骨草各9g,木香、三七、合欢皮各 6g,五加皮 6g,骨碎补 15g。加水煎服。

3. 后期　丹参 20g,桃仁、延胡索、枳实、大黄各 15g,三七(研末冲)12g。水煎分 2 次服,每日 1 剂。

(二)中成药疗法

1. 跌打丸　口服,每次 1 丸,每日 2 次;外用,将药丸研碎加白酒调敷患处,用绷带包扎。

2. 舒筋活血丸　黄酒或温开水送服,每次 1 丸,每日 2 次或遵医嘱。

3. 跳骨片　口服,10－20 岁每次 4 片,20－30 岁每次 5 片,30－40 岁每次 6 片,50 岁以上每次 7 片,每日 2 次。

4. 治伤消瘀丸　口服,每次 5～12 粒。适用于骨骼与关节损伤和瘀肿疼痛的治疗。

5. 国产血竭胶囊　口服,每次 4～6 粒,每日 3 次;外用,取内容物适量,敷患处或用酒调敷患处。

6. 辽源七厘散　口服,黄酒为引,每次 1 包。每日 2 次;外用以白酒调敷患处(破伤处不用)。

(三)正骨疗法

1. 手法复位

(1)骨盆边缘骨折:髂前上棘、髂前下棘撕脱骨折,坐骨结节撕脱骨折,无须复位。有移位的髂骨翼骨折须行手法复位。复位时患者平卧,助手固定健侧骨盆,医者以两手推按挤压移位之髂骨翼,使之复位。

(2)骨盆环骨折:骨盆环骨折无论一处或多处的骨折,如果都发生在骨盆的前部,则对骨盆后部载重的影响不大,由于骨盆前部有不少肌肉和韧带附着,所以移位多不严重,因此无须特殊处理,只要卧床休息数周即可,一般在 2 个月内功能恢复。若骨盆环前、后部同时骨折移位,由于一个圆环两处中断,必然引起骨盆的解体发生明显移位,并发症较多、症状较重、治疗也较困难,为骨盆中之复杂损伤,皆需复位以恢复骨盆环的承重功能。①双侧耻骨上、下支骨折:这种骨折可致骨盆环前方中间段游离,由于腹肌的牵拉而向上、向后移位。整复时令患者仰卧,屈髋使腹肌放松,助手于患者头上方两手扳住患者腋窝向上方拔伸,医者用双手扣住耻骨联合部,将移位之骨折块向前下方扳提捺正,如两侧骨折端已平正即已复位。②单侧耻骨上、下支骨折合并耻骨联合分离:复位法与上法基本相同。③髂骨骨折合并耻骨联合分离:此种骨折的骨折块连同伤侧下肢多向外上方移位和轻度外旋。整复时患者仰卧,两助手一个扳患者腋窝、一个握患肢踝部,相对拔伸牵引,在此过程中调正下肢力线,医者立于患侧,按住骨折块向前下方推压捺正。触摸耻骨联合部,若已平正则复位成功。④单侧耻骨上、下支骨折合并骶髂关节脱位:整复时仍需两助手对患侧下肢行拔伸牵引,并在此过程中矫正下肢力线,医者于患侧向下推按髂骨翼,同时测量两侧髂嵴最高点,如在同一水平上,再用相对挤捺手法挤压两髂骨翼及髋部,触摸骨折部无凹凸畸形即已复位。

2. 固定

(1)骨盆边缘骨折:无移位或移位不明显的髂骨翼骨折,仅卧软垫硬板床休息 2 周即可。有移位的髂骨翼骨折复位后局部用多头带包扎固定。髂前上棘撕脱骨折,屈曲髋关节即可缓解疼痛,卧软垫硬板床休息 1～2 周即可。一般 6～8 周即可完全恢复功能。髂前下棘撕脱骨折,患者屈髋屈膝放于舒适位置,卧软垫硬板床休息 2 周即可。坐骨结节撕脱骨折,应使患者伸膝卧床休息 2～3 周。

(2)骨盆环骨折:不同部位的骨盆环骨折,复位可用多头带包扎固定,或用帆布兜带悬吊骨盆 4～6 周即可。

(四)中药外敷

1. 取大黄、榆树皮按 2∶1 比例。共研细末,每取适量,用鸡蛋清调摊于油纸或纱布块上,敷患处,连用 3～5 次即愈。肿胀较大、疼痛剧烈者,加少许冰片。

2. 取金银花、黄柏、生锦纹、生甘草、紫花地丁、当归身、紫草、马钱子、蜂蜡、白蜡、血竭、乳香、没药、黄连、儿茶、龙骨、象皮各 30g。先将前 8 味用香油浸 5 日,后煎枯,去渣后熬至滴水成珠,加入蜂蜡、白蜡混匀,再加入研末之后 7 味(均研末)和匀,搽患处。

3. 取大黄 1 份,栀子 2 份,木瓜、蒲公英、姜黄各 4 份,黄柏 6 份。共研细末,加水、蜂蜜各半调和成厚糊状,外敷于骨折局部。

4. 取红花、乳香、当归、没药各 60g。研细末浸于乙醇中,于 24 小时后取滤过液复加穿透力较强的樟脑精 9g,薄荷精 6g,用时涂搽患处。适用于骨盆骨折局部肿痛瘀斑的涂搽治疗。

(五)饮食治疗

取乌雄鸡(约 500g)1 只,鸡血藤 30g,独活、牛膝各 15g,千年健、地龙、木瓜各 10g,杜仲、续断、威灵仙、当归各 12g,川芎、红花各 9g,三七 5g。将乌鸡去毛及内脏,洗净,纳后 13 味(均切片)入鸡肚中,加少许黄酒,隔水炖熟,蘸酱油食用,可常食用。

(六)其他治疗

1. 温湿敷　取宽筋藤、钩藤、金银花藤、王不留行各 30g,刘寄奴、防风、大黄各 15g,荆芥 10g。加水适量煎沸后,过滤去渣,趁热先熏蒸后淋洗患处。每日 2～3 次,每次 30 分钟,每剂药洗 3 日。

2. 康复锻炼　骨盆周围有坚强的肌肉附着,骨折整复后不易再移位,且骨盆为松质骨,血供丰富,容易愈合,应抓紧时间进行各方面的运动。

(1)不影响骨盆环完整的骨折:单纯一处骨折无合并伤,又不需复位者,伤后卧床休息,可取仰卧与侧卧交替(健肢在下),早期严禁坐立,只可在床上做上肢伸展运动和下肢肌肉静态收缩以及足踝活动。伤后1周可进行半卧位及坐位练习,同时做双下肢髋关节、膝关节的伸屈活动。伤后2~3周,根据全身情况,指导患者下床站立,并缓慢行走,逐日加大活动量。伤后3~4周,不限制活动,可练习正常行走及下蹲。

(2)影响骨盆环完整的骨折:伤后无并发症者应卧硬板床休息,同时进行上肢活动,利用吊环、拉手使臀部、腰部及上身离开床面,以利心、肺功能,减少局部皮肤受压。伤后2周开始练习半卧位,并进行下肢肌肉的收缩锻炼,如股四头肌收缩、踝关节背伸和跖屈,足趾的伸屈,以保持肌力,预防关节僵直。伤后3周,在床上进行髋关节、膝关节活动,由被动活动逐渐过渡到主动活动。伤后6~8周(即骨折临床愈合),拆除牵引固定,扶拐行走。伤后12周逐渐练习弃拐负重步行。

八、预防与调护

1. 骨盆环骨折并有上下错位者,用双手下肢牵引法,牵引中应注意双下肢呈外层位,两侧牵引力要相近,仅牵引一侧易造成骨盆倾斜,影响日后行走功能。

2. 骨盆环骨折向两侧裂开,耻骨联合明显分离者,用骨盆悬吊牵引,牵引时要注意保持吊带平坦完整无褶,以防压疮形成,大小便时避免污染。

3. 骨盆环骨折无移位者,卧床休息4~6周即可下地步行。

4. 尾骨骨折以侧卧和俯卧为上,避免坐位。多进流食,使粪便质软,减少排便时尾椎疼痛。

5. 髂前上棘撕脱性骨折多见于青少年,要求患者屈膝、屈髋位卧床1~2周即可。

第 5 章　下肢骨折

第一节　股骨颈骨折

股骨颈骨折(图 5-1)是指由股骨头至股骨颈基底部之间的骨折,绝大多数患者其骨折线在囊内,故又称为股骨颈囊内骨折。股骨颈骨折多发生在 60 岁以上的老年人中。近年来,随着交通事故伤及高空跌落伤等高能量创伤越来越常见,儿童及青壮年股骨颈骨折的发病率也在逐年增加。股骨头缺血性坏死是股骨颈骨折容易致残及致死的主要原因。

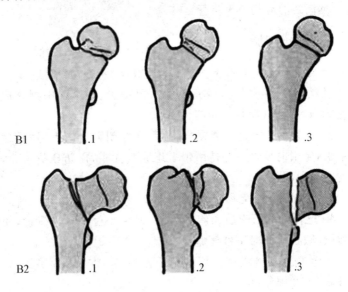

B1　　　　　.1　　　　　.2　　　　　.3

B2　　　　　.1　　　　　.2　　　　　.3

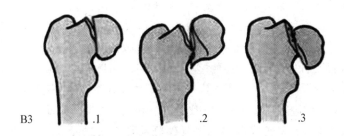

图 5-1 股骨颈骨折示意图

B1. 头下骨折没有移位或有轻度移位；B2. 通过颈基底部位的经颈骨折（B2.1）；颈中内收骨折（B2.2）和剪力骨折（B2.3）；B3. 骨折是移位的头下骨折，因此预后最坏。

B1. 头下骨折伴有轻度移位；B1.1. 明显外翻；B1.2. 轻度外翻；B1.3. 无移位。B2. 经颅骨折；B2.1. 骨折位于颈基底处；B2.2. 颈中骨折伴有内收移位；B2.3. 颈中剪力骨折。B3. 移位的头下骨折；B3.1. 有轻度内翻；B3.2. 有轻度移位；B3.3. 有明显移位。

一、解剖特点

股骨上端包括股骨头、股骨颈和大、小转子。股骨头如杵状，头的外下方较细部分为股骨颈，直径仅 2～3 厘米。股骨颈纵轴与股骨干纵轴之间形成夹角（颈干角），正常值为 120°～140°；同时股骨颈向前倾斜与股骨干冠状面形成角度（前倾角），正常值为 12°～15°。故股骨颈部容易发生骨折，多见于老年骨质疏松患者。

股骨颈长约 5 厘米，中段细，基底部粗。股骨颈与股骨干构成的角度叫颈干角或称内倾角，为 120°～140°。颈干角大于正常为髋外翻，小于正常为髋内翻。股骨颈的长轴与股骨的冠状面形成的角度称为前倾角，正常为 12°～15°，股骨头的血液供给有三个来源。①圆韧带支：圆韧带内小动脉，来自闭孔动脉，供应头内下小部分血供，又称内上骺动脉，在老年人中此动脉逐渐退变而闭锁。②骨干滋养动脉升支:对股骨颈血液供给很少,仅及股骨颈基部。③关节囊支:来自旋股内、外侧动脉的分支,是主要血液供给的来源。旋股内侧动脉来自股深动脉,在股骨颈基底部关节囊滑膜反折处,分成三组血管进入股骨头,即骺外侧动脉、干骺端上侧动脉及干骺端下侧动脉,分别由上下方距离股骨头边缘下0.5厘米处进入股骨头,在股骨头内互相交通,骺外侧动脉供应股骨头 4/5~2/3 区域血供。旋股外侧动脉也来自股深动脉,它的血供量少于旋股内侧动脉。旋股内、外侧动脉的分支在股骨颈基底组成一个动脉环。旋股内侧动脉损伤是导致股骨头缺血性坏死的主要因素。所以,股骨颈骨折必须尽早解剖复位,良好的固定才有可能从股骨颈基部重建骨内血液循环,使股骨头颈连接,恢复股骨头内血液供给,减少创伤后股骨头缺血性坏死的发生。

二、骨折分类与类型

股骨颈骨折大多数是外旋暴力所引起的螺旋形骨折或斜形骨折。随着受伤姿势、外力方向及程度不同,在 X 线投影上出现不同部位、角度和移位。股骨颈骨折可区分为四种类型,与治疗和预后有较密切的关系。

1. 按骨折解剖部位分型

(1)头下型:骨折面完全在股骨头下,整个股骨颈皆在骨折远段。这类骨折对血供的损伤较严重,但骨折复位后,可保持一定的稳定性。

(2)头颈型:骨折面的一部分在股骨头下,另一部分则经过股骨颈,故称头颈型。最常见的是骨折面的外上部通过股骨头下,而内下方带有部分股骨颈,有时如鸟嘴状,此型最常见。由于遭受剪应力而稳定性最差,骨折复位后的稳定性亦差。

(3)经颈型:全部骨折面均通过股骨颈,此型骨折少见,在老年患者中更为罕见,甚至有人提出在老年患者中不存在这种类型,而 X 线平片所显示的经颈骨折是一种假象,往往在重复摄片或复位后摄片证实为头颈型。

(4)股骨颈基底型：骨折位于股骨颈基底部，属关节囊外骨折，股骨头血供受损较少，骨折容易愈合，并发症少。

2. 按骨折线走行分型 根据 X 线平片所显示的骨折线与双侧髂前上棘连线所呈角度（Pauwels 角）的大小分型。主要是用骨折线的倾斜度来反映所遭受剪应力的大小。角度＜30°者为Ⅰ型，最稳定；角度在 30°～50°者为Ⅱ型，稳定性次之；角度＞50°者为Ⅲ型，最不稳定。由于该分型受 X 线投照的影响较大，目前临床中已很少应用。

3. 按骨折移位程度分型 Garden 于 1961 年提出按骨折移位程度分型的方法。近年来，国内外学者多根据骨折移位程度（即 Garden 分期法）作为疗效比较和评定的方法，Garden 将骨折移位的程度分为四期。Ⅰ期：不完全骨折。即压缩骨折或通常称为嵌插骨折，如不予保护，将成完全骨折。Ⅱ期：完全骨折无移位。如不予固定，骨折可出现移位。Ⅲ期：完全骨折部分移位。骨折远端外旋和向上移位，由于尚未断裂的后下支持带的牵拉，使股骨头内旋并外展，可从 X 线平片上判断股骨头骨小梁。Ⅳ期：完全骨折完全移位。可因外力作用，亦可因Ⅲ期骨折未及时复位，骨折远端持续外旋和向上移位，使后下支持带自股骨颈骨折的近端剥离，股骨头失去其牵拉作用恢复至中立位。

4. AO 分型 在 AO 的分型系统中，股骨颈骨折被分为：无移位或移位很少的头下型骨折（B1 型）、经颈型骨折（B2 型），或伴移位的头下型骨折（B3 型）。

(1)B1 型骨折：嵌插伴≥15°外翻（B1.1 型）；嵌插伴＜15°外翻（B1.2 型）；无嵌插（B1.3 型）。

(2)B2 型骨折：颈基底部（B2.1 型）；颈中部伴内收（B2.2 型）；颈中部伴剪切（B2.3 型）。

(3)B3 型骨折：中度内翻、外旋移位（B3.1 型）；中度垂直、外旋移位（B3.2 型）；明显移位（B3.3 型）。B3 型骨折的预后最差。

三、病因

造成老年人发生骨折有两个基本因素,骨质疏松骨强度下降,加之股骨颈上区滋养血管孔密布,均可使股骨颈生物力学结构削弱,使股骨颈脆弱。另外,因老年人髋周肌群退变,反应迟钝,不能有效地抵消髋部有害应力,加之髋部受到应力较大(体重2～6倍),局部应力复杂多变,因此不需要多大的暴力,如平地滑倒、由床上跌下或下肢突然扭转,甚至在无明显外伤的情况下都可以发生骨折。而青壮年股骨颈骨折,往往由于严重损伤(如车祸或高处跌落)致伤。因过度过久负重劳动或行走,逐渐发生骨折者,称之为疲劳骨折。

四、诊断

确诊需要髋关节正侧位 X 线检查,尤其对线状骨折或嵌插骨折更为重要。

(一)症状与体征

患者跌倒后诉髋部疼痛,不能站立和走路,应考虑股骨颈骨折的可能。

1. 畸形　患肢多有轻度屈髋屈膝及外旋畸形。

2. 疼痛　髋部除有自发疼痛外,移动患肢时疼痛更为明显。在患肢足跟部或大粗隆部叩击时,髋部也感疼痛,在腹股沟韧带中点下方常有压痛。

3. 肿胀　股骨颈骨折多系囊内骨折,骨折后出血不多,又有关节外丰厚肌群的包围,因此外观上不易看到局部肿胀。

4. 功能障碍　移位骨折患者在伤后不能坐起或站立,但也有一些无移位的线状骨折或嵌插骨折病例,在伤后仍能走路或骑自行车。对这些患者要特别注意,不要因遗漏诊断使无移位稳定骨折变成移位的不稳定骨折。在移位骨折,远端受肌群牵引而向上移位,因而患肢变短。

5.患侧大粗隆升高　表现在大粗隆在髂-坐骨结节连线之上;大粗隆与髂前上棘间的水平距离缩短,短于健侧。

(二)辅助检查

1.血常规　一般股骨颈骨折可无明显变化,严重的移位股骨颈骨折可有白细胞计数增高。

2.X线检查　是非常重要的检查,髋关节正侧位X线片可进一步明确诊断和了解骨折类型、病理情况(图5-2)。对线状不完全骨折和无移位完全骨折更为重要,X线片可能不能立即显示骨折线,待2～3周后因骨折部骨质吸收,骨折线才会清楚地显示。因此,凡临床上怀疑股骨颈骨折,X线片虽未显示,亦应按股骨颈骨折处理,待卧床2周后再行X线摄片复查,以免漏诊。X线片观察时还应注意股骨头的旋转及其程度;外后方有无蝶形骨折片,其大小和位置;髋关节有无病变,骨质有无疏松及其程度;侧位X线片上应注意有无折端错位、张开、碎骨片及凹陷情况。某些无移位的骨折,伤后早期的X线片上可能看不到骨折线,待2～3周后,骨折部骨质吸收,X线片上才显示出骨折线,故应给予重视(图5-3)。

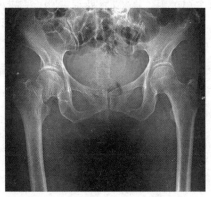

图5-2　股骨颈骨折的X线片(1)

　X线骨盆正位片示右侧股骨颈骨折,断端相互嵌入。

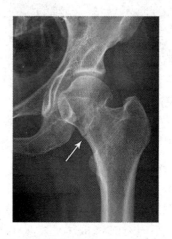

图5-3　股骨颈骨折的X线片(2)

左股骨颈有一骨折线,皮质断裂

(↑),移位不明显,容易漏诊。

(三)鉴别诊断

1. 股骨转子间骨折　有髋部外伤病史,局部疼痛,外旋畸形明显,多>60°,甚至达到90°,但单纯根据外旋畸形判断骨折不够准确,需摄X线片明确诊断。

2. 股骨颈病理性骨折　只需要很小的暴力就能引起骨折,有的患者有肿瘤病史,拍摄X线片提示局部骨质异常,对怀疑病理性骨折而X线显示不清者,进行CT扫描。

3. 髋关节骨折脱位　髋关节骨折脱位有明显的脱位特征,髋关节处于屈曲、内收、内旋弹性固定位或外展外旋屈曲弹性固定位,X线片可明确诊断。

五、并发症

1. 骨折不愈合　是股骨颈骨折最常见的并发症之一,尽管治疗方法和内固定器材已得到了极大的发展,但仍有一定骨折不愈合的概率,为 5%～10%。其主要原因包括:①年龄过大,骨质疏松,骨折前可能有高血压、心脏病、糖尿病等并发症,影响愈合;②由于解剖及生物力学上的特点,骨折部常承受较大的剪应力,使骨折不稳定和复位不佳;③移位太大,关节囊撕裂或牵拉导致血供不良;④手术或复位不及时;⑤复位的准确性不够,对位不佳;⑥复位手法过重,加重血管损伤,影响血供;⑦固定的稳定性不够;⑧负重过早。

2. 股骨头缺血性坏死　由于股骨头血液供应的特殊性,骨折时易使供血来源阻断而发生股骨头缺血性坏死,其发生率达 20%～30%,实际上组织学的坏死率远比 X 线上高得多。骨折并发的供血动脉损伤和关节囊填塞是其必要的成因条件。由高能量损伤导致的青壮年股骨颈骨折更容易发生缺血性股骨头坏死。

3. 静脉栓塞　股骨颈骨折患者的静脉血栓多发生于下肢深静脉。对于髋部骨折及手术的患者,由于局部肿胀,下肢活动受限,静脉血流多处于缓慢状态。老年患者的高脂状态、外伤及手术后组织释放凝血致活酶等都是使血液呈高凝状态的原因,从而易导致深部静脉血栓的形成。

4. 髋关节周围骨化性肌炎　系指髋关节周围正常软组织发生新骨形成,为纤维组织对外伤的异常反应。骨组织主要由局部间叶组织化生而成。创伤后新骨形成来源于两种不同的细胞群:一是来自骨外膜、骨内膜及间质的结缔组织细胞;另一种是来自受伤的肌纤维的间质细胞。髋关节外伤性骨化性肌炎多见于髋关节严重挫伤,尤见于髋关节外伤脱位并股骨上段骨折,或骨盆、髋臼骨折的严重病例,髋部外伤后行开放性手术,会因切割与分离软组织而增加骨化性肌炎的发生率。因此,髋部手术也应强调精细操作,保护组织以降低骨化性肌炎的发生率。

六、西医治疗

1. 物理治疗

(1)骨折复位后用石膏托或小夹板外固定,在骨折相应的固定物上钻 4～8 个小洞,把磁片嵌入其中。磁片应尽量靠近骨折部位,少垫纱布,以免使磁片表面磁场强度减弱,磁片放置是异名极相对敷贴。

(2)将已溶解的石蜡倒入铺胶布的盘中,其厚度为 2～3 厘米,待石蜡冷却凝结之后,连同胶布一起取出放在骨折部位上。每次 20 分钟,每日 1 次,20 次为 1 个疗程。

2. 固定 股骨颈骨折愈合较慢,平均需 5～6 个月,而且骨折不愈合率较高,平均为 15% 左右。影响骨折愈合的因素和年龄、骨折部位、骨折类型、骨折和移位程度、复位质量及内固定坚强度有关。

(1)外固定:适用于外展型和中间型骨折,一般多采用患肢牵引或抗足外旋鞋 8～12 周,防止患肢外旋和内收,需 3～4 个月愈合,极少发生不愈合或股骨头坏死。但骨折在早期有错位的可能,故有人主张以采用内固定为妥。至于石膏外固定已很少应用,仅限于较小的儿童。内固定适应证最广,对绝大部分内收型骨折均适用。一般需 4～6 个月愈合,骨折愈合后仍应继续观察直至术后 5 年,便于早期发现股骨头缺血坏死。

(2)内固定:目前有条件的医院在电视 X 线机的配合下,采用闭合复位内固定,如无 X 线机设备,亦可采用开放复位内固定。在内固定术之前先行手法复位,证实骨折断端解剖复位后再行内固定术。内固定的形式很多,归纳约有以下几种类型。①Smith-Petersen 三刃钉内固定:自 1929 年 Smith-Petersen 首次创用三刃钉以来,使股骨颈骨折的疗效显著提高,至今仍为常用的内固定方法之一。②滑动式内固定:现有各种不同式样的压缩钉或针,压缩钉或针可在套筒内滑动,当骨折线两侧有吸收时,钉向套筒内滑动缩短以保持骨折端密切接触,早期承重更利于骨折端的嵌插。③加压式内固定:此种内固定物带有压缩装置,能使骨折端互相嵌紧以利愈合。常用的有 Charnley 带有弹簧的压缩螺丝钉和 Siffert 使用的螺丝栓(Corkscrew Bolt)等。④多针(或钉)内固定:根据股骨上端骨结构和生物力学原则分别插入 2～4 根螺丝钉或钢钉(如 Moore 或 Hagia 针等),不但固定牢靠,而且可减少对股骨头的损伤。总之,内固定形式多种多样。

3. 内固定同时植骨　对于愈合较困难或陈旧性骨折,为了促进其愈合,于内固定同时植骨。植骨方法有两种。

(1)游离植骨:如取腓骨或胫骨条由大转子下插入股骨头,或用松质骨填充骨缺损等。

(2)带蒂植骨:较常用的是缝匠肌蒂骨瓣植骨术。随着显微外科技术的进展,已开展带血管蒂植骨术(如旋髂深动脉骨瓣的骨移植术)。

4. 截骨术　对于愈合较为困难或一些陈旧性骨折可有选择地施行截骨术,如转子间截骨术或转子下截骨术。截骨术具有易手术操作、患肢缩短少、有利于骨折愈合和功能恢复等优点。

5. 人工关节置换术　适用于老年人的头下型股骨颈骨折。陈旧性股骨颈骨折,骨折不愈合,或股骨头缺血性坏死,如病变局限在头或颈部,可行股骨头置换术;如病变已损坏髋臼,需行全髋置换术。目前常用的人工髋关节类型有钴合金珍珠面人工股骨头、注氮钛合金微孔面人工股骨头、双动中心锁环型人工股骨头等;髋臼损害的用高分子聚乙烯人工臼置换,临床应用均取得较好的效果。

七、中医治疗

(一)汤剂疗法

1. 骨折早期　治宜活血化瘀、消肿止痛。方用桃红四物汤加味:桃仁 10g,红花 10g,川芎 10g,当归 10g,赤芍 10g,生地黄 15g,柴胡 6g,枳壳 10g,制香附 15g,延胡索 10g,三七 10g,大罗伞 10g,血竭 5g。若有大便秘结,脘腹胀满等,可酌加枳实、大黄等。水煎服,每日 1 剂。

2. 骨折中期　治宜舒筋活络,补养气血。方用舒筋活血汤:

羌活 6g,防风 9g,荆芥 6g,独活 9g,当归 12g,续断 12g,青皮 5g,牛膝 9g,五加皮 9g,杜仲 9g,红花 6g,枳壳 6g,大驳骨 10g,血竭 5g。水煎服,每日 1 剂。

3. 骨折后期　治宜补益肝肾,强筋壮骨。方用壮筋养血汤:当归 9g,川芎 6g,白芷 9g,续断 12g,生地黄 12g,牛膝 9g,牡丹皮 9g,杜仲 6g。水煎服,每日 1 剂。

(二)中成药疗法

1. 愈伤灵胶囊　口服,每次 4～5 粒,每日 3 次。

2. 跳骨片　口服,10－20 岁每次 4 片,20－30 岁每次 5 片,30－40 岁每次 6 片,50 岁以上每次 7 片。每日 2 次。

3. 舒筋活血片　口服,每次 5 片,每日 2 次。

4. 跌打丸　口服,每次 1 丸,每日 2 次;外用,将药丸研碎加白酒调敷患处,用绷带包扎。

5. 鹿骨血莲酒　口服,每次 50ml,每日 2～3 次。

6. 益肾补骨液　饭前口服,每次 15ml,每日 3 次。

7. 健步虎潜丸　成人每日 3 次,每次 4～6 粒,16 岁以下儿童减半,饭后用温水吞服或遵医嘱。适用于骨折后期。

(三)正骨疗法

1. 手法复位　裂纹骨折或无移位外展嵌入骨折,均较稳定,无须复位,但患肢应制动。有移位的骨折,可采用以下方法复位。

(1)拔伸牵引法:患者仰卧,先将健肢外展 40°,固定在整复台足架上。医者一手握住伤肢足踝,另一手握住膝部,沿肢体纵轴方向向远侧牵引,将患肢内旋至中立位(即髌骨前面向上),然后逐渐外展 20°～25°即可复位。

(2)拔伸足蹬法:患者仰卧。医者双手拿住患脚,以其一足伸蹬患者胯下臀上,手、足协调用力,同时医者身体后倾即可复位。

(3)屈髋屈膝法:患者仰卧,助手固定骨盆。医者用肘部及前臂夹持住患侧腘窝与小腿,令患者屈髋、屈膝 90°,向上牵引,纠正短缩畸形,然后伸髋内旋外展以纠正成角畸形,并使骨折面紧密接触。

2. 固定　无移位或嵌入性股骨颈骨折,可用外展木板鞋或轻量皮牵引固定,维持患肢外展 20°,嘱患者不下地、不盘腿、不侧卧。有移位的骨折整复后,可采用持续牵引维持固定,并保持患肢于外展中立位。

(四)中药外敷

1. 取煅石膏粉末、医用凡上林。根据需要量,将上药搅匀成糊状即可外用。骨折整复后,将此药膏敷于骨折局部。

2. 取川芎、生草乌、生半夏各 120g,麻黄 90g,蟾酥 30g,生南星 120g,老松香 1500g,砂仁 30g。共研细末,加上酒调匀如膏状,随患处大小敷贴,然后用绷带包扎固定,每日 1 次,5 次为 1 个疗程。

3. 取续断 20 份,延胡索 5 份,煅自然铜 10 份,羌活、独活各 3 份,白及 5 份,乳香 5 份,没药 5 份,合欢皮 3 份,血竭 3 份,儿茶 3 份,当归 5 份,骨碎补 5 份,血余 3 份,广木香 3 份,丁香 3 份,制川乌、制草乌各 10 份,土鳖虫 5 份,牛膝 15 份,补骨脂 5 份,狗脊 10 份,肉桂 5 份,木瓜 10 份。上药共为细末,用蜂蜜与冷开水对半调成糊状,外敷患处。适用于老年性股骨颈骨折的中后期,能促进骨痂生长。

4. 取桂枝 15g,当归、川芎、红花各 10g,透骨草 30g。放入 75％乙醇 300ml 中浸泡 24 小时,用时用药棉涂搽患处,每日 5 次,10 次为 1 个疗程。每次涂搽后,用手掌按揉片刻,以使药水浸透深层组织。

5. 取川乌 20g,草乌 20g,红花 10g,透骨草 10g,生半夏 10g,细辛 10g,曼陀罗 10g,冰片 20g。用 75％乙醇 500ml 浸泡 3 周后,过滤去渣,封口备用。用时用棉球浸透,涂于骨折局部皮肤,10～20 分钟,有凉麻感后,可行骨折整复术。

6. 取熟地黄、山茱萸、补骨脂、骨碎补、寻骨风、当归、桃仁、土鳖虫、乳香、没药、延胡索各 10g,附子、肉桂、杜仲、枸杞子、龟甲、鳖甲、罂粟壳、制川乌、制草乌各 6g,大黄、侧柏叶各 10g,泽兰、黄柏、防风、乳香各 5g。共研细末,以蜂蜜水调敷患处。

7. 取雄黄、白矾、乳香、没药各 15g,麝香、蟾酥各 2g,硇砂 1g,黄柏、苦参各 30g,冰片 3g。共研细末,以蛋黄油调敷患处,每日换药 1～2 次。

(五)饮食治疗

1. 赤小豆适量,赤砂糖少许。赤小豆水煎,加赤砂糖,温服之。适用于活血化瘀期。

2. 猪骨头 1000g,黄豆 250g,生姜、精盐各适量。加水小火烧烂,加生姜、精盐调味,分饮食之。

3. 猪脊骨 1 具,大枣 120g,莲子 90g,降香、生甘草各 9g,生姜、精盐各适量。猪脊骨洗净,加入大枣、莲子、降香、生甘草,加水小火烧烂,加生姜、精盐调味,分多次饮之。

4. 鲜湖蟹 2 只,大米、生姜、精盐、醋、酱油各适量。湖蟹取肉(带黄),待大米粥熟时,入蟹肉,再加以生姜、醋和酱油,服食,常服。

5. 乌雄鸡(约 500g)1 只,三七片 5g,黄酒、酱油各适量。乌鸡去皮毛、内脏,洗净,三七(切片,)纳入鸡肚中,加少量黄酒,隔水清炖,熟后用酱油蘸服,常服。

6. 生黄芪 30～60g,大米 100g。生黄芪浓煎取汁,加大米煮粥,早晚服食。

7. 当归 20g,黄芪 100g,嫩母鸡 1 只。加水煮汤食用。

8. 紫丹参 50g,猪长骨 1000g,黄豆 250g,桂皮、精盐各适量。紫丹参洗净,加水煎取汁,与猪长骨、黄豆同煮,待烂熟,加入少量桂皮、精盐即成。

9. 生螃蟹(捣烂)500g,热黄酒 250g,冲服,余渣敷患处。

10. 葛根 50g(加水 700ml 煎至 500ml,滤过取汁),小公鸡 1 只(去毛及内脏,切块,放锅内用适量油稍炒)。加生姜丝及黄酒同以小火煨熟,加入味精、精盐,佐餐食用。

(六)其他治疗

1. 温热敷

(1)取归尾 12g,乳香、没药、煅自然铜、骨碎补、桃仁、大黄、雄黄、白及各 30g,血竭、土鳖虫、三七、红花、儿茶、麝香各 15g,朱砂、冰片各 6g。在外固定去除后,可用全身中药浴热水浸浴法加强肌力训练。将上药加水适量煎沸后过滤去渣,将药液倒入水中。水温 38℃～40℃,时间 30 分钟。每日 1 次,24 次为 1 个疗程。

(2)取当归、透骨草、花蕊石、赤芍、天仙藤各 15g,蒲公英、紫花地丁、苏木各 12g,刘寄奴、生蒲黄、芙蓉叶、白及、没药各 10g,红花、茜草、艾叶各 6g,桂枝 5g。加水 500ml 左右,煎沸 30 分钟,过滤去渣,倒入盆内,趁热先熏蒸后淋洗患处,每日 2 次,每次 1 小时。翌日熏洗仍用原汤加热。

(3)取伸筋草、钩藤、金银花藤、王不留行各 30g,刘寄奴、防风、大黄各 15g,荆芥 10g。水煎,先熏蒸后淋洗患处,每次 30 分钟,每日 2 次。适用于骨折后期。

(4)取铁末 150g,食醋适量。取温水适量与食醋混匀(水∶醋为6∶4),再与铁末浸混拌匀,装入布袋,外裹棉垫,热熨患处,每次 30 分钟,每日 1 次,10 次为 1 个疗程。用于骨折后期。

(5)取大驳骨 50g,小驳骨 50g,泽兰 50g,白胡椒 10 粒,骨碎补 10g,满山香 25g。将上药共同捣烂后加酒炒热,敷于患处,每日 1 剂,连敷 4～6 剂。具有活血化瘀、消肿止痛、接骨续筋之功效。适用于各型股骨颈骨折,在手法整复固定后外用。

2. 康复锻炼 股骨颈骨折整复固定后,应加强全身锻炼,鼓励患者做深呼吸,主动按胸咳嗽排痰,给臀部垫气圈或泡沫海绵垫,预防发生长期卧床并发症。同时应积极进行患肢股四头肌舒缩活动、踝关节和足趾屈伸功能锻炼,以防止肌肉萎缩、关节僵直的发生。但不能随便翻身和坐起盘腿。无移位骨折 3 个月后可扶拐步行锻炼,一般不宜负重太早,应根据 X 线片显示骨折愈合情况,考虑患肢逐步负重锻炼。

八、预防与调护

1. 整复固定后即可指导和鼓励患者开展功能锻炼,预防卧床并发症的发生。在床上可做深呼吸和扩胸活动,练习股四头肌舒缩及踝、趾关节活动。如骨折端稳定则可开展抬臀、屈膝活动。但不能操之过急,如发现有股骨头缺血性坏死征象时,应延迟下地负重活动时间。

2. 无错位型骨折患者可睡普通床,患肢做皮牵引或骨牵引 5 周后,上吊牵引,在床上锻炼活动患肢,练习抬腿,逐渐下地练习负重行走。

3. 错位型骨折多采用内固定疗法,坐卧休息时,禁止盘腿,禁止内收大腿动作,不侧卧。侧卧时可在两腿中夹放 1 个枕头,防止患肢内收动作。

4. 骨折后患者由于疼痛和体质虚弱,常不敢活动身体,易引起压疮。因此,臀部要垫气圈或泡沫垫、海绵垫,有条件可用充气床。

5. 骨折患者多年迈体弱,长期卧床可引起一些严重并发症,如肺炎、心力衰竭、脑血管意外、尿路感染等。因此,要加强观察和了解,帮助患者保持正确的体位和功能锻炼,鼓励患者做气功或深呼吸,咳嗽时尽量把痰咳出,患者还应多饮水以冲洗膀胱尿道。

6. 老年人胃肠功能减退,加上长期卧床和心情忧郁,消化功能减退,故饮食要给予高营养、高维生素等易消化食物。保持心情舒畅,以增进食欲,在床上进行适当的活动,促进肠蠕动。必要时口服助消化药。

7. 患者应避免烟酒及其他刺激食物。治疗后还应坚持进行患肢的功能锻炼。出院 3 个月后应复查。

第二节　股骨粗隆间骨折

股骨粗隆间骨折主要是指发生于髋关节囊线外股骨颈基底到小粗隆下方的骨折，是老年人和年轻人中常见的骨折类型，其差别在于老年人本身存在骨质疏松、肢体灵活度下降等问题，在受到较小外力作用下容易发生骨折，而年轻群体的股骨粗隆间骨折通常是因为高能损伤导致。粗隆部位血供较丰富，骨折后愈合较快，但易引发髋内翻。高龄患者长期卧床引起的并发症较多。

一、解剖特点

股骨颈的下部有两个隆起，即大转子与小转子。靠外侧者为大转子，其后上面无任何结构附着，罩于股骨颈的后上部。大转子内下部有一深凹为转子窝，有闭孔外肌腱附着。大转子的外侧面宽广而粗糙，为臀中肌的附着部。大转子的上缘游离，有梨状肌附着在后面，下缘呈嵴状，有股外侧肌附着。小转子为圆锥形突起，在股骨干的后上内侧，在大转子的平面下，有髂腰肌附着其上。大转子的位置较浅，因直接暴力而引起骨折的机会较大。股骨转子部的结构主要是松质骨，周围有丰富的肌肉，血供充足，这些解剖学上的有利因素为股骨转子间骨折的治疗创造了有利条件。

股骨颈与股骨干两者长轴相交形成颈干角（或内倾角），其正常值为 $110° \sim 140°$，平均为 $127° \sim 132°$。矢状面形成一前倾角（或扭转角），正常值为 $12° \sim 15°$。股骨颈干角如 $>140°$ 为髋外翻，$<110°$ 则为髋内翻。

粗隆间部骨小梁系统的排列，一部分由内侧皮质开始延伸至大粗隆，即张力应力；另一部分由外侧骨皮质与内侧骨小梁系统交叉垂直抵止于内侧骨小梁，即压迫应力，并与张力应力相结合形成股骨距。小粗隆上下结合部骨小梁系统，皮质较厚的弯曲部即内侧弓,此部位反映了弯曲外力作用时,粗隆间线处承受压力最大。

二、骨折分类与类型

目前有以下 12 种被大家公认和经常应用的分型:Evans 分型(1949),Boyd-Griffin 分型(1949),Ramadier 分型(1956),Dxcoulx-Lavarde 分型(1969),Ender 分型(1970),Tronzo 分型(1973),Jensen 分型(1975),Deburge 分型(1976),Kyle 分型(1979),Briot 分型(1980),AO 分型,北京军区总院的分型。骨折分型应容易记忆,并应用方便和引导诊疗,起到可提醒预后的临床作用。股骨粗隆间骨折的分型更侧重于可推断出骨折稳定性和固定后承受生理应力的能力。其中,Evans 分型、Boyd-Griffin 分型、Jensen 分型、AO 分型为临床同仁熟悉并普遍应用。

1. Evans 分型　以骨折复位前后是否可以取得稳定为基础,强调复位后内侧皮质的完整性对于髋关节的稳定性的重建具有重要意义。骨折可以维持稳定的主要原因在于后内侧的骨皮质保持完整或仅有少许破坏。Evans 分型以骨折线方向为依据可分为Ⅰ型和Ⅱ型。Ⅰ型:顺粗隆间骨折,自小粗隆向上外延长的骨折线;Ⅱ型:逆粗隆间骨折,反斜形的骨折线,为不稳定骨折。其中Ⅰ型又分为四个亚型。①Ⅰa:二部分骨折型,无移位,稳定;②Ⅰb:三部分骨折型,轻微移位,但容易复位,内侧皮质可撑持,复位后稳定;③Ⅰc:三部分骨折型,有移位,但复位难度大,内侧皮质不可撑持,不稳定;④Ⅰd:粉碎骨折型,一般四块或更多,内侧皮质破碎,难以撑持,不稳定。这种分型方法简单实用,有利于了解稳定性复位的特点,对解剖复位和二次骨折移位的概率有准确的预测作用。

2. Boyd-Griffin 分型　包含了股骨颈关节囊以下、小粗隆远端 5 厘米以上,这之间发生的所有骨折。Ⅰ型:骨折沿粗隆间线发生,稳定,无移位和粉碎,复位简单;Ⅱ型:粉碎型,骨折主要沿粗隆间线发生,骨皮质可发生多处骨折,伴移位,复位较艰难,粗隆间前后线型骨折为此型特有类型骨折,只有在侧位片上才能看到它的骨折线;Ⅲ型:粗隆下骨折,股骨干近端小粗隆或紧贴小粗隆的远侧部位最少有一条骨折线横过,伴后内方区域粉碎,不稳定,难以复位;Ⅳ型:发生在粗隆处和股骨干近端,至少两个平面同时出现骨折,骨干部的骨折一般情况下呈蝶形、斜形或螺旋形,这涉及粗隆下部分,而且不稳定。

3. Jensen 分型　由 Evans 分型改进而来,认为随着大粗隆小粗隆的骨折数目的增多,骨折的稳定性将会降低,这可以可靠地预测骨折复位后的稳定性和再移位的风险。Ⅰ型:单纯二部分骨折,为稳定骨折。Ⅰa. 没有移位的骨折;Ⅰb. 有移位的骨折。Ⅱ型:为三部分骨折,骨折有移位。Ⅱa. 大粗隆分离,由于大粗隆移位导致后外侧缺少支撑;Ⅱb. 小粗隆分离,由于小粗隆或股骨距骨折导致内侧缺少支撑。Ⅲ型:同时存在大粗隆和小粗隆骨折的四部分骨折,因为内侧和外侧都缺少支撑,所以最不稳定。

4. AO 分型　股骨粗隆间骨折在 AO 分型中属于 A 类骨折。A1 型:骨折线从大粗隆到远端内侧骨皮质的简单的两部分骨折,内侧骨皮质只有一处断裂,仍有良好的支撑,外侧骨皮质完好。A1.1 型以骨折线延长到粗隆间线为表现;A1.2 型以骨折线穿过大粗隆、内侧骨皮质有嵌插为表现;A1.3 型以骨折线在小粗隆下方为表现。A2 型:经粗隆的多部分骨折,内侧骨皮质至少有两处发生了断裂,内侧和后方骨皮质的多个平面发生断裂,而外侧骨皮质完好。A2.1 型为有一内侧骨折块;A2.2 型为有数块内侧骨折块;A2.3 型为骨折线向小粗隆远端延伸超过小粗隆下1 厘米。A3 型:逆粗隆间骨折,骨折线穿过股骨外侧骨皮质,又称为反粗隆间骨折,复位和固定困难。A3.1 型为斜形骨折;A3.2 型为横形骨折;A3.3 型为粉碎性骨折。其中,A1.1、A1.2、A1.3、A2.1 为稳定型骨折;A2.2、A2.3、A3.1、A3.2、A3.3 均为不稳定骨折。

三、病因

直接或间接暴力是导致股骨粗隆间骨折的主要诱因,也是老年群体较为常见的损伤情况之一。多数情况下,患者跌倒时大转子着地,转子直接或间接受到外力作用,导致转子间产生内收和向前成角的铰链力,而引发骨折。纵向压缩力会导致股前外侧颈脆弱区域发生病理性骨折,甚至是粉碎性骨折,并且骨松质会被严重压缩并产生骨缺损,内部缺乏骨支撑后,导致骨折出现不稳定现象,由此容易引发髋内翻。部分患者并不是侧向跌倒,而是向前跌倒或扭转,没有发生实际跌倒,但还是发生了骨折,这是因为长期的运动导致髋关节撞击股骨,发生应力性骨折,多在屈曲和内旋等强制体位中发生。考虑到髋关节发育不良和损伤部位均会导致应力性骨折,根据髋臼形态可以预测老年患者股骨近端骨折的类型,目前认为股骨近端形态异常是股骨近端骨折的主要诱因。

四、诊断

(一)症状与体征

股骨粗隆间骨折多为外伤后腹股沟区和髋部疼痛,不能站立或行走。常见于有轻微外伤史的老年患者;年轻患者多有严重创伤史。典型表现为:①患肢外旋畸形通常＞60°,足外侧缘常可触到床面;②患侧缩短畸形,大腿近端可出现瘀斑,压痛,轴向叩击足跟可引发髋部剧痛。

(二)辅助检查

1. X线检查 常规X线检查可以发现骨折,但在一些特殊的骨折类型中,如不完全性骨折、疲劳性骨折,由于骨折无移位,仅有不规则裂隙,X线片上不能显示。另外,X线片上股骨大、小转子,转子间线、嵴及软组织影重叠,骨折极易漏诊。

2. CT检查 CT明显降低了股骨颈基底或转子及粗隆间裂

隙骨折的漏诊率,能显示骨皮质连续性及骨断层层面内部结构,但由于股骨颈基底或转子及粗隆间骨不规则,滋养血管影干扰,漏扫层面等因素,也给诊断造成一定的困难(图 5-4)。

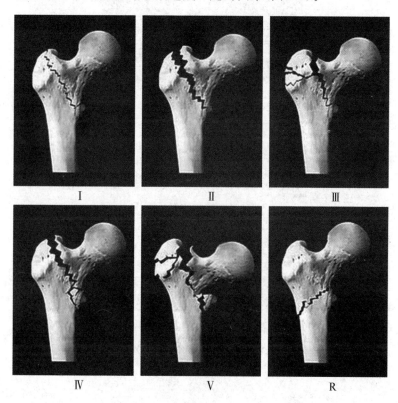

图 5-4　股骨粗隆间骨折的 CT 三维图像重建

3. 磁共振(MRI)检查　股骨粗隆间骨折的 MRI 扫描明显优于 X 线及 CT(图 5-5)。股骨颈基底或转子及粗隆间裂隙骨折中不完全性骨折、疲劳性骨折等无法被 X 线显示的骨折类型,MRI 检查具有明显优越性。X 线不能显示的轻微骨折,MRI 显示的是骨髓变化,敏感性高。但要注意轻微损伤,局部渗出导致类似骨

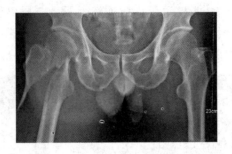

图 5-5　股骨粗隆间骨折的 MRI 检查

折信号影。T_1、T_2 骨折线低信号,脂肪抑制可提高诊断率。但要注意容积效应伪影,可用薄层扫描避免,勿将骺线当骨折线。

（三）鉴别诊断

股骨粗隆间骨折与股骨颈骨折的损伤机制、临床表现及全身并发症相似,故在诊断中应予以鉴别。一般来说,老年患者股骨颈骨折可能性大,平均 70 岁;粗隆间骨折属关节外骨折,没有关节囊束缚,外旋短缩畸形更明显,外旋可达 90°;粗隆间骨折因局部血供丰富,肿胀和瘀斑大都明显,疼痛也较股骨颈骨折更剧烈;前者压痛点在大粗隆部,后者压痛点多在腹股沟韧带中点的外下方。有时单凭临床检查难以与股骨颈骨折鉴别,摄髋关节正侧位 X 线片可协助鉴别诊断。

五、并发症

股骨粗隆间骨折患者通常情况下合并糖尿病等疾患,因高龄患者骨折后需长期卧床,会出现坠积性肺炎、压疮、心力衰竭、脑血管意外等并发症。

六、西医治疗

股骨粗隆间骨折患者多为高龄患者,首先注意全身情况,预防由于骨折后卧床不起而引起危及生命的各种并发症,如肺炎、压疮和泌尿系感染等。骨折治疗的目的是防止发生髋内翻畸形,具体治疗方法应根据骨折类型、移位情况、患者年龄和全身情况,分别采取不同方法。

(一)非手术治疗

1. **物理疗法**　①骨折复位后,用石膏托或小夹板外固定,在骨折相应位置的固定物上钻 4～8 个小洞,把磁片嵌入其中。磁片应尽量靠近骨折部位,少垫纱布,以免使磁片表面磁场强度减弱,磁片位置是异名极相对敷贴。②用平毛刷浸加热到 55～65℃的石蜡,在治疗部位皮肤上迅速而均匀地涂抹几层薄蜡,这几层薄蜡迅速冷却后,凝成压缩的软蜡壳,形成一层导热性低的保护层,然后在保护层外再涂刷 0.5 厘米厚的石蜡壳,或用 6～8 层浸有 60～65℃石蜡的纱布或棉垫,稍拧干,敷于保护层上,包好即可。每次 30 分钟,每日 1 次,20 次为 1 个疗程。

2. **一般治疗**　根据患者治疗后有无可能下地行走可以归为 2 类方法。对于根本无法行走的患者穿"丁"字鞋或短期皮牵引,行镇痛对症治疗,鼓励尽早坐起。对于有希望下地行走的患者,一般可采取股骨髁上或胫骨结节牵引,定期拍 X 线片,对复位和牵引重量酌情进行调整。如 X 线检查显示骨痂形成,改行皮牵引或穿"丁"字鞋固定 4～8 周。粗隆间骨折行骨牵引的适应证为:①有严重伴随疾病或早期并发症,经系统治疗 2 周无效,不能耐受手术;②系统治疗后病情好转,骨折时间超过 3 周,患者不愿手术;③3 个月内有急性心肌梗死、脑梗死和脑出血者,手术治疗有诱发再次发病可能;④6 个月内有急性心肌梗死、脑梗死和脑出血者,手术风险较大为相对适应证。

3. **牵引**　优点是可控制患肢外旋,对Ⅰ、Ⅱ型稳定性骨折,牵引 8 周,然后活动关节,用拐下地,但患肢负重须待 12 周骨折愈合坚实之后才可,以防髋内翻的发生。对不稳定性骨折牵引的要求是:①牵引重量,约占体重的 1/7;②一旦髋内翻畸形矫正后,需保持占体重 1/7～1/10 的牵引重量,以防髋内翻畸形再发;③牵引应维持足够时间,一般应超过 8～12 周,骨折愈合初步坚实后去牵引。

(二)手术治疗

1. 外固定支架　单臂外固定支架是一种介于手术和非手术之间的半侵入式穿针外固定方法,适用于合并多种疾病,不能耐受手术的高龄患者。

2. 多枚钉　多枚斯氏针固定最符合髋部生物力学要求,但由于其结构上的缺陷,有松动、脱针、对骨折断端无加压作用等缺点。为了克服以上弊端,现多用多枚空心螺钉替代。

3. 髓内钉系统　①20 世纪 90 年代初,一些国家采用 Gamma 钉,即一根带锁髓内针,斜穿一根通过股骨头颈部粗螺丝钉,因主钉通过髓腔,从生物力学分析,力线离股骨头中心近,因此 Gamma 钉股骨内侧可承受较大应力,可达到早期下地负重的目的。②股骨近端髓内钉(PFN);③PFN-A。

4. 人工假体置换术　对高龄股骨粗隆间骨折预计其寿命在 10 年以内的病例,只要其身体情况可以耐受时,可以将骨水泥型人工假体置换手术作为一种治疗方式进行选择。

5. 其他　侧方钉板类。

七、中医治疗

(一)汤剂疗法

1. 早期　伤后 1～2 周,肌肉、筋脉受损,血离经脉,瘀积不散,其主症是气血瘀滞而产生的局部肿胀、疼痛。治宜活血化瘀,消肿止痛。方用桃花四物汤:桃花 9g,桃仁、红花、川芎、白芍各 10g,当归、熟地黄各 15g。煎取 300ml,分早、中、晚温服,7 日为 1 个疗程。

2. 中期　伤后 2～3 周,虽损伤症状改善,肿胀瘀阻渐趋消退,疼痛逐步减轻,但瘀阻去而未尽,疼痛减而未止。治宜和营生新,接骨续筋。方用续骨活血汤:当归、黄芪、没药、乳香、白芍、白术、厚朴、续断各 10g,红花、生地黄、骨碎补各 12g。煎取 300ml,分早、中、晚温服,60 日为 1 个疗程。

3. 后期　受伤 3 周后,瘀肿已消,但筋骨尚未坚实,功能尚未完全恢复,气血亏损,体质虚弱。治宜补肾健脾、强筋健骨。方用补肾壮筋汤:青皮 5g,五加皮、白芍、杜仲、牛膝各 10g,续断、茯苓、山茱萸、当归、熟地黄各 12g。煎取 300ml,分早、中、晚温服,30 日为 1 个疗程。

(二)中成药疗法

1. 益肾补骨液　饭前服,每次 15ml,每日 3 次。

2. 骨折挫伤胶囊　用温黄酒或温开水送服,每次 4~6 粒,每日 3 次;小儿酌减。

3. 肾骨胶囊　口服,每次 1~2 粒,每日 3 次;孕妇和儿童遵医嘱。

4. 息伤乐酊　将患处洗净,涂搽,每次 2~5ml,每日 3~5次;皮下瘀血肿胀严重者,可用纱布浸药液,湿敷患处。

5. 损伤接膏药膏　取适量药膏调敷患处,数日换药 1 次。

(三)正骨疗法

1. 手法复位　无移位骨折无须复位,但患肢须制动。有移位骨折宜采用手法或骨牵引整复。其复位方法与股骨颈骨折基本相同。临床还常采用骨牵引复位法。局麻后,助手把持骨盆,医者一手扶托患肢,一手握胫骨结节牵引弓,顺中立位向下牵引,待大转子已被牵下,骨折部的断面有接触感或骨擦音时,即将患肢充分外展,保持中立位持续牵引。

2. 固定　无移位骨折可用外展木板鞋制动或轻重量皮牵引保持患肢外展 20°~30°中立位。有移位骨折整复后采用皮牵引或骨牵引,牵引重量一般为 4~8kg,固定患肢于外展中立位。

(四)经穴治疗

1. 电泥疗法　在骨折部位放好泥,泥上加铝板电极,泥温

45～46℃,直流电 20～40mA,中波电流 0.6～1.5A,每次 20～30 分钟,每日 1 次,15 次为 1 个疗程。

2. 中药外敷

(1)取川芎、生草乌、生半夏各 120g,麻黄 90g,蟾酥 30g,生天南星 120g,老松香 1500g,砂仁 30g。上药共研细末,加酒调匀如膏状,随患处大小敷贴,然后用绷带包扎固定,3 日为 1 个疗程。

(2)取丁香、檀香各 3g、木香、牛膝、乳香、没药各 6g、续断 12g,海桐皮、合欢皮、川芎、血竭各 9g,官桂、骨碎补、白芷、地肤子各 15g。共研细末,以蜂蜜调敷患处(摊于油纸或纱布上),药干后重新加蜂蜜水再敷。

(3)取大黄 30g,苏木 15g,木香 18g,大葱白适量(砸碎)。共研细末,以蜂蜜调敷患处(摊于油纸或纱布上),药干后重新加蜂蜜再敷。

(4)取白芷 19g,海桐皮、五加皮各 18g,秦艽、细辛、川芎、草乌各 16g,续断 30g,骨碎补、苍术、煅自然铜、防风、威灵仙各 15g。共研细末,以蜂蜜调敷患处(摊于油纸或纱布上),药干后重新加蜂蜜再敷。

(五)其他治疗

1. 温热敷　取当归、透骨草、花蕊石、赤芍、天仙藤各 15g,蒲公英、紫花地丁、苏木各 12g,刘寄奴、生蒲黄、芙蓉叶、白及、没药各 10g,红花、茜草、艾叶各 6g,桂枝 5g。上药加水适量,煎沸 30 分钟,过滤去渣,趁热熏洗患处。每日 2 次,每次 1 小时。翌日熏洗仍用原汤加热。

2. 康复锻炼　股骨粗隆间骨折多发生于年老体弱者,所以功能锻炼非常重要。一般在骨折整复固定后,应加强全身锻炼。具体方法是:患者仰卧于床上,双手掌分别放于胸部与腹部,掌心向下,进行腹式呼吸 6～8 次(腹式呼吸就是吸气时腹部鼓起,呼气时腹部下陷)。然后,将双臂分别放于身体两侧,掌心向上,做握拳、伸指运动,重复 10～20 次。再将掌心向下,做腕、踝关节的协同伸屈,重复 10～20 次。最后,双臂放于体侧,掌心向下,吸气,双臂旋后,再掌心向上,呼气,双臂旋前,如此反复,重复 6～8 次。在术后第 2 周增加髋关节与膝关节的运动,但动作要轻,幅度不能大,要避免引起明显疼痛。从术后第 3 周开始要逐渐增大主动运动幅度。术后第 2 个月,有内固定的患者可以做双小腿下垂的坐姿练习。如果坐在床上小腿不能下垂,就会使患肢外展、外旋。因此,小腿不能下垂的患者不适宜做此运动。从术后第 3～4 个月起,逐步增加下肢内收、外展等的主动运动,方法为取健侧卧位,两下肢伸直,反复做患肢的外展运动,并达最大限度,重复 20～30 次,并开始股四头肌的抗阻抗练习,如在脚上放置沙袋或其他重物进行练习。

八、预防与调护

1. 牵引时应注意以下几点:①牵引重量早期必须足够,随时观察调整,维持牵引量可减轻;②牵引时间根据骨折愈合情况而定,太短则有可能再次发生髋内翻畸形,牵引期应练习股四头肌舒缩活动,但屈膝活动不宜过早;③牵引期要保持患肢外展位,注意患肢与躯干轴线及骨盆关系,躯干向健侧倾斜,可使患肢外展角减少或消失,甚至呈内收位,髋内翻势必出现;④牵引卧床时间较长,易出现压疮等并发症,须加强护理工作。

2. 对于无移位或轻度移位的稳定骨折,将患肢置于垫枕上,行皮肤牵引,重量 3～5kg,使患肢外展中立位上牵引 4～6 周。

3. 对于移位性骨折,置于勃朗氏架或垫枕上骨牵引,重量 6～8kg,1 周后床边摄片复查,骨折复位满意,则维持外展中立位,牵引重量减为 5kg,持续牵引 6～8 周。

4. 骨折后患者由于疼痛和体质虚弱,常不敢活动身体,易引起压疮,因此臀部要垫气圈,或用泡沫垫、海绵垫,有条件可用充气床。鼓励患者咳嗽时尽量把痰咳出,每日 2～3 次扶起患者半卧位,嘱深呼吸,轻拍患者背部。

5.治疗后还应坚持进行患肢的功能锻炼,出院 3 个月后应复查。

第三节 股骨干骨折

股骨干骨折是指股骨大、小转子下 2～3 厘米至股骨髁上 2～3 厘米处的骨折。此骨折多见于青壮年及 10 岁以下的儿童。

一、解剖特点

股骨是人体中最长的管状骨。骨干由骨皮质构成,表面光滑,后方有一股骨粗线,是骨折切开复位对位的标志。股骨干呈轻度向前外侧突的弧形弯曲,其髓腔略呈圆形,上中 1/3 的内径大体一致,以中上 1/3 交界处最窄。

股骨干为三维肌肉所包围,其中伸肌群最大,由股神经支配;屈肌群次之,由坐骨神经支配;内收肌群最小,由闭孔神经支配。由于大腿的肌肉发达,股骨干直径相对较小,故除不完全性骨折外,骨折后多有错位及重叠。

股骨干周围的外展肌群,与其他肌群相比其肌力稍弱,外展肌群位于臀部,附着在大粗隆上,由于内收肌的作用,骨折远端常有向内收移位的倾向,已对位的骨折,常有向外弓的倾向,这种移位和成角倾向,在骨折治疗中应注意纠正和防止。否则内固定的髓内钉、钢板,可以被折弯曲、折断,螺丝钉可以被拔出。

股动、静脉在股骨上中 1/3 骨折时,由于有肌肉相隔不易被损伤。而在其下 1/3 骨折时,由于血管位于骨折的后方,而且骨折断端常向后成角,故易刺伤该处的动、静脉。

股骨大转子、股骨外髁、髌骨和膝关节间隙是股骨主要的体表标志。股骨外侧最主要的软组织结构是阔筋膜、髂胫束和股外侧肌,它们共同作用形成张力带。根据手术进路的选择,股外侧肌常向腹侧回缩而远离股骨粗隆线或它可被轻柔提起形成微创内固定技术所谓的"通道"。骨盆和胫骨的额外骨性标志对评估肢体成角、旋转和长度很重要。粉碎性骨折时,健肢也应铺巾,以便手术中进行比较。

二、骨折分类与类型

1. 股骨干骨折的分类多采用瑞士内固定学会(AO/ASIF)制定的分类　可分为 A、B、C 三大类:即 32A、32B、32C,每类又分为 1、2、3 三个亚型,共 9 型 27 个亚型。A 型为简单骨折:A1 为螺旋形;A2 为斜形,骨折线与股骨轴线的垂线的夹角≥30°;A3 为横形骨折,骨折线与股骨轴线的垂线的夹角<30°。B 型为楔形或蝶形骨折:B1 为楔形或螺旋楔形骨折,复位后楔形骨块将和近端及远端骨块保持接触;B2 为弯曲楔形,复位后骨块将和近端及远端骨块保持接触;B3 为粉碎楔形骨折,具有若干楔形的中间骨块,复位后主要骨块间保持部分接触。C 型为复杂骨折:C1 为螺旋粉碎骨折,有 2 个以上螺旋形中间骨块,复位时近端骨块和远端骨块没有接触;C2 为多段粉碎型,有一个中间节段骨块;C3 为无规律的严重粉碎性骨折,有 2 个或 3 个中间骨块。这种分类方法有助于制订治疗方案、选择固定方法、评价骨折预后等。

2. 根据骨折的形状可分类　①横形骨折:大多数由直接暴力引起,骨折线为横行。②斜形骨折:多由间接暴力所引起,骨折线呈斜行。③螺旋形骨折:多由强大的旋转暴力所致,骨折线呈螺旋状。④粉碎性骨折:骨折片在 3 块以上者(包括蝶形的),如砸、压伤等。⑤青枝骨折:断端没有完全断离,多见于儿童。因骨膜厚,骨质韧性较大,伤时未全断。

3. 按骨折部位分类　①上 1/3 骨折:骨折发生在股骨干上段,骨折近段因髂腰肌、臀中肌、臀小肌牵拉而屈曲、外展外旋,远段受内收肌牵拉而向后、向内上移位,易发生向前外侧成角。②中 1/3 骨折:骨折发生在股骨干中部,其移位多因暴力方向而异,骨折远端多向外成角和向内后移位。③下 1/3 骨折:骨折发生在骨干下段,骨折远端多向后移位。

4.最为广泛适用的分型是基于骨块数量和皮质接触的Win-quist-Hansen分型　①0型:无粉碎,简单的横形或者斜形骨折。②Ⅰ型:无粉碎或轻度粉碎的小蝶形骨块。③Ⅱ型:蝶形骨块,两个主要骨折端完整,皮质接触>50%。④Ⅲ型:蝶形骨块,两个主要骨折端粉碎,皮质接触<50%。⑤Ⅳ型:节段性粉碎骨折,皮质无接触。

三、病因

股骨干骨折多由强大暴力所造成。主要是直接外力,如汽车撞击、重物砸压、碾压或火器伤等,骨折多为粉碎、蝶形或近似横形,故骨折断端移位明显,软组织损伤也较严重。因间接外力致伤者如高处坠落,机器绞伤所发生的骨折多为斜形或螺旋形,旋转性暴力所引起骨折多见于儿童,可发生斜形、螺旋形或青枝骨折。骨折发生的部位以股骨干中下1/3交界处为最多,上1/3或下1/3次之。骨折端因受暴力作用的方向,肌群的收缩,下肢本身重力的牵拉和不适当的搬运与手法整复,可能发生各种不同的移位。

股骨上1/3骨折后,近折段受髂腰肌、臀中肌、臀小肌和髋关节外旋诸肌的牵拉而屈曲、外旋和外展,而远近段则受内收肌的牵拉而向上、向后、向内移位,导致向外成角和缩短畸形。股骨中1/3骨折后,其畸形主要是按暴力的撞击方向而成角,远折段又因受内收肌的牵拉而向外成角。股骨下1/3骨折段受腓肠肌的牵拉而向后倾倒,远侧骨折端可压迫或刺激腘动脉、腘静脉和坐骨神经。

四、诊断

(一)症状与体征

股骨干骨折多由严重的暴力引起,骨折后出现局部剧烈疼痛、肿胀、畸形及肢体活动受限,结合 X 线检查,诊断多不困难。对于清醒的患者,疼痛和畸形通常很明显,在早期外科医师会注意到软组织肿胀。对于意识不清的患者,股骨骨折也会出现局部畸形和肿胀。这些发现通常比较明显,但是对于所有意识不清的患者必须考虑股骨干骨折的可能性,尤其对于车祸伤或者高处坠落伤。对于所有意识不清患者按照常规进行系统检查,应仔细检查股骨。由于其受伤机制及局部解剖特点,在诊断时要进行全面的考虑。

由于股骨干周围有丰富的肌肉,在其后侧有股深动脉穿支通过,骨折后会大量出血,最多可达 2000ml,检查时肿胀可能会不明显,这样会使医师对失血量估计不足,加之骨折的剧痛,容易出现休克。对于股骨干骨折患者在急诊室应进行血压、脉搏检测,并常规进行输液处理,血压稳定后方可进行手术或住院治疗。

骨折常由高能暴力引起尤其是交通事故伤,在检查股骨干骨折的同时,应注意身体其他部位是否合并有损伤。首先排除头颅、胸、腹可危及生命的重要内脏器官的损伤,然后排除其他肢体的损伤。诊断股骨干骨折的 X 线片需包括髋关节及膝关节。股骨干骨折常合并其他损伤,据统计合并其他部位损伤的病例可达到全部病例的 5%～15%,合并伤包括全身多系统创伤、脊柱骨盆及同侧肢体损伤。文献中报道,股骨干骨折合并股骨颈骨折漏诊率可高达 30%,闭合股骨干骨折同侧膝关节韧带及半月板损伤的概率高达 50%。

股骨干骨折后,局部形成血肿,髓腔开放,周围静脉破裂。在搬运过程中不能很好制动,髓内脂肪很容易进入破裂的静脉,因而股骨干骨折后出现脂肪栓塞综合征的可能性很大。在骨折的早期,要进行血气监测,血氧分压进行性下降应高度警惕脂肪栓塞综合征的发生。股骨干骨折的患者,血气分析应作为常规的检测指标。

合并神经血管损伤并不多见,但应认真仔细地对末梢的血供、感觉、运动进行检查,并做详细记录。在极少数病例中,股骨干骨折后当时足背动脉搏动好,但在24小时内搏动减弱至消失,手术探查发现由于血管内膜损伤,形成动脉血栓。

(二)辅助检查

股骨干骨折的辅助检查方法主要是X线检查(图5-6,图5-7)。对于严重的病例,X线检查早期可发现骨折的损伤情况;而轻度的骨折,或特殊类型的骨折(如应力型骨折),X线检查可有以下表现:早期X线无异常征象,在2~4周可见骨膜反应和(或)骨痂生成,呈平行状或丘状,增生骨膜和(或)骨痂与骨皮质间可见平行状的低密度间隙,少数在增生骨膜和(或)骨痂的中间平面最隆起处可见横行致密带和(或)横行的锯齿状骨折线,随着时间的推移,增生骨膜完全演变成骨痂,密度逐渐增高,与皮质间低密度间隙消失,上下两端与骨皮质相移行,至完全修复时密度等同于骨皮质,X线片上表现为局限骨皮质增厚。股骨干骨折如并发急性骨折,在骨折处的近段边缘可见增生骨膜和(或)骨痂亦随之发生断裂,结合病史、症状等可与陈旧性骨折相鉴别。

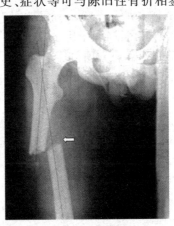

图5-6 股骨干骨折的X线检查(1)

X线平片示右股骨中段横形
骨折,断端错位(↑)。

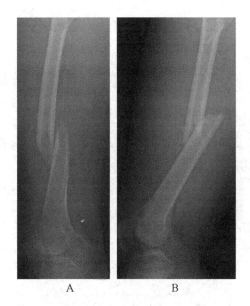

图 5-7 股骨干骨折的 X 线检查(2)

A. 骨折断端错位;B. 骨折断端成角、重叠。

(三)鉴别诊断

股骨干骨折需要同股骨周围肌肉软组织损伤相鉴别,股骨干上段骨折应同股骨粗隆间骨折相鉴别。

1. 骨干周围肌肉软组织损伤 主要表现为肌肉牵拉伤、扭伤、撕裂伤等,损伤肌肉局部肿胀压痛,抗阻力试验阳性,下肢活动稍受限,无纵轴叩击痛,无骨擦音或大腿部的异常活动。

2. 骨粗隆间骨折 本型骨折部位位于股骨大、小转子之间,易于鉴别。在股骨干骨折中,疲劳性股骨干骨折容易误诊,误诊的原因可能和此类骨折较少见有关;其次是疲劳性股骨干骨折发生的部位恰好是骨肉瘤好发的部位,X 线表现上有相似之处,故容易造成误诊。

五、并发症

1. 髓内钉手术中至关紧要的是股骨大转子的髓内钉进钉点，特别是股骨近端或转子下骨折。需详细了解不同类型髓内钉使用方法。术中应特别注意骨片旋转移位，这是骨折错位或畸形愈合最常见的原因。

2. 接骨板内固定术中，最应引起重视的是解剖复位时骨片游离失活。只有简单骨折方可解剖复位坚强内固定。严重粉碎骨折需用长接骨板桥式固定，使骨折部位不受干扰。股骨转子下骨折的治疗难题是接骨板疲劳，尤其是在无内侧骨皮质支撑时。植骨可在内固定失败之前使骨折愈合。

3. 股骨干骨折用 Schanz 螺钉复位相当困难，而采用组合式三套管技术或套管对套管连接持骨钳很容易达到骨折复位，即使是术后也易于调整。如多发性损伤，作为临时性固定装置，钉道不应妨碍以后的手术，也不应影响股外侧肌。螺钉应从股骨外侧肌间隔平面自后向前打入股骨干。

4. 由于骨折时遭受到强大暴力侵害，股骨干骨折常伴有全身多处损伤，或伴有躯体重要脏器的损伤。就股骨干骨折本身而言，由于股骨干内侧有重要的神经血管走行，骨折发生时或者伤后不恰当地搬运，尖锐的骨折端刺破血管形成大出血，加上骨折本身的出血，成人的内出血量可达到 500～1500ml，严重时出现失血性休克。股骨下 1/3 骨折，骨折段受腓肠肌的牵拉而向后倾倒，远侧骨折端可压迫或刺激腘动脉、腘静脉和坐骨神经。血管的损伤可能造成肢体远端的血供障碍，甚至肢体坏死。坐骨神经的损伤表现为足下垂、足趾伸屈无力和足部感觉障碍等典型症状体征。

5. 此外，还可并发感染和骨不连等。

六、西医治疗

(一)非手术治疗

1. 药物治疗　对开放性骨折出血过多或休克者,应用敏感抗生素及液体支持疗法,输入成分血或全血。择期手术治疗,术前30 分钟预防性应用抗生素,术后一般应用 3 日。合并其他内科疾病应给予对症药物治疗。

2. 物理治疗　将已溶解的石蜡倒入铺胶布的盘巾,其厚度为2～3 厘米,待表层石蜡冷却凝结之后,连同胶布一起取出放在治疗部位上。每次 30 分钟,每日 1 次。泥疗可用局部泥敷法,每次30 分钟,每日 1 次。两者均 20 次为 1 个疗程。

3. 持续牵引　根据不同年龄可采用垂直悬吊皮牵引、平衡持续牵引和固定持续牵引。①垂直悬吊皮牵引:适用于 3 岁以下的儿童股骨干骨折。这种方法简易有效,3～4 周后骨折愈合。②平衡持续牵引:可用皮牵引或骨牵引,以便患者的身体及各关节在床上进行功能活动。皮牵引适于 12 岁以下小儿。12 岁以上青少年和儿童则适于做骨牵引。持续 4～6 周,改用单侧髋“人”字石膏或局部石膏装具固定至 8～12 周,直至骨折完全愈合。③固定持续牵引:开始牵引时重量要大,一般为体重的 1/7～1/8,手法整复争取在 1 周内完成,随后减轻牵引重量,以维持固定。要避免过牵,以免影响骨折愈合。

(二)手术治疗

1. 闭合髓内针内固定　适用于股骨上及中 1/3 的横、短斜形骨折,有蝶形骨折片或轻度粉碎性骨折及多发骨折。术前先行骨牵引,重量为体重的 1/6,以维持骨折的力线及长度,根据患者全身情况,在伤后 3～10 日手术。在大转子顶向上做短纵向切口,长 3～4 厘米,显露大转子顶部。在大转子顶内侧凹陷的外缘,在X 线电视监视下插入导针,进入骨髓腔达骨折线处。复位后,沿导针打入髓内针通过骨折线进入远折端。

2. 切开复位　加压钢板内固定：适用于股骨干上、中、下 1/3 段横形、短斜形骨折。手术在平卧位进行，大腿外侧切口，在外侧肌间隔前显露股骨干外侧面，推开骨膜后，钢板置于股骨干外侧。

3. 角翼接骨板内固定　适用于对髓内针不能牢固固定的股骨下 1/3 骨折。同切开复位加压钢板内固定，此接骨板有角翼，可同时在两个平面进行固定，此钢板应置于股骨干的外侧及前外侧。

4. 带锁髓内针内固定　适用于几乎所有类型的股骨干骨折，尤其适用于股骨中下 1/3 骨折及各段粉碎性骨折。术前实施骨牵引 1 周，患者平卧或侧卧位，在牵引及 G 形或 C 形臂 X 线机监视下进行，手法复位后从大转子内侧插入导针，胫骨折部达骨髓腔远端。借助瞄准器于大转子下向小转子方向经髓内针近侧横孔穿入 1～2 枚螺丝钉，锁住髓内钉。在髁上横孔经髓内针穿入 1～2 枚螺丝钉锁住远端。术后即可在床上活动，依据骨折类型，4～5 日可适当扶拐下地活动。

七、中医治疗

（一）汤剂疗法

1. 骨折早期　伤后 2 周内，外伤后经络受损，血溢脉外，瘀于浅筋膜，阻塞气血，气滞血瘀，局部压痛，舌质淡，苔薄白，脉弦。治宜活血化瘀，消肿止痛。方用：当归 12g，赤芍 12g，桃仁 9g，红花 6g，黄柏 9g，乳香 4.5g，防风 9g，木通 9g，甘草 6g。水煎分 2 次服，每日 1 剂。

2. 骨折中期　伤后 3～4 周，仍有瘀凝气滞，肿痛尚未尽除，断骨已正，骨折未愈，伤处疼痛拒按，按则加剧，功能活动障碍，舌红或有瘀点，苔白，脉弦。治宜和营生新，接骨续筋。方用：当归 9g，生地黄 9g，桑枝 9g，益母草 9g，丹参 9g，牛膝 9g，煅自然铜 12g，落得打 12g，骨碎补 12g，炙甘草 3g。水煎分 2 次服，每日 1 剂。

3. 骨折后期　伤后4周以上,断骨未坚,筋脉疲软,可出现头晕耳鸣,腰膝酸软,两目干涩,视物模糊,五心烦热,遗精盗汗,舌红苔薄,脉细数。治宜补益肝肾,强壮筋骨。方用:当归12g,白芍12g,续断12g,骨碎补12g,威灵仙12g,川木瓜12g,天花粉12g,黄芪15g,熟地黄15g,煅自然铜9g,土鳖虫9g。水煎分2次服,每日1剂。

(二)中成药疗法

1. 治伤消瘀丸　口服,每次5～12粒。适用于骨骼与关节损伤和瘀肿疼痛的治疗。

2. 治伤跌打丸　口服,每次1丸,每日2次;10－15岁1次1/2丸,10岁以下酌减。

3. 红花跌打丸　口服,每次1丸,每日1次;外用,以白酒化开后搽患处。

4. 红药片(贴膏)　片剂,口服,每次2片,每日2次;橡皮膏剂,每次1张,贴于患处。

5. 驳骨水　用药棉蘸取药水搽患处,每日3～4次。骨折、脱臼复位后,再将药棉浸药水敷患处。

(三)正骨疗法

1. 手法复位　小儿青枝骨折及无移位的稳定性骨折无须复位。有移位的骨折整复比较困难,对抗和消除大腿肌肉收缩所造成的重叠及成角移位是施行手法的关键。整复时应在适当的麻醉下进行,使大腿肌肉松弛以利于整复。

(1)拔伸法:患者仰卧位,一助手站立在患肢外侧,双手环抱住大腿上部骨折断端以上的部位;另一助手双手环握住膝下,用力对抗拔伸牵引,以矫正骨折端的重叠畸形,侧向移位医者用手按捏平正。

(2)反折法:对于拔伸难于矫正,重叠畸形严重者,采用反折法进行矫正。患者仰卧位,一助手站于患肢外侧,双手环抱大腿上部;另一助手握住膝部,再一助手环抱小腿下部,用力对抗拔伸牵引,医者站于患侧双手拇指用力按压骨折突出端,余指提托骨折凹陷端,使重叠成角加大,待骨折远、近端皮质接触后进行反折,以矫正重叠移位。

(3)提按端挤法:可按上、中、下部各段骨折采用相应的手法。①上1/3骨折:一助手用宽布置于伤肢腹股沟处,用力向上拔伸;另一助手双手环抱膝部,用力对抗牵引,并将伤肢外展、稍外旋,医者一手掌心按压骨折近端向外侧,另一手掌心托住远端后内侧,双手用力推挤,然后双拇指按压骨折近端,余指提托远端使骨折整复。②中1/3骨折,在两助手拔伸下将伤肢外展,医者双手拇指与余指对向捏住骨折远、近端的前外侧和后内侧,拇指用力向后方按压,余指同时对向推挤,然后医者双手掌心分别放在骨折近端前外侧和远端后内侧,用力相对夹挤使骨折接正。③下1/3骨折:在两助手拔伸下,医者双手掌心按压骨折近、远断端,同时用力相对推挤,矫正侧移位,然后患肢伸出床外,膝关节徐徐屈曲,医者双手拇指捏住骨折近端前面用力向后按压,余指将远端从后侧向前侧提托,矫正远端向后倾斜或成角。

(4)骨牵引复位:适用于成年人或较大儿童(8岁以上)。通过骨牵引逐渐矫正重叠移位后往往能自动得到良好的对位。若尚有侧移位时,可配合手法整复。

2. 固定 除儿童的稳定型骨折采用夹板固定或制动外,一般成年人骨折与儿童不稳定骨折尚须配合持续牵引力方能维持有效的固定。

(1)夹板固定:内侧板从腹股沟至股骨内髁,外侧板由股骨大转子至股骨外髁,前侧板由腹股沟至髌骨上缘,后侧板由臀上纹至腘窝上缘。纸垫位置:上1/3骨折放在近端的前侧、外侧;中1/3骨折放在近端的外侧和断端的前侧;下1/3骨折在近端的前侧。

(2)持续牵引:夹板固定后,应根据骨折类型、稳定程度及年龄不同采用不同的牵引方式。无移位、稳定型骨折,儿童、年老或体弱患者,宜用皮肤牵引;青、壮年或较大的儿童,宜用骨牵引。①悬吊皮牵法:适用于 3 岁以下患儿。牵引前可酌情运用镇静、镇痛药。下肢涂以安息香酊以保护皮肤并增加黏度,内外踝及膝内外侧用棉垫保护以预防压伤。双下肢内外两侧均贴整条宽胶布,远端中央剪一小圆孔,将连有牵引绳的分离板放置于小圆孔的黏合面,牵引绳从小圆孔穿出,绷带缠绕固定胶布。患肢的胶布可稍跨过骨折线以上。牵引重量以患儿臀部稍离床面为度,也可将牵引绳直接吊在横杠上。为了防止骨折向外成角,可使患儿面向健侧躺卧。牵引时间一般为 3～4 周。一旦骨折愈合,患儿会有扭转臀部、活动伤肢表现,摄片有中等量连续骨痂通过骨折线,即可拆除牵引,继续夹板固定 1～2 周。②水平皮牵法:适用于 4－8 岁患儿。用整条长胶布贴于患肢内外侧,绷带螺旋状缠绕固定。患肢放置于软枕上,牵引重量一般为 2～4kg。股骨上 1/3 骨折,患肢应轻度屈髋、外展、外旋;中 1/3 骨折应外展 20°～30°;下 1/3 骨折,应屈膝 30°以使膝后关节囊及腓肠肌松弛,减少骨折远端向后移位倾向。牵引时间为 4～6 周。为了避免皮牵运用不当造成的皮炎、皮肤压疮及神经损伤,关节骨隆突部一定要用棉垫保护,悬吊牵引更须注意;包缠的绷带不宜过松过紧。皮牵两端出现痒痛,应局部拆除少许绷带检查,如局部潮红、起疱或有创面,可外涂 2% 甲紫溶液或抗生素软膏,无菌敷料包扎后继续牵引。后期包缠绷带如松散,为了防止胶布滑脱,可用绷带重新包扎固定,适当减轻牵引重量后牵引,不必更换胶布。由于小儿自控力差,不易配合治疗,过早拆除牵引易造成骨折再度成角移位,拆除牵引后一定要继续夹板固定 1～2 周,直至骨折临床愈合。③持续骨牵引:适用于较大儿童(8 岁以上)和成年患者。持续骨牵引时的体位和牵引部位可根据骨折部位及类型而定,牵引时患肢位置基本与皮牵引相同。

　　小儿筋质柔软,肌力较弱,加之受伤时所受的暴力及骨折移位的程度相对较成人小,这使大部分小儿股骨干骨折早期采用牵引加小夹板固定成为简单有效的治疗方法。牵引加夹板固定的治疗作用机制是可促使骨折自动、缓慢复位,少数复位欠佳的患儿,通过调整牵引重量,可使手法复位变得容易、安全、更有效。临床上常根据以下因素选择牵引的方式及牵引重量:①患儿的年龄与肌肉发育情况;②病程的长短;③骨折重叠、成角畸形的程度;④骨折发生的具体部位;⑤是否需要附加手法整复。牵引加夹板固定促使骨折自动、缓慢复位,一般要求 1 周内在床边 X 线透视、摄片下完成,而后适当减轻牵引重量维持牵引。

(四)中药外敷

1. 取煅自然铜 50g,骨碎补 30g,龟甲、鳖甲各 20g,金毛狗脊、龙骨、牡蛎各 50g。共研细末,用黄酒调成糊状,敷在患处,每日 1 次,10 次为 1 个疗程。

2. 取桃仁 24g,黄连 24g,金耳环 24g,川红花 24g,栀子 30g,生地黄 30g,黄柏 30g,黄芩 30g,防风 30g,甘草 30g,蒲公英 30g,赤芍 30g,自然铜 30g,土鳖虫 30g,大黄 90g,骨碎补 90g,当归尾 60g,薄荷 60g,牡丹皮 60g,金银花 60g。共研细末,用白酒、蜜糖或凡士林调敷。适用于股骨干骨折后局部瘀、肿、灼热、疼痛明显者。

3. 取侧柏叶、大黄各 2 份,黄柏、薄荷、泽兰各等份,共研细末,用水酒各半调成糊状,加热外敷。

4. 取五加皮 15g,过山龙 15g,姜黄 15g,桑叶 15g,鹅不食草 15g,金锁匙草 20g。捣烂,加白酒 250g,外敷患部周围。每剂药可敷 24 小时,每 3 小时在药面上加滴白酒 10g。第 2 次敷药应间隔 12 小时,防止药物长时间刺激引起皮炎、溃烂。适用于股骨干骨折早期肿痛的外敷治疗。

5. 取樟脑、生地黄、红花各 30g,三七 10g,麝香、血竭各 6g,冰片 10g。加乙醇浸制成药酒,以药酒适量涂搽患处。适用于骨折初期。

(五)其他治疗

1. 温热敷

(1)取伸筋草、秦艽、钩藤、独活、红花、海桐皮、当归、没药、乳香各 9g。水煎后,趁热先熏蒸后淋洗患处,每次 20～40 分钟,每日 2 次。适用于骨折后期。

(2)取伸筋草、海桐皮、川椒、木瓜、红花、防风、丹参各 60g。混匀装袋放于圆形保温桶内,加水 6000ml 浸泡 30 分钟,加热至沸,约 20 分钟后,改用微火保温。取药液适量加醋 100ml,将 2 块50 厘米×30 厘米大小的棉垫浸湿后轮换敷于骨折部,温度保持在 50℃左右,稍凉即更换,每次 40 分钟,每日 1 次,10 次为 1 个疗程。

(3)取宽筋藤 30g,钩藤 30g,金银花藤 30g,王不留行 30g,刘寄奴 15g,防风 35g,荆芥 9g。水煎,趁热先熏蒸后淋洗患处,早晚各 1 次,每 2～3 日用 1 剂。

(4)取散血丹草 20g,大果 15g,接骨草 15g,鹅不食草 15g,两面针 15g,五指柑 15g,舒筋藤 15g,姜黄 15g。切碎,用纱布包裹好,用炒锅加热,再用白酒煮沸,拿药包外敷患部。每日 1 次,每次 20～40 分钟。具有舒筋活血,接骨续筋的功效。适用于股骨干骨折中后期患者。

2. 康复锻炼　整复固定后,如果骨折整复、固定都较理想,整复、固定后即可开始练习活动,应注意循序渐进。早期可练习踝关节、跖趾关节屈伸和股四头肌收缩。从第 2 周开始,用健足蹬床,以两手扶床练习抬臀,使身体离开床面,使髋、膝关节开始活动。从第 3 周开始,两手提吊杆,健足踩在床上支撑,收腹,抬臀,臀部完全离床,使身体、大腿与小腿成一平线,以加大髋、膝关节活动范围。经 X 线拍片或透视,骨折端无变化,可从第 4 周开始扶床架练习站立。解除牵引后,对上 1/3 骨折加用外展夹板,以防止远端内收成角,在床上活动 1 周即可扶双拐下地做患肢不负重的步行锻炼。当骨折端有连续性骨痂时,患肢可循序渐进地增加负重。经观察证实骨折端稳定,可改用单拐,1～2周后才可弃拐行走。

八、预防与调护

1. 骨折后,成年人需做骨牵引,老人及小儿一般做皮牵引。

2. 注意牵引力的方向应和股骨干纵轴成一直线,牵引绳上不能有任何外力作用,牵引锤不能垂地也不能靠在床架上,要悬空。患足勿蹬在床栏上,以保持有效牵引。

3. 定期测量下肢的长度和力线,以免造成过度牵引和骨端旋转。

4. 牵引的重量应根据病情需要调节,不可随意增减。重量过小,不利于骨折复位或畸形矫正;重量过大,可导致过度牵引,造成骨折不愈合。

5. 因长期卧床,骶尾部受压而发生压疮。应在受压部位垫以气圈或棉垫,定时按摩受压部位皮肤。保持床铺干燥、清洁。

6. 任何治疗方法均无法取代功能锻炼。成人股骨干骨折的功能锻炼在治疗、康复过程中相当重要,早期锻炼能促进肿胀消退,中后期锻炼能有效防止或减轻肌肉萎缩及关节粘连僵硬程度,促进骨折愈合。成人及年龄较大小儿股骨干骨折在整复、固定、牵引后,即可进行股四头肌缩舒及踝趾关节锻炼;第2周可练习抬臀;第3周可进行双手提吊杠,健足踩在床上支撑,收腹、抬臀,使身体及大、小腿成一直线,加大髋、膝活动范围;第6周开始扶床架不负重站立。骨折临床愈合后可去除牵引,在夹板保护下逐渐扶拐行走。功能锻炼应在骨科医护人员指导下进行。

7. 鼓励患者多进一些高蛋白、高热能,高维生素饮食,多食粗纤维食物,避免大便秘结。指导患者多食含钙量多的食物,如骨头汤、牛奶等,少吃甜食,以免出现腹胀。

第四节　髌骨骨折

髌骨骨折是较常见的损伤,以髌骨局部肿胀、疼痛、膝关节不能自主伸直,以皮下瘀斑及膝部皮肤擦伤为主要表现的骨折。髌骨骨折的发生年龄一般在 20－50 岁,男性多于女性,约为 2∶1。髌骨骨折由直接外力或间接外力损伤所致。若治疗不当会引起关节僵硬或创伤性关节炎,严重影响关节功能。

一、解剖特点

髌骨是股四头肌肌腱中形成的一块籽骨,也是全身最大的籽骨,呈扁栗状,位于皮下,容易摸到。该骨上宽为底,尖向下,前面粗糙,后面光滑;能上、下、左、右移动,对膝关节起保护作用;髌骨后面光滑覆有软骨与股骨髌面相接,前面粗糙,有股四头肌肌腱通过。

髌骨与股骨相关节,参与组成膝关节。它集中股四头肌各方向的牵引力,再通过髌韧带止于胫骨结节,有效地完成股四头肌的伸膝动作。

髌骨主要作用:传导并增强股四头肌的作用;协助维持膝关节的稳定,保护膝关节,并在膝关节伸直过程中起滑车作用。

髌骨生物学特点表现:髌骨伸膝装置的中间结构,能够把股四头肌产生的拉力传向髌腱;髌骨增加对膝关节屈伸轴点的杠杆力臂,使股四头肌的力矩增大。髌骨位置表浅,外力直接打击可造成粉碎性骨折;间接暴力而引起横形骨折。在髌骨骨折时,受股四头肌的牵拉,骨折端容易产生移位。髌骨骨折属关节内骨折。

二、骨折分类与类型

1. **按骨折的移位程度分类**　可分为无移位骨折和分离型骨

折。分离型骨折为股四头肌强力收缩的间接外力所引起。

2. 按骨折的形态分类　可分为横断形、粉碎性和纵向骨折,以横断形为多见,粉碎性次之,纵向骨折少见。横断形骨折为股四头肌收缩的间接外力所致;粉碎性骨折为髌骨直接遭硬物磕碰所致;纵向骨折多发于髌骨的外侧部,亦为直接外力引起。因髌骨关节面有一纵向中间嵴,而两侧较薄弱,外侧尤著,若膝关节于最大屈位时跌倒,则髌骨嵴朝向髁窝而横架于髁间窝上,而靠髌骨的内、外两侧缘支撑。若遭硬物磕碰,将首先引起薄弱的外侧缘骨折。

3. 按骨折的部位分类　可分为髌骨体部骨折和上、下极部骨折,以体部骨折最多见,下极部骨折次之,上极部骨折罕见。

4. 按骨折后时间分类　可分为新鲜性骨折和陈旧性骨折。以骨折超过 3 周为陈旧性骨折。

三、病因

髌骨骨折为直接暴力和间接暴力所致。

1. 直接暴力　多因外力直接打击在髌骨上,如撞伤、踢伤等,骨折多为粉碎性,其髌前腱膜及髌两侧腱膜和关节囊多保持完好,亦可为横断形骨折。

2. 间接暴力　多由于股四头肌猛力收缩,所形成的牵拉性损伤,如突然滑倒时,膝关节半屈曲位,股四头肌骤然收缩,牵引髌骨向上,髌韧带固定髌骨下部,而造成髌骨骨折。间接暴力为横形骨折,移位大,髌前筋膜及两侧扩张部撕裂严重。在治疗中应尽量使髌骨后面是完整的关节面,其内外侧分别与股骨内外髁前面形成关节面恢复平整,减少髌股关节炎的发生。

四、诊断

(一)症状与体征

髌骨骨折的常见症状有:皮下血肿、髌骨疼痛、膝关节肿胀积血、髌下疼痛、膝关节疼痛。

髌骨骨折后常发生膝关节肿胀积血,髌前可见皮肤擦伤及皮下血肿,压痛明显,有移位的骨折可触及骨折间隙。被动活动时膝关节剧痛,有时可感觉到骨擦感。

　　横形骨折最为常见,占所有髌骨骨折的 50%～80%,大多发生于中 1/3 或下极;粉碎性骨折占 30%～35%;纵向骨折及骨软骨骨折最少见,占 12%～17%。纵向骨折常因直接暴力作用于髌骨的一侧关节面而引起。骨软骨骨折通常发生于青少年,并且常在创伤性髌骨脱位或半脱位时合并发生。

　　(二)辅助检查

　　1. X 线摄片　髌骨正侧位 X 线可确诊(图 5-8)。摄 X 线片时应采用膝关节侧位及斜位,而不用前后位。侧位虽然对判断横断骨折及折块分离最为有用,但不能了解有无纵向骨折及粉碎性骨折的情况。斜位可常规采用外旋 45°位,以避免与股骨髁重叠;既可显示其全貌,更有利于诊断外侧的纵向骨折。如怀疑内侧有损伤时,则可取内旋 45°位。如临床高度怀疑有髌骨骨折而正位及侧位 X 线片均未显示时,可再摄髌骨切位 X 线片。

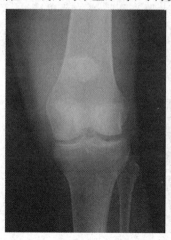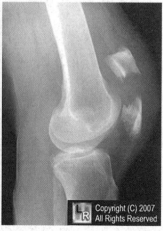

图 5-8　髌骨骨折的正侧位 X 线检查

2. CT 检查　为常用检查方式,可清晰地显示骨组织结构及其轮廓,对于骨折没有明显移位的不完全骨折,CT 检查效果好于 X 线检查。

3. MRI 检查　可发现膝关节软骨损伤,股四头肌腱、支持带及髌韧带损伤。

4. 膝关节镜检查　可发现髌骨骨折是否合并入交叉韧带、半月板损伤,确认髌骨骨折是否存在合并伤,避免漏诊。

(三)鉴别诊断

1. 化脓性关节炎　主要症状为关节红、肿、热、痛,关节压痛明显,活动受限。多数患者起病急骤,有畏寒、发热、乏力、纳差等全身中毒症状。多数化脓性关节炎患者能找到原发感染病灶,如肺炎、尿道炎、输卵管炎、疖等。

2. 膝关节韧带损伤　与髌骨骨折类似,膝关节韧带损伤常有外伤病史,表现为膝关节肿胀、压痛、积血及膝关节活动障碍。体查侧方应力试验、抽屉试验常呈阳性,可进行 X 线检查、MRI 检查予以鉴别。

3. 膝关节半月板损伤　常表现为伤后膝关节疼痛,不能伸直,并迅速出现肿胀,有时膝关节内积血;慢性阶段患者常有关节交锁,过伸试验、过屈试验、半月板旋转挤压试验常呈阳性,可进行 MRI、膝关节镜检查予以鉴别。

五、并发症

1. 创伤性髌股关节炎　常由于原发损伤重或关节面复位后不平整所致。表现为膝关节疼痛,X 线片显示关节间隙变窄,关节周围骨密度高,对症状轻的患者可进行理疗和非甾体类抗炎镇痛药治疗;对于年轻顽固的疼痛,可行胫骨结节手术。

2. 髌骨再骨折　发生率为 1%～5%,由于在骨折愈合后短期内,股四头肌控制膝关节稳定作用尚未完全恢复,加之髌骨内固定不够牢固,膝关节制动时间不足,当患者锻炼或行走时,在未充分保护的情况下,患膝突然打软,股四头肌猛力收缩,造成再骨折。若骨折后骨块分离大髌腱膜撕裂,仍需切开复位内固定。

3. 髌骨骨折延迟愈合或不愈合 髌骨骨折不愈合发生率低,对无症状或症状轻微的患者采用非手术治疗,虽然骨折不愈合,但是患膝功能尚可;对骨折明显症状的患者采用手术治疗。根据具体情况选择手术方式,术后大部分患者功能明显改善。

4. 晚期并发症 主要表现为髌股关节疼痛、骨性关节炎症状。

六、西医治疗

临床治疗髌骨骨折的方法,主要分为非手术和手术治疗两大类。不论何种治疗方法,髌骨骨折后应尽量恢复关节面的平整,因为髌骨与股骨内外髁的前方形成髌股关节,这样可以减少创伤性髌股关节炎的发生,防止膝关节屈曲挛缩等。但各种方法均存在一定的缺点,如果处理不当可造成骨折不愈合、关节炎粘连、创伤性关节炎、骨感染等并发症,因此在髌骨骨折的治疗过程中需将医者的专业技能、临床经验同患者的主观意愿有机地结合起来,只有这样才可为髌骨骨折治疗拟订最佳的治疗方案。

(一)非手术治疗

非手术治疗适用于Ⅰ型髌骨骨折。该类型骨折由于无移位或移位不明显、髌骨关节面移位<2毫米,或虽有移位,但骨折位于髌骨下极未涉及关节面,经过早期功能锻炼,并不一定会发生创伤性关节炎,如经典的手法复位长腿石膏托外固定疗法,既减轻了对患者的再次创伤,也使膝关节结构的破坏降到最低。但长期的石膏外固定容易造成皮肤受压破损,且使膝关节僵硬,导致后期关节屈伸活动度明显下降,膝关节功能的丢失。

物理治疗:用红外线照射膝部骨折处,照射距离为30～40厘米,以患者有舒适热感,皮肤出现桃红色均匀红斑为佳。每次照射15～20分钟,每日1次,10次为1个疗程。

(二)手术治疗

手术治疗适用于Ⅱ型、Ⅲ型髌骨骨折。此二型骨折影响到髌骨的关节面,日后创伤性关节炎的风险极大,手术治疗较非手术治疗疗效显著。钢丝、钛缆环扎内固定,张力带内固定,镍钛聚髌器内固定,Cable-Pin内固定系统,髌骨复位固定器,髌骨外固定与关节镜的结合使用。

无论是非手术治疗还是手术内固定,术后早期的功能锻炼极为重要,不但可以防止股四头肌的失用性萎缩,而且还可减少术后关节僵直、创伤性关节炎等常见并发症的发生。综上所述,在确保关节功能的基础上,合理的手术方法加上术后尽早合理的功能锻炼,才能使患肢功能得到最大的康复。

七、中医治疗

(一)汤剂疗法

1. 早期　初期多瘀肿严重。治宜活血祛瘀,消肿止痛。方用活血止痛安神汤加减:落得打、当归尾、炒酸枣仁、白芍、茯神、生地黄各15g,土鳖虫10g,乳香、没药、参三七、甘草各6g。水煎2次后合并药汁,分早、中、晚内服,每日1剂。

2. 中期　骨折整复固定后2周肿胀基本消退。治宜接骨生新。方用续骨活血汤加减:川续断20g,落得打、骨碎补、白芍、煅自然铜、当归、生地黄各15g,土鳖虫10g,乳香、没药各6g。水煎2次后合并药汁,分早、中、晚内服,每日1剂。

3. 后期　骨折1个月后肿痛完全消失。治宜舒筋活络,通利关节。方用肢伤二方加减:当归、赤芍、五加皮、路路通、骨碎补各15g,川续断20g,威灵仙、生薏仁、桑寄生各30g。水煎2次后合并药汁,分早、中、晚内服,每日1剂。

(二)中成药疗法

1. 舒筋活血定痛散　每次6g,每日2次,温黄酒或温开水送服。

2. 接骨丸　每次 1 丸,每日 2 次,空腹黄酒送服。

3. 痛肿灵　搽患处,重症用药棉或纱布蘸药液敷患处。

4. 筋骨宁搽剂　先用热毛巾擦净患处,将药液涂于患处,用手反复揉擦至干。如此反复 3～4 次,用热毛巾温敷,每日 2～4 次。

(三)正骨疗法

1. 手法整复　患者下肢置于伸直位(170°),医者用双手拇指与示指、中指分别拿住髌骨的上下边缘,用力推挤,使分离的两断端合拢,对位(以近端凑远端)。若对位后断面有轻度向前成角畸形(如拱桥状),可在维持固定的条件下,用按压法使成角矫正;若局部肿胀严重,两断端分离,移位较大(在 2.5 厘米以上),一次复位不能成功时,应采用消肿与手法整复并用,分期复位,随肿胀逐渐消退,分 2～3 次复位,每次间隔 2～3 日。

2. 固定　手法整复后,助手紧紧固定髌骨上、下边缘,医者在局部包上纱布,用绷带缠绕 2 层后,在紧靠髌骨(外缘)上、下极边缘处各放置中号半月形夹板 1 块,继用 4 块小号半月形夹板,分别沿髌骨外缘放置在髌骨的内上、内下、外上、外下方,再将 4 块中号半月形夹板放置在髌骨的上、下、内、外边缘,紧紧压住先放置的 6 块半月形夹板形成套叠式。助手固定好夹板,防止滑脱移动,医者用绷带缠绕 1～2 层后,同时髌骨上、下边缘包扎时将绷带反折,使压力加大,以便更好地发挥夹板的作用。再将 2 块大号半月形夹板,紧紧压住髌骨内外侧的中号半月形夹板,将托板放置于膝关节后侧,压垫放置于髌骨前方,仍按上述方法包扎,最后用 2 根布带分别扎在髌骨上、下边缘,固定膝关节于伸直位。

(四)经穴治疗

1. 体针

取穴:血海、伏兔、阳陵泉、足三里。

治法:用毫针,中等刺激穴位,留针 15～20 分钟,可配合温针灸。

2. 推拿按摩　对骨折移位者,应用整骨手法以复位,将患膝伸直或使用微屈成 160°～170°,医者用两手拇指及中指挤骨折远、近两段,分别做上下对向推挤,使移位的骨片靠拢。对骨折愈后,有关节僵硬者,应用推拿手法以滑利关节,先用拇指按揉伏兔、血海、内、外膝眼,阳陵泉,阴陵泉等穴位,继用掌按法使髌骨与其下的股骨髁做小幅度的摩擦,接着拿揉股四头肌委中穴,然后使膝关节做小幅度的屈伸活动,最后搓擦膝关节。

3. 中药外敷

(1)取羌活 60g,赤芍 60g,乳香 30g,没药 30g,三七 30g,五加皮 90g,白芷 60g,续断 60g,透骨草 150g。共研细末调敷患处,每次 5h。每日 1 次,10 次为 1 个疗程。适用于骨折早期。

(2)取粉赤芍 50g,全当归 50g,生地黄 50g,赤小豆 50g,姜黄 50g,血竭 50g,炙土鳖虫 50g,白茄子 50g。研成细粉,用醋调或稍加凡士林备用。对髌骨骨折,先闭合复位,瘀血重者先行抽吸,然后用抱膝器固定,外敷药糊,肿胀消失后,可以停用。具有消肿止痛、活血化瘀的功效。适用于髌骨骨折的早期,伤处肿痛瘀斑严重的外敷治疗。

(3)取雪上一枝蒿粉 5～10g,冬青叶粉 10～20g,凡士林 10g。加白酒适量调和,加开水适量调成糊状,摊在纱布上贴敷在髌骨骨折局部,1～2 日换药 1 次。

(4)取黄连、黄柏各 60g,透骨草、穿山甲、芙蓉叶、天花粉、紫荆皮、菊花叶各 90g,骨碎补 40g,侧柏叶 150g,煅石膏 240g,楠香 180g。共研细末,蜜水各半调成糊状,摊在纱布上贴敷在髌骨骨折局部,1～2 日换药 1 次。

(五)饮食治疗

1. 鹅不食草、田基黄、小罗伞、半边旗、大罗伞各 6g,红花 5g,儿茶 10g,血竭 15g,当归 9g,生虾 50g,仔鸡(200～250g)1 只,米酒 500ml。鹅不食草、田基黄、小罗伞、半边旗、大罗伞、红花、儿茶、血竭、当归为末,生虾、仔鸡与上述中草药共捣烂,放入米酒中浸泡 1 小时,取汁约 300ml,分 2 天 6 次内服。并以药渣外敷患处,48 小时换药 1 次,连用 5～10 剂,即可见效。

2. 取牛筋 200g,续断 20g,黄芪 20g,鸡血藤 15g。洗净,切片,入锅煮汤食用。

(六)其他治疗

1. 温热敷

(1)取食用醋 500ml。加热至 60℃左右,温洗及湿敷患处。每日 1 次,3 次为 1 个疗程。

(2)取伸筋草、秦艽、钩藤、独活、桃仁、红花、补骨脂、当归各等量。水煎,淋洗骨折局部,每次 20～40 分钟,每日 2～3 次。适用于骨折后期。

(3)取伸筋草 9g,秦艽 9g,钩藤 9g,独活 9g,海桐皮 9g,当归 9g,乳香 9g,没药 9g,红花 6g。加水煎煮取汁 1500ml,不去渣,趁热先熏蒸后淋洗患处,每日早晚各 1 次,1 剂药用 1～2 日。具有温经通络、活血化瘀、通利关节的功效。适用于髌骨骨折固定后,膝关节功能恢复期者。

(4)取防己 10g,吴茱萸 9g,槟榔 6g,陈皮 6g,木瓜 6g,茯苓皮 15g,紫苏叶 9g,桔梗 9g,生姜 3g,海桐皮 6g。加水煎煮,趁热先熏蒸后淋洗患处,每日 2 次,1 剂药用 2～3 日,亦可内服。具有温阳利水、消肿舒筋的功效,适用于髌骨骨折后下肢及膝关节水肿、僵硬不舒的治疗。

(5)取温水适量与食醋混匀(水∶醋＝6∶4),再与铁末浸混拌匀,装入布袋,外裹棉垫,热熨患处,每次 10～30 分钟,每日 1 次,10 次为 1 个疗程。适用于骨折后期。

(6)取苏木、大力草、艾叶、伸筋草、鸡血藤各 30g,羌活、卷柏、川牛膝各 10g。加水煎至沸腾 30 分钟后,先趁热以厚毛巾覆盖伤肢熏之,待降低至合适的温度时再浸泡患部,每日 2～3 次。

2. 康复锻炼

(1)方法 1

①手术当天麻醉过后,要求患者活动足趾,用力、缓慢、尽可

能大范围地活动足趾,对促进循环、消退肿胀、防止深静脉血栓具有重要的意义。

②术后第 1 天,可尝试股四头肌收缩练习,并进行踝泵练习。

③术后第 2 天,患者可持拐下地行走,但只是去厕所及必要的日常活动。

④术后第 3 天,后抬腿练习,方式为俯卧位,后抬腿足尖距床5 厘米。

⑤术后 1、2、3 周,要继续练习踝泵及股四头肌力量。要特别注意 4 周内绝对不可以进行直抬腿练习。

⑥术后 4 周,根据情况由医师决定开始关节活动度练习,屈膝练习时在 0°～60°的范围,如关节内有明显的发热、发胀感,即刻冰敷 20 分钟左右。如平时有关节内明显的发热、发胀感,可再冰敷,每日 2～3 次。开始使用单拐,扶于健侧行走,如关节无明显不稳,室内行走可以脱拐。

⑦术后 5 周,屈膝关节练习达 60°。

⑧术后 6 周,屈膝关节练习可达 70°,睡眠时可不戴夹板,完全脱拐行走。

⑨术后 7 周,屈膝关节练习到 80°,可考虑去除夹板,但要以X 线的检查结果决定。

⑩术后 8 周,去除夹板,屈膝关节练习到 90°。

⑪术后 9 周,屈膝关节练习到 100°。要保证以最快的速度恢复正常的关节活动度。在功能恢复中,不能忽视肌肉力量、平衡能力、协调能力及日常生活能力的训练。

(2)方法 2

①髌骨骨折后如果关节肿胀明显、积液较多,应在严格无菌条件下抽出膝关节内的积血积液。用无菌敷料加压包扎,再用直夹板固定 4 周,抬高患肢卧床休息。可直腿下地行走,每日行股四头肌的收缩练习。

②伤后 4～5 周,每日去夹板练习屈膝到 50°,每日 10 分钟,

时间不要太长,一次即可。练习完后将夹板戴上。

③伤后 5～6 周,每日屈膝练习到 60°,练习时间和次数同上。练习完成后戴上夹板。

④伤后 7 周:屈膝关节练习到 80°,可以考虑去除夹板,但决定前应先拍 X 线片。

⑤伤后 8 周,彻底去除夹板,屈曲关节可以达到 90°。

⑥伤后 9 周,屈曲可到 100°。

⑦伤后 9 周以后,以最快的速度恢复正常的膝关节活动度。

⑧在功能恢复中,同样不能忽视肌肉力量、平衡能力、协调能力及日常生活能力的训练。

(3)方法 3

①术后功能锻炼时,应根据患者的年龄、体质、病情等逐渐增加练习的幅度及强度,并密切观察,注意安全,防止摔伤及其他部位骨折。

②伤后早期疼痛稍减轻后,即应开始练习股四头肌等长收缩,每小时不少于 100 次,以防止股四头肌粘连、萎缩、伸膝无力,为下地行走打好基础。如无禁忌,应随时左右推动髌骨,防止髌骨与关节面粘连,练习踝关节和足部关节活动。

③膝部软组织修复愈合后开始练习抬腿。伤口拆线后,如局部不肿胀无积液,可戴着石膏托扶双拐下地,患肢不负重。

④4～6 周后去除外固定,开始练习膝关节屈伸活动。经过长时间固定,膝关节会有不同程度的功能障碍,因此应采取多种形式、多种方法的锻炼,如主动锻炼和被动锻炼结合、床上锻炼和床下锻炼结合、用器械锻炼和不用器械锻炼结合等。刚去除外固定时,主动屈膝较困难,可多采用被动启动形式,如别人帮助屈膝;待有一定活动度后改为主动活动。患者可在卧床时主动伸屈膝关节,也可下地扶床边或门框下蹲以练习膝关节伸屈功能。压沙袋法也很简单,即让患者坐在床边,将患肢伸出床沿,在踝部上压 3kg 左右沙袋,每次 15 分钟,每日 2～3 次,但应注意被动活动力

量要缓和,以免造成新的损伤,同时锻炼的强度应因人而异,以不引起疲劳为宜。

八、预防与调护

1. 髌骨骨折愈合初期,由于股四头肌控制膝关节的作用恢复不全,当突然打软腿或绊倒时,股四头肌强力收缩以图防止跪倒、保持平衡,可造成髌骨再骨折,预防的措施为注意股四头肌锻炼,骨折愈合初期不宜参加重体力劳动及剧烈运动,日常生活中也要避免滑倒等损伤。发生髌骨再骨折,按新鲜骨折处理。

2. 适当抬高患肢,以利肢体肿胀消退,可用软枕垫高于心脏水平面 20 厘米。

3. 密切观察患肢的血液循环情况,有无苍白、厥冷、发绀、疼痛、感觉减退及麻木等,如发现异常及时通知医师并妥善处理。

4. 伤后早期疼痛稍减后即应开始练习股四头肌等长收缩,每小时不少于 100 次,以防止股四头肌粘连、萎缩、伸膝无力,为下地行走打好基础。如无禁忌,应随时左右推动髌骨,防止髌骨与关节面粘连。练习踝关节和足部关节活动。

5. 膝部软组织修复愈合开始练习抬腿。伤口拆线后,如局部不肿胀、无积液,可戴石膏托拄双拐下地,患肢不负重。

6. 4～6 周后去除外固定,开始练习膝关节屈伸活动。如主动锻炼和被动锻炼相结合。锻炼强度因人而异,以不引起疲劳为度。

7. 饮食宜均衡,多食高蛋白、高维生素、富含钙和铁之类易吸收的食物。

第五节　胫腓骨干骨折

胫腓骨是长管状骨中最常发生骨折的部位,约占全身骨折的 13.7%。10 岁以下儿童尤为多见,其中以胫腓骨双骨折最多,胫骨骨折次之,单纯腓骨骨折最少。胫腓骨由于部位的关系,遭受直接暴力打击、压轧的机会较多。又因胫骨前内侧紧贴皮肤,所以开放性骨折较多见。严重外伤、创口面积大、骨折粉碎、污染严重、组织遭受挫伤为本病的特点。

一、解剖特点

胫腓骨是胫骨与腓骨的合称,是人体中腿部的骨骼。胫骨干单骨折、胫腓骨干双骨折在全身骨折中最为常见,因为生理位置的贴近和伤害多为并发,统称胫腓骨骨折。

胫腓骨骨干骨折在全身骨折中最为常见,10 岁以下儿童尤为多见。胫骨是连接股骨下方的支承体重的主要骨骼,腓骨是附连小腿肌肉的重要骨骼,并承担 1/6 的承重。胫骨中下 1/3 处形态转变;易于骨折,胫骨上 1/3 骨折移位,易压迫腘动脉,造成小腿下段严重缺血坏疽;胫骨中 1/3 骨折瘀血可关闭在小腿的骨筋膜室,增加室内压力造成缺血性肌挛缩成坏疽;胫骨中下 1/3 骨折使滋养动脉断裂,易引起骨折延迟愈合。

二、骨折分类与类型

1. 根据骨折发生部位分类　可分为上段、中段和下段骨折,以中下段骨折为多见。

2. 根据骨折的稳定程度分类　可分为稳定性骨折和不稳定性骨折。

3. 根据骨折移位情况分类　分为移位型骨折和无移位型骨折。

4. 根据骨折形态分类　分为横断形骨折、斜形骨折和粉碎性骨折。

5. 根据骨折与外界相通与否分类　可分为开放性骨折和闭合性骨折。

6. 根据骨折时间长短分类　可分为新鲜性骨折和陈旧性骨折。

三、病因

胫腓骨干骨折以重物打击、踢伤、撞击伤或车轮碾轧伤等多见，暴力多来自小腿的外前侧。骨折线多呈横断形或短斜形。巨大暴力或交通事故伤多为粉碎性骨折。骨折部位以中下 1/3 较多见，由于营养血管损伤，软组织覆盖少，血供较差等特点，延迟愈合及不愈合的发生率较高。由高处坠下、旋转、暴力、扭伤或滑倒等所致的骨折，骨折线多呈斜形或螺旋形。腓骨骨折线较胫骨骨折线高，软组织损伤小，但骨折移位、骨折尖端穿破皮肤形成穿刺性、开放伤的机会较多。儿童胫腓骨骨折遭受外力一般较小，加上儿童骨皮质韧性较大，多为青枝骨折。

四、诊断

(一)症状与体征

胫腓骨骨折伤肢疼痛并出现肿胀、畸形等。胫骨的位置表浅，局部症状明显，胫腓骨骨折引起的局部和全身并发症较多，所产生的后果也往往比骨折本身更严重。要注意有无重要血管神经的损伤。当胫骨上端骨折时，尤其要注意有无胫前动脉、胫后动脉及腓总神经的损伤。还要注意小腿软组织的肿胀程度，有无剧烈疼痛等小腿筋膜间隙综合征的表现。

(二)辅助检查

正常情况下，足趾内缘、内踝和髌骨内缘应在同一直线上，胫腓骨骨折如发生移位，则此正常关系丧失。对小儿骨折，由于胫骨骨膜较厚，骨折后常仍能站立，卧位时膝关节也能活动，局部可能肿胀不明显，即临床体征不明显，如小腿局部有明显压痛时，要拍摄 X 线片，注意不能漏诊。

疑及血管损伤时，可做下肢血管造影，以明确诊断。有条件的医院可行数字减影血管造影或超声血管诊断仪检查。当小腿外伤性血管断裂或栓塞，用超声血管诊断仪进行检测时，可出现示波器上无动脉搏动曲线出现,呈现一直线,在流道型多普勒成像法中也不显像。超声血管诊断仪是一种无创伤性检查,临床正在逐步普及应用。目前临床对胫腓骨干骨折的检查仍然以物理检查和普通 X 线摄片(图 5-9)为主,如发现在胫骨下 1/3 有长斜形或螺旋形骨折或胫腓骨骨折有明显移位时,一定要注意腓骨上端有无骨折,为此一定要加拍全长的胫腓骨 X 线片,否则容易漏诊。

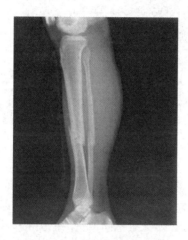

图 5-9　胫腓骨干骨折的 X 线片

(三)鉴别诊断

结合临床及 X 线表现多可确诊,但疲劳性胫腓骨骨折有时需与骨样骨瘤、青枝骨折、局部骨感染、早期骨肿瘤等鉴别。

1. **骨样骨瘤**　虽有骨皮质增厚及骨膜反应,但有较典型的瘤巢。

2. **青枝骨折**　多发生于儿童,有确切外伤史。

3. **局部骨感染**　以骨膜反应、骨皮质增厚为主,无骨小梁断裂及骨皮质切迹征,而且局部皮温较高。

4. **早期骨肿瘤**　以花边样或葱皮样骨膜反应为主,逐渐出现骨质破坏,瘤骨及软组织肿块等。

5. 疲劳骨折　和以上各种骨疾病虽有相同的局部骨膜反应,骨皮质增厚硬化等表现,但它仍有自身的特点,只要抓住 X 线特点及临床病史,即可对疲劳性骨折做出正确的诊断。

五、并发症

1. 筋膜间隙综合征　小腿部骨折或肌肉等软组织损伤,发生血肿、反应性水肿,使筋膜间隙内压力增高时,可造成血液循坏障碍,形成筋膜间隙综合征。其中以胫前间隙综合征的发生率最高。

2. 感染　胫骨开放骨折,清创后行钢板内固定者,感染率最高。其原因是开放骨折,软组织已有损伤,再行 6 孔以上钢板固定,剥离骨膜软组织太多,又破坏了供养胫骨骨折处的血供,因而感染率高。

3. 延迟愈合、不愈合或畸形愈合　构成胫骨骨折延迟愈合与不愈合的原因很多,大致可分为骨折本身因素和处理不当所致两大类。但不论哪种原因,多半不是单一因素引起,常有几种原因同时存在,处理时必须针对不同原因,采取相应措施,才能达到治疗目的。

(1)延迟愈合:这是胫骨骨折常见的并发症,一般成人胫骨骨折 20 周尚未愈合者,即属延迟愈合。虽然大部分病例继续固定骨折仍可愈合,但延长固定时间,可以加重肌肉萎缩和关节僵直,增加病变程度,处理不当便可形成不愈合。

(2)不愈合:胫骨骨折不愈合即 X 线片可见骨折端有明显的硬化现象,两骨折端虽有骨痂存在,但无骨性连接。临床体征有局部压痛,负重痛或异常活动等。不少病例不愈合多有其内在因素,如骨折过度粉碎,严重移位,开放伤或皮肤缺损等。开放伤合并感染更是不愈合的重要原因。此外,处理不当,如过度牵引,外固定不牢固或内固定应用不当,亦可造成不愈合。

（3）畸形愈合：胫骨骨折复位后如内翻、外翻或前后成角＞5°者，应及时更换石膏或将石膏楔形切开，进行矫正。如果已有骨性愈合，则应以患肢功能是否受到影响或外观畸形是否明显来决定是否截骨矫形，不应单纯以 X 线表现作为手术依据。旋转畸形中，内旋畸形的影响较大，一般内旋 5°以上，即可出现步态不正常，外旋畸形＞20°亦可无明显影响。胫骨骨折的畸形容易发现，便于及时纠正，因此发生率低。但粉碎性骨折，有软组织缺损及移位严重者容易发生畸形愈合，早期处理时应注意防范。

六、西医治疗

胫腓骨干骨折治疗原则主要是恢复小腿的长度和负重功能，因此重点是处理胫骨骨折。对骨折端的成角和旋转移位，应予以矫正。无移位骨折只需用夹板固定，直至骨折愈合；有移位的膝踝关节稳定性骨折（如横断骨折），可用手法整复，夹板固定；不稳定性骨折（如粉碎性骨折、斜形骨折），可用手法整复，夹板固定，配合跟骨牵引。开放性骨折应彻底清创，尽快闭合伤口，将开放性骨折变为闭合性骨折。正常情况下，膝踝两关节在平行轴上屈伸活动。胫腓骨干骨折后如有成角或旋转移位未纠正，膝踝关节轴的平行关系被破坏，势必影响膝踝关节的正常活动。

（一）非手术治疗

1. 物理治疗　用红外线照射小腿骨折处，照射距离为 30～40 厘米，以患者有舒适热感，皮肤出现桃红色均匀红斑为佳。每次照射 15～20 分钟，每日 1 次，10 次为 1 个疗程。

2. 夹板、托板或石膏托固定　适用于无移位的胫腓骨单骨折或双骨折，固定后即可扶双拐下地，患肢不负重行走，8 周后骨折愈合即可解除固定。

3. 骨牵引、手法复位、小夹板固定　适用于移位的胫腓骨干双骨折或胫骨干单骨折。宜行跟骨牵引，以 3～6kg 重量牵引 2日后，用按压端提手法纠正胫骨前后移位，推挤手法纠正内外移位。有腓骨干骨折移位者,应采用夹挤分骨、端提推挤手法整复。复位后用拇、示指沿胫骨前嵴及内侧面触摸骨折部是否平整及对线情况,满意后用胫腓骨专用夹板固定,减牵引重量为 2～3kg,并摄床边 X 线片证实骨折已复位。维持牵引 5 周左右视骨折愈合情况取消牵引,继续夹板固定,并扶双拐下地锻炼行走。

(二)手术治疗

胫腓骨骨折的治疗目的是恢复小腿的承重功能。因此,骨折端的成角畸形与旋转移位应予以完全纠正,以免影响膝踝关节的负重功能和发生关节劳损。除儿童病例外,虽可不强调恢复患肢与对侧等长,但成年病例仍应注意使患肢缩短不多于 1 厘米,畸形弧度不超过 10°,两骨折端对位至少应在 2/3 以上。治疗方法应根据骨折类型和软组织损伤程度选择外固定或开放复位内固定。

1. **手法复位外固定**　适用于稳定性骨折,或不稳性骨折牵引 3 周左右,待有纤维愈合后,再用石膏进行外固定。石膏固定的优点是可以按肢体的轮廓进行塑型,固定确实。但如包扎过紧,可造成肢体缺血,甚至发生坏死;包扎过松或肿胀消退,肌肉萎缩可使石膏松动,骨折必将发生移位。因此,固定期中要随时观察,包扎过紧应及时剖开,发生松动应及时更换。一般胫腓骨骨折急诊固定后,常需于 3 周左右更换一次石膏。更换后包扎良好的石膏不再随意更换,以免影响骨折愈合。但仍应定期随访,观察石膏有无松动及指导患者进行功能锻炼。长腿石膏固定的缺点是固定范围超越关节,胫骨骨折愈合时间长,常可影响膝、踝关节活动功能。为此,可在石膏固定 6～8 周已有骨痂形成时,改用小夹板固定,开始关节活动。

2. **开放复位内固定**　胫腓骨骨折一般骨性愈合期较长,长时间的石膏外固定,对膝、踝关节的功能必然造成影响。另外,由于肌肉萎缩和患肢负重等因素,固定期可能发生骨折移位。因此,对不稳定性骨折采用开放复位内固定者日渐增多,并可根据不同类型的骨折采用不同的方式和内固定方法。①螺丝钉内固定斜形或螺旋形骨折,可采用螺丝钉内固定,于开放复位后,用 1 或 2 枚螺丝钉在骨折部固定,用以维持骨折对位,然后包扎有衬垫石膏,2～3 周后改用无衬垫石膏固定 10～12 周。但 1 或 2 枚螺丝钉仅能维持骨折对位,只起到所谓骨缝合的作用,固定不够坚固。整个治疗期内必须有坚实的石膏外固定。②钢板螺丝钉固定斜形、横断或粉碎性骨折均可应用。由于胫骨前内侧皮肤及皮下组织较薄,因此钢板最好放在胫骨外侧、胫前肌的深面。③髓内钉固定胫骨干的解剖特点是骨髓腔较宽,上下两端均为关节面。一般髓内钉打入受到限制,且不易控制旋转外力;又因胫骨骨折手法复位比较容易,不稳定骨折需要卧床牵引的时间较短,因此以往胫骨髓内钉的应用不如股骨髓内钉普遍。④有皮肤严重损伤的胫腓骨骨折,外固定架可使骨折得到确实固定,并便于观察和处理软组织损伤,尤其适用于肢体有烧伤或脱套伤的创面处理。粉碎性骨折或有骨缺损时,外固定架可以维持肢体的长度,有利于晚期植骨。外固定架的另一优点是膝、踝关节运动不受影响,甚至可戴支架起床行走,因此近年来应用较多。

　　3. 开放性胫腓骨骨折的处理方法　小腿开放性骨折的软组织伤轻重不等,可发生大面积皮肤剥脱伤、组织缺损、肌肉绞轧挫伤、粉碎性骨折和严重污染等。早期处理时,创口开放或是闭合,采用什么固定方法均必须根据不同伤因和损伤程度做出正确的判断。小腿的特点是前侧皮肤紧贴胫骨,清创后勉强缝合,常因牵拉过紧造成缺血、坏死或感染。因此,对 Gustilo Ⅰ 型或较清洁的 Ⅱ 型伤口,预计清创后一期愈合无大张力者可行一期缝合;对污染严重,皮肤缺损或缝合后张力较大者,均应清创后令其开放。如果骨折需要内固定,也可在内固定后用健康肌肉覆盖骨折部,令皮肤创口开放,等炎症局限后,延迟一期闭合创面或二期处理。大量临床资料证实,延迟一期闭合创口较一期缝合的成功率高。对骨折的固定问题:预计创口能够一期愈合或延迟一期闭合创面的伤例,可按闭合性骨折处理原则进行治疗;如果需要内固定,可以在手术同时进行。对于污染严重或失去清创时机,感染可能性大的伤例,单纯外固定不能维持骨折对位时,可行跟骨牵引或用外固定架固定,一般不应一期内固定。

4. 髓内锁钉　已于前文中述及胫骨髓腔中间细、两端粗,单纯髓内钉难于控制两端,自 20 世纪 90 年代初,髓内锁钉出现,积极扩大了髓内锁钉在胫骨骨折的应用。开始为了加大髓内钉的直径,以便固定后,不用外固定,用于治疗各类型胫骨骨折,取得良好效果,但扩髓破坏了髓腔血供。

5. 髓内扩张自锁钉　直径 8 毫米的髓针,对绝大多数成年病例可不扩髓,加以内针直径可达 9～11 毫米,以固定髓腔,无须锁钉。治疗胫骨骨折,可适用于上、中下 1/3 各型骨折、多段骨折及开放骨折。

七、中医治疗

(一)汤剂疗法

1. 初期　治宜活血祛瘀,消肿止痛。方用活血止痛汤:当归 12g,川芎 6g,乳香 6g,苏木 5g,红花 5g,没药 6g,土鳖虫 9g,三七 3g,赤芍 9g,陈皮 5g,落得打 6g,紫荆藤 9g。水煎分 2 次服,每日 1 剂。肿胀甚者,可加木通 12g,白茅根 12g;开放性骨折者,可加野菊花 12g,黄连 6g,栀子 12g。

2. 中期　治宜和营生新,接骨续损。方用生血补髓汤:生地黄 12g,白芍 9g,川芎 6g,黄芪 9g,杜仲 9g,五加皮 9g,牛膝 9g,红花 5g,当归 9g,续断 9g。水煎分 2 次服,每日 1 剂。

3. 后期　治宜养气血,补肝肾,壮筋骨。方用:当归 12g,白芍 12g,续断 12g,骨碎补 12g,威灵仙 12g,木瓜 12g,天花粉 12g,黄芪 15g,熟地黄 15g,煅自然铜 10g,土鳖虫 10g。水煎分 2 次服,每日 1 剂。胫骨中、下 1/3 骨折迟缓愈合者,可加杜仲 15g,鹿角霜 12g。

(二)中成药疗法

1. **活血止痛散(胶囊)** 散剂每次 1.5g;胶囊每次 6 粒(每粒 0.25g),每日口服 2 次。温黄酒或温开水送服。

2. **复方三七散** 口服,每次 1～1.5g,每日 2 次;外敷亦可。

3. **治伤消瘀丸** 口服,每次 5～12 粒。适用于骨骼与关节损伤和瘀肿疼痛的治疗。

4. **红花跌打丸** 口服,每次 1 丸,每日 1 次;外用,以白酒化开后搽患处。

5. **伤科七味片** 口服,每次 2 片,每日 3 次;极量:每次 4 片,每日 3 次。

6. **健步虎潜丸** 成人每日 3 次,每次 4～6 粒;16 岁以下儿童减半。饭后用温水吞服或遵医嘱。适用于骨折后期。

(三)正骨疗法

1. **手法复位** 稳定性移位骨折的治疗通常采用手法复位外固定并配合跟骨牵引的方法进行治疗。手法整复:患者仰卧位,患髋、膝各屈曲 30°～45°。近端助手双手抱握患肢膝上部,远端助手两手分别握患肢前足和足跟部,顺势对抗牵引。牵引下医者双手抱握远端,令远端助手配合,将骨折远端向内旋转,以纠正外旋移位;然后,医者双手环抱远端后侧,令近端助手维持牵引的同时,用力向后按压骨折近端,医者用力向前提骨折远端以纠正前后侧移位。对骨折处存在内、外侧方移位者,医者可双手掌相对用力挤压骨折处,使之复位。最后,对横断、锯齿形等骨折,应使用嵌插手法,医者双手抱握骨折部,以稳定骨折断端。然后令助手握拳纵向叩击足跟部,使断端嵌合紧密。骨折整复完成后,触摸胫骨前嵴及内侧面,检查骨折是否对合良好。对儿童单纯成角青枝骨折,应予手法复位:医者一手握住患腿踝关节,另一手按在骨折成角处,相对徐徐用力推压,纠正成角。胫腓骨骨折后,若残留有成角畸形,可导致膝、踝关节面一侧过度负重;若残留旋转移位,将使膝、踝关节活动不协调,最终导致膝、踝关节炎发生。因此,在复位及固定中,应尽一切可能,完全矫正成角及旋转移位。

2. 固定

(1)夹板固定:骨折原始移位有成角趋势者,应在小腿内侧骨折成角处及外侧上、下端各放一平垫,行三点加压固定。以控制小腿内动力不平衡产生的再移位倾向及利用凹侧组织合页这一稳定因素,进一步维持骨折的稳定性。儿童青枝骨折因成角凹侧骨膜尚完整,故成角移位有复发之倾向,亦应行三点加压固定,以控制其成角移位倾向。腓骨小头处置棉垫予以保护,以免压迫致腓总神经损伤。压垫放置妥当后,对上 1/3 骨折行超膝关节固定,患膝屈曲 40°～80°,内、外、后侧均用活动夹板,超膝关节 10 厘米左右,固定至股骨下段,下方至内、外踝上方;中 1/3 骨折固定夹板,其上端应至胫骨内、外髁,下端应达内、外踝,无须超关节固定;下 1/3 骨折固定夹板,其内外侧夹板下方平齐足底,行超踝关节固定,后侧板下方至跟骨结节上缘,上方均达胫骨内、外髁平面。放置好固定垫及夹板后,以 4 根扎带绑扎,松紧宜适度。胫腓骨骨折多向前内成角,故在行三点加压固定时,易在前内侧使用过厚压垫造成压疮;或由于在腓骨上端使用压垫,压迫腓总神经而致麻痹。固定后应每日检查固定垫位置及夹板松紧度,发现问题应及时调整。固定期间应每 1～2 周行 X 线片检查 1 次,了解骨折断端对合及生长情况。骨折固定时间应依据年龄大小而定,儿童一般为 6～8 周;成人为 10～12 周。

(2)外固定器疗法:适用于伴有严重软组织挫裂伤及有严重污染伤口的开放性骨折。其优点是有利于局部伤口处理。常规无菌操作,于骨折远、近端胫骨骨干内各穿入 1～2 根钢针,使之与外固定支架连接。调整纵向螺杆牵引骨折远、近端,以纠正骨折的重叠移位;然后调整环形支具或弹力压垫,必要时配合手法整复使骨折复位,调整外固定器,以控制骨折断端的对位及对线。

(3)小腿钳夹固定器固定:适用于不稳定的胫骨斜形、螺旋形骨折的治疗。首先进行 X 线透视,以一手的拇、示指对捏骨折线中部两侧,以确定钳夹位置、钳夹力的方向。然后局部消毒麻醉后,将钳尖直接刺入皮肤,直达骨质,钳夹力的方向应尽量做到与骨折线垂直。一定要使固定钳尖端稍进入骨皮质内,做加压固定,以防滑脱。经X线检查,若骨折对位良好,用无菌敷料包扎两个钳夹入口,再以小腿夹板做辅助固定患肢。1周后扶拐下地锻炼,6~8周后拆除钳夹,小腿夹板可继续固定1~2周。

(四)经穴治疗

1. 艾灸

取穴:阿是穴。

治法:将艾条点燃,在小腿骨折处,回旋灸治5~10分钟。隔日1次,10次为1个疗程。

2. 中药外敷

(1)取紫荆皮、黄金子、全当归、赤芍、丹参、牛膝、片姜黄、五加皮、木瓜、羌活、独活、白芷、威灵仙、天花粉、防风、木防己、川芎、秦艽、生甘草、马钱子各10g。共研细末,加适量饴糖和匀,水调摊于韧性纸张或纱布垫上(厚0.4~0.5厘米),上盖桑皮纸,外用胶布固定,3~5日更换1次。

(2)取生川乌、生草乌、生天南星、生半夏、生大黄、全当归、牡荆叶、紫荆皮、生地黄、苏木屑、桃仁、嫩桑枝、桂枝、炙僵蚕、青皮、炙土鳖虫、炙地龙、羌活、独活、川芎、白芷、续断、黑栀子、骨碎补、透骨草、细辛、生麻黄、木香、炙穿山甲片、红花、牡丹皮、赤石脂、落得打、白芥子、木瓜、乳香、没药、苍术、甘松、山柰各20g。分别洗净后切片或打碎,浸入香油内7~10日,以小火煎至药枯为度,去渣,滤液继续煎至滴水成珠,离火,徐徐筛入炒东丹(边筛边搅),收膏(为去火毒,以置泥地上,储存一些时日再用),每取适量,后摊于土布上(约0.2厘米厚,多呈圆形,也可作椭圆形),贴于患处。

(3)取生麻黄、生半夏、生天南星、白芥子、僵蚕、京大戟、甘遂、鲜泽漆、藤黄、硝石各10g。将前7味加菜油浸6~7日后捞起,入泽漆煎熬至枯,去渣,入前 7 味煎枯去渣,再熬至滴水成珠;加入藤黄、硝石溶化后滤清,入炒黄铅粉搅匀收膏,摊于韧性纸张或土布上,贴患处。

(4)取大黄 2 份,侧柏叶 2 份,泽兰 1 份,黄柏 1 份,防风 1 份,乳香 1 份。共研细末,用水、蜜糖调煮,外敷患处。适用于骨折初期。

(5)取煅儿茶、朱砂各 30g,黄柏、黄连各 60g,冰片 15g,炉甘石 90g,煅石膏 1000g,蜂蜡 500g,茶油 3000ml。制成软膏,摊于油纸上,贴敷患处。适用于骨折初期。

(6)取煅自然铜 6g,乳香 12g,没药 12g,桃仁 10g,大黄 6g,骨碎补 20g,当归 20g,薄荷 3g,红花 12g,黄柏 10g,赤芍 8g,透骨草 12g,土鳖虫 6g。共研细末,熬炼成膏,敷贴患处,每日 1 次,10 次为 1 个疗程。骨折早期,上药加血竭 12g,续断 12g,川芎 12g,羌活 12g;骨折中期,加荆芥 10g,防风 8g,白及 12g,地龙 20g;骨折后期,加木通 10g,威灵仙 20g,海桐皮 8g,马钱子 8g。

(7)取青黛 3 份,梅片 2 份,滑石粉 1 份。先后研末,混匀,干净创面后,将药粉撒在上面,外覆纱布,每日换 1 次。适用于骨折后期。

(五)饮食治疗

取自然铜(煅后醋淬 7 次)、马钱子、鲜螃蟹各 30g,土鳖虫 60g。将煅自然铜、马钱子(油炸、刮尽毛)分别研细末,螃蟹、土鳖虫分别捣碎,加白酒 500g 浸泡 14 日后服,每次 20ml,每日 2 次。

(六)其他治疗

1. 温热敷

(1)取伸筋草 15g,透骨草 15g,三棱 12g,莪术 12g,五加皮 12g,秦艽 12g,海桐皮 12g,牛膝 10g,木瓜 10g,红花 10g,苏木 10g。解除夹板固定后,煎水熏洗患肢,每日 1 剂。适用于骨折后期。

(2)取当归、羌活、独活、乳香、没药、桃仁、红花、续断、骨碎补、透骨草、煅自然铜各等量。共研粗末,用时取 120g 加入大青盐、白酒各 30g 拌匀,装入布袋内缝好,干蒸后轮换熨患处,每次 1 小时,每日 1 次。适用于骨折中后期。

(3)取苏木、大力草、艾叶、伸筋草、鸡血藤各 30g,羌活、卷柏、川牛膝各 10g。上药加水煎至沸腾 30 分钟后,先趁热以厚毛巾覆盖伤肢熏之,待降低至合适的温度时再浸泡患部,每日 2～3 次。

2. 康复锻炼　胫腓骨干骨折整复固定后即可做踝背伸及股四头肌舒缩活动。稳定性骨折的第 4 周或不稳定性骨折解除牵引 1 周后,开始扶双拐不负重步行锻炼。经锻炼后骨折部若无疼痛不适,自觉有力,可改用单拐逐渐负重锻炼。从第 2 周起进行抬腿及膝关节活动,第 4 周开始扶拐不负重步行锻炼。不稳定骨折解除牵引后仍需在床上锻炼 5～7 日,才可扶拐做不负重步行锻炼。此时患肢虽不负重,但足底要放平,不要用足尖着地,也不要悬空,免致远、近点受力引起旋转或成角移位。若骨折部不疼痛、自觉有力,即可改用单拐,逐渐负重练习。在 3～5 周为了维持小腿的生理弧度和避免骨折段的向前成角,在床上休息时,可用两枕法。若解除跟骨牵引后,胫骨有轻度向内成角者,可令患者屈膝 90°、髋屈曲外旋,将患足放于健肢的小腿上,呈盘腿姿势,利用肢体本身的重力来恢复胫骨的生理弧度。8～10 周后根据 X 线片及临床检查,达到临床愈合标准即可去除外固定。

八、预防与调护

1. 稳定型骨折在外固定后 2 周即可进行抬腿锻炼,屈伸膝、踝关节功能锻炼,管型石膏固定患者可下床负重锻炼,夹板固定患者 4 周后可扶双拐不负重下床活动。不稳定型骨折的功能锻炼一般比稳定性骨折推迟 2 周左右。功能锻炼早期,可利用牵引及垫枕法屈伸关节。

2. 患者静卧,抬高患肢高于心脏位置 15°,以促进静脉回流。消除肿胀。

3. 注意查看患肢有无红肿和异常感觉。

4. 固定后即开始做踝关节的背伸活动及股四头肌收缩锻炼。稳定型骨折 2～3 周后,在指导下进行抬腿及膝关节伸屈活动;不稳定骨折 4 周后在保持夹板固定下,可以离床扶双拐不负重步行。后期则根据临床愈合情况,逐渐进行负重锻炼。

第六节　踝部骨折

踝部骨折是组成踝关节的内、外踝与胫骨下关节面的骨折,为最常见的关节内骨折。踝部骨折多由间接外力引起,极少数由纵向挤压所致。关节内骨折要求解剖或近解剖固定。此外,踝部骨折常并发踝关节脱位或半脱位。踝部骨折多见于青少年,治疗不当会并发创伤性关节炎。因受伤情况不同,可造成外翻外旋型骨折、骨翻型骨折,这两型骨折均可为单踝骨折、双踝骨折或三踝骨折(指内踝、外踝加胫骨前缘或后缘骨折),严重者可合并脱位和下胫腓韧带断裂。

一、解剖特点

踝穴由胫、腓骨下端构成,外踝较内踝低 1 厘米,并偏向后方 1 厘米左右。胫骨下端后缘(即后踝)较前缘更向下延伸,加以胫腓横韧带,可以防止距骨在踝内的后移。距骨分体、颈、头三部,仅颈部覆有骨膜,为主要营养血管进出部。距骨体的上面是滑车关节面,呈前宽后窄及中凸状态,关节软骨在滑车关节面向下延伸分别和内、外踝构成关节,踝穴可有 1～2 厘米的横向展缩,以适应踝背伸时距骨前部纳入踝穴。腓骨可以传导体重的 1/6,外踝构成踝穴的外侧壁,其本身的轴线与腓骨干纵轴之间相交形成 $10°～15°$ 的外倾角,以适应距骨外侧突。在踝关节骨折脱位的治疗中,应重视外踝骨折的复位,做内固定时,不应使此角度变小,以防止踝穴变窄。

踝关节的关节囊前、后松弛而薄弱。两侧紧张,内侧由三角韧带加强,外侧由距腓前、后韧带加强。三角韧带分深、浅两层,浅层跟胫韧带止于载距突的上部;深层呈三角形,尖朝上,基底朝下,呈扇形,止于距骨颈及体的非关节部分。三角韧带限制距骨向外侧移动,当三角韧带完整时,距骨向外移位不超过 2 厘米;三角韧带与关节囊紧密相连,十分坚强,当踝关节受到外翻、外旋应力时,可发生内踝骨折,但不易发生三角韧带断裂。外侧副韧带不如三角韧带坚强,分为三束,即距腓前、后韧带(前束、后束)及跟腓韧带(中束)。距腓前韧带薄弱,踝跖屈时,可限制足内翻;而跟腓韧带较坚强,在踝关节于 90°位时,可限制内翻活动。距腓后韧带最强,距腓前、后韧带可加强关节囊,而跟腓韧带位于关节囊外。下胫腓韧带又分为下胫腓前韧带、下胫腓后韧带、下胫腓横韧带与骨间韧带,其中骨间韧带最为坚固,是小腿骨间膜的延续,对保持踝关节的稳定有重要作用。

踝关节的运动主要是背伸和跖屈,使踝关节跖屈的肌肉主要为腓肠肌与比目鱼肌,其次是胫后肌、姆长屈肌和腓骨长肌。踝关节背伸肌有胫前肌、姆长伸肌、趾长伸肌及第 3 腓骨肌,它们所做的功只相当于跖屈肌的 $1/5 \sim 1/4$。全足放平站立时,矢状面身体的重力线经踝关节前方,足有外翻趋势。因此,踝关节跖屈肌肌力与足内翻肌肌力强于踝关节背伸肌与足外翻肌肌力,以使踝关节与足达到平衡和稳定,对抗踝背伸与足外翻的活动。

正常踝关节活动范围为 $60° \sim 70°$,其中背伸约为 $20°$,跖屈为 $40° \sim 50°$。当踝关节背伸时,腓骨可外旋上升及向后移位,踝穴增宽,下胫腓联合韧带相应紧张,距骨内、外侧关节面与内、外踝的关节面紧密相贴,踝关节稳定。因此,在踝关节背伸位受伤时,多造成骨折。跖屈时,距骨体较宽部分滑出踝穴,其较窄部分进入关节内,腓骨内旋、下降并向前移动,使踝穴变窄。距骨与两踝关节面仍然接触,但下胫腓联合韧带变松弛,踝关节不稳定,容易发生韧带损伤。

二、骨折分类与类型

1. 根据骨折发生的原因分类

（1）内翻骨折：Ⅰ度，外踝骨折或外侧韧带损伤；Ⅱ度，在Ⅰ度基础上加内踝骨折内侧半脱位（双踝）；Ⅲ度，在Ⅱ度基础上再加上后踝骨折（三踝）。

（2）外翻骨折：Ⅰ度，内踝骨折或内侧韧带损伤；Ⅱ度，在Ⅰ度基础上加外踝骨折，或下胫腓韧带断裂，下胫腓分离或腓骨下端骨折，内侧半脱位（双踝）；Ⅲ度，在Ⅱ度基础上再加上后踝骨折（三踝）。

（3）外旋骨折：Ⅰ度，外踝斜形或螺旋形骨折；Ⅱ度，在Ⅰ度基础上加内踝撕脱骨折（双踝）；Ⅲ度，在Ⅱ度基础上再加上后踝骨折（三踝）。

（4）垂直压缩型骨折：足跟着地，足背屈致胫骨前缘骨折、距骨前脱位，或胫骨及两踝粉碎性骨折。

2. Denis-Weber 分类　根据腓骨骨折的水平位置和胫距关节面的相应关系，将踝关节骨折分为 A、B、C 三型，腓骨骨折位置越高，胫腓韧带损伤越重，踝穴不稳的危险性越大。A 型：腓骨骨折线在踝关节平面以下，多为横形撕脱性骨折，亦有仅撕脱外侧副韧带者，内踝无骨折，胫骨后缘及下胫腓韧带联合多半完整无损。B 型：位于下胫腓韧带联合水平的腓骨骨折，可伴有内踝撕脱骨折或三角韧带损伤；胫骨后缘可以完整或显示有后胫腓韧带撕脱的三角骨块。C 型：腓骨骨折在下胫腓韧带联合与腓骨头间的任何部位，内踝有撕脱骨折或三角韧带损伤；胫骨下端后外侧有骨折块；下胫腓韧带联合多为撕裂。此型是外旋应力和某种冲击暴力的合并作用。Weber 认为，踝关节有一处以上的骨折或韧带损伤即是手术适应证。

3. Lauge-Hansen 分类　于1950 年提出，根据足在受伤时的位置和暴力的方向将骨折分为旋后/内收型、旋后/外旋型、旋前/外展型和旋前/外旋型四类,每一类又根据骨折程度及是否伴有韧带软组织损伤而分为不同的亚类。该分类对于踝关节不稳定性骨折的闭合复位有指导意义。

4. OTA/AO 分型　根据外侧骨韧带复合体的损伤水平及腓骨受累的水平分为 A、B、C 三型,随后根据各型骨折的特点分为三个亚型及三个亚亚型。它们反映出踝关节间接骨折脱位的不同特点。尽管分型系统略显复杂,但它是按一定的体系和逻辑来分型的,因而便于理解和使用。

三、病因

踝关节由胫腓骨下端与距骨组成。其骨折、脱位是骨科常见的损伤,多由间接暴力引起踝部扭伤后发生。根据暴力方向、大小及受伤时足的位置的不同可引起各种不同类型的骨折。踝部损伤以踝部韧带损伤为最多。一般常在行军、劳动和体育锻炼时发生,通常叫踝部扭伤。但较大的暴力,可引起骨折,如坠落伤、砸伤、碾压伤等。战时踝部火器伤也多见。

1. 外翻骨折受伤时,踝部极度外翻,或重物压于外踝,使踝关节极度外翻。因暴力强度的不同,可引起不同程度的损伤。轻者为内踝撕脱骨折,称单踝(或Ⅰ度)骨折,骨折线呈横形。若暴力持续,距骨将撞击外踝,造成外踝的斜形骨折或下胫腓韧带撕裂,称两踝(或Ⅱ度)骨折。当下胫腓韧带撕断后,腓骨可在更高的位置骨折,距骨同时向外侧脱位。若同时合并外旋暴力,可引起腓骨螺旋形骨折。

2. 内翻骨折受伤时,踝部极度内翻,可因不同强度的暴力引起不同程度的损伤。轻者可引起外侧副韧带损伤伴有腓骨尖撕脱或外踝横形骨折,称单踝(或Ⅰ度)骨折。若暴力持续,距骨将撞击内踝,引起内踝斜形骨折,称两踝(或Ⅱ度)骨折,有时也可引起下胫腓韧带和距骨跟腓韧带撕裂,使踝关节不稳定,严重暴力可引起双踝骨折和距骨向内半脱位。

在上述暴力作用的同时,若踝关节处于内收跖屈位,则暴力可同时向后,引起距骨向后移位,撞击后踝,引起后踝骨折,称三踝(或Ⅲ度)骨折。若受伤时,踝关节处于背屈位,可引起胫骨前唇骨折。因踝部循环较差,又处于身体低位,损伤后尤易发生水肿,愈合及抗感染能力较差,恢复时间较长;骨关节损伤后易发生畸形和关节僵硬,主要畸形有踝关节跖屈畸形,严重影响患者的承重走路功能,治疗中应注意防范。

四、诊断

根据外伤史、踝部疼痛肿胀畸形及 X 线表现诊断骨折并不困难。但在踝关节损伤时,有时会发生腓骨颈高位骨折,应注意检查,避免漏诊。对于高位的外踝或腓骨骨折,应注意评价下胫腓关节损伤的可能。另外,需注意检查其他合并损伤,如周围韧带损伤,腓骨、肌腱、跟腱、胫后肌腱等损伤,距骨骨软骨损伤,神经和血管损伤等。

(一)症状与体征

伤后踝关节出现疼痛,局部肿胀、压痛、皮下瘀血,可及骨擦感,患肢不能负重行走,踝关节功能障碍。肿胀严重者,可出现张力性水疱;如有脱位,可出现踝关节畸形。

检查可见踝关节畸形,内踝或外踝有明显压痛,并可有骨擦音。结合 X 线也可以了解骨折的情况。因踝部骨折是关节内骨折,因此其治疗原则是争取解剖复位,稳妥固定,适当进行关节活动。尽量恢复其功能,防止继发创伤性关节炎。对手法或外固定不能成功者,应尽早切开手术复位,用螺丝钉或克氏针内固定。踝部骨折平时多见,其中以踝部韧带损伤为最多。一般常在行军、劳动和体育锻炼时发生,通常叫踝部扭伤。但较大的暴力,可引起骨折,如坠落伤、砸伤、碾压伤等。战时踝部火器伤也多见。

(二)辅助检查

1. X 线检查　应拍摄踝关节正位、侧位和踝穴位片(图 5-

10)。踝关节骨折主要的影像学检查手段是常规 X 线摄片,应包括踝部前后位、侧位、踝穴位(小腿内旋 15°前后位)。当体检发现小腿上段有压痛或踝关节摄片未发现外踝骨折但是内侧间隙有增宽时,应对小腿全长摄片以免漏诊腓骨近端骨折。对于骨折移位不明显,但怀疑踝关节不稳时,有时需要应力位摄片以明确诊断。

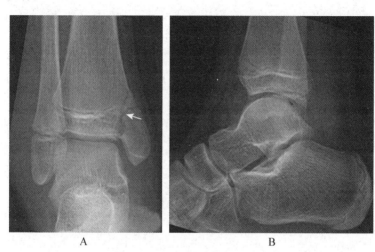

图 5-10　踝部骨折的 X 线摄片

X 线踝关节正位(A)及侧位(B)示骨骺及干骺端部分骨质分离(↑)。

2. CT 检查　横断位可以显示远端胫骨和腓骨的关系及后踝骨折。矢状位重建可清楚显示后踝骨折的大小、部位,累及关节面情况。冠状位重建可以显露下胫腓关节内有无碎骨片嵌入。

(三)鉴别诊断

1. 踝韧带扭伤　轻者韧带拉松或部分撕裂,重者则完全断裂,并有踝关节半脱位,或并发骨折脱位。踝关节扭伤后,患者外踝前下方或下方有疼痛、肿胀,急性期可有瘀斑。这时做足内翻的动作会加重疼痛,做足外翻则可无疼痛。

2. 跖骨骨折　受伤后中部疼痛、肿胀、皮下瘀斑，足部短缩畸形，不能行走。检查可发现骨折部局限压痛，有纵向叩击痛，前足的正位、侧位及斜位 X 线拍片可准确判断骨折的部位、类型的移位情况。

五、并发症

1. 创伤后关节炎　在踝关节间接骨折后并不少见，原因包括未能识别并治疗胫骨穹隆骨折、创伤同时累及踝关节的关节软骨、关节面的粉碎性骨折（即使骨折已解剖复位）。随着对切开复位内固定获得骨折解剖复位的优点的深入了解，骨折复位不充分即获愈合情况现已少见。

2. 术后感染　罕见，多见于外侧。表现为外侧接骨板表层的皮肤破溃。应用抗生素并局部处理伤口。任何感染均可控制。尽管伤口开放，腓骨骨折仍能愈合。骨折愈合后取出接骨板，伤口将很快愈合。慢性骨髓炎罕见。

3. 腓骨骨折不愈合　极为少见，局部植骨效果良好。切开复位内固定术后内踝不愈合极少见。

六、西医治疗

踝关节骨折的治疗目的与其他关节骨折一样，即骨折愈合于解剖位置且关节稳定。应告知患者，通过手术能够获得良好复位固定、无并发症并可早期活动，但残留的疼痛及关节僵硬仍会破坏最终结果。

（一）非手术治疗

非手术治疗适用于没有移位的骨折。可采用石膏或支具固定 4～6 周，并开始康复计划。

1. 早期（0～4 周）　①主动活动足趾。②股四头肌收缩练习，每组 20 次，休息 1 分钟后，开始第 2 组，持续 2～4 组，直到感觉疲劳为止，每日 2～3 次；还可行直腿抬高练习，向上直腿抬高，使股四头肌收缩;向内、外抬腿,使内收肌和外展肌得到锻炼。每组 20 次,休息 1 分钟后,开始第 2 组,持续 2～4 组,每日 2～3 次。③患肢无负重拄拐行走。④膝关节伸屈练习,每次 5～20 分钟,每日 1～2 次。

2. 中期(4～6 周)　①根据病情,4 周练习活动时,可取下石膏,其他时间仍需石膏固定。②使用温水泡脚。③轻柔地练习踝关节内、外翻和旋转活动,每次 10～15 分钟,每日 2～3 次。④根据患者疼痛和肿胀程度,逐渐加大踝关节活动。

3. 后期(6～8 周)　①踝关节负重。②抗助力踝关节活动练习,如抗助力背伸、跖屈、内外翻。每组动作 30 次,休息 30 秒后开始第二组,连续 2～4 组,每日 2～3 次。③踝关节和下肢肌力练习,半蹲练习、提踵练习、上下台阶练习。④保护下完全下蹲,充分恢复踝关节背伸活动度和跟腱柔韧性,每次 3～5 分钟,每日 2～3 次。

4. 恢复期(12 周)　①行走练习,由慢到快。②可逐渐参加各种活动。

(二)手术治疗

手术治疗适用于移位骨折。治疗的目的是恢复正常的解剖结构并在骨折愈合过程中维持骨折的复位,尽可能早地开始功能活动,恢复踝关节功能。骨折复位后,内踝多使用螺钉或张力带钢丝固定,外踝多是用钢板、螺钉固定。如果踝关节骨折合并下胫腓关节分离,固定骨折后,对于仍有下胫腓关节的不稳定,需要行下胫腓的固定手术后开始康复计划。

1 期(0～2 周)　①术后 1～3 日,开始主动和被动屈伸活动足趾,每次 5 分钟,每日 4～5 次。②术后 1～3d,开始股四头肌收缩练习,每组 20 次,休息 1 分钟后,开始第二组,持续 2～4 组,直到感觉疲劳为止,每日 2～3 次;还可行直腿抬高练习,向上直腿抬高,使股四头肌收缩;向内、外抬腿,使内收肌和外展肌得到锻炼。每组 20 次,休息 1 分钟后,开始第二组,持续 2～4 组。每日

2～3次。③术后1周,开始膝关节伸、屈活动,每次15～20分钟,每日2～3次。④抗阻力伸、屈膝练习。

2期(2～4周)　①内固定稳定者,去除石膏。②主动练习踝关节活动。③被动练习踝关节活动。

3期(4～8周)　①踝关节负重。②抗阻力踝关节活动。③踏板练习。

4期(8～12周)　①踝关节和下肢肌力练习,半蹲练习、提踵练习、上下台阶练习。②保护下完全下蹲,充分恢复踝关节背伸活动度和跟腱柔韧度,每次3～5分钟,每日2～3次。

5期(12周)　①行走练习,由慢到快。②可逐渐参加各种活动。

七、中医治疗

(一)汤剂疗法

1. 初期　治宜活血祛瘀,消肿止痛。方用:当归12g,赤芍12g,桃仁10g,红花6g,黄柏10g,防风10g,木通10g,甘草6g,生地黄12g,乳香5g。水煎分2次服,每日1剂。

2. 中期　治宜接骨续损,舒筋活络。方用壮筋养血汤:当归9g,川芎6g,白芷9g,续断12g,红花5g,生地黄12g,牛膝9g,牡丹皮9g,杜仲6g。水煎分2次服,每日1剂。

3. 后期　治宜补益肝肾,强壮筋骨。方用独活寄生汤:独活6g,桑寄生18g,防风6g,川芎6g,牛膝6g,秦艽12g,杜仲12g,当归12g,茯苓12g,党参12g,熟地黄15g,白芍10g,细辛3g,甘草3g,肉桂2g(冲)。水煎分2次服,每日1剂。若局部肿胀难消者,加白术12g,防己12g。

(二)中成药疗法

1. 七厘散　口服,每次1～1.5g,每日1～3次;外用调敷患处。

2. 三七伤药片　口服,每次3片,每日3次,或遵医嘱。

3. 三花接骨散　口服,每次 5g,每日 2 次。14 日为 1 个疗程,可连续服用 2 个疗程,或遵医嘱。

4. 云南白药(胶囊)　诸伤无论轻重,出血者用温开水送服;瘀血肿痛与未出血者用黄酒送服;口服,每次 0.25～0.5g,每日 4 次(2-5 岁按 1/4 剂量服用,5-12 岁按 1/2 剂量服用)。胶囊,口服,每次 1～2 粒,每日 4 次。

5. 少林正骨精　搽于患处,亦可沐浴时用,每日数次。

(三)正骨疗法

1. 手法复位

(1)拔伸牵引法:患者侧卧或坐位。助手握住小腿上段。内翻型患足向上,医者面向患者,两手把持患足,两拇指按住外踝,余指扣在内踝,两手掌分别托住足背与足跟,先向远侧拔伸牵引,用力将踝部外翻,然后足取中立位,一手握足前部,一手握住踝部,将足轻轻地背伸、跖屈数次,使骨折复位趋于稳定,并可矫正距骨轻度脱位。外翻型骨折患足向下,医者手的位置与内翻骨折相反,拇指顶内踝,余指扣外踝,将足内翻,同前法将骨折复位。外旋骨折复位法与外翻骨折大致相同,所不同的是将踝内翻时同时使足内旋即可复位。胫骨下端粉碎性骨折,手法复位多不易成功,可采用夹缚固定配合跟骨牵引治疗。

(2)牵翻挤推法:患者平卧位,屈膝 90°。助手抱膝部牵引,医者握其足跟和足背做顺势拔伸。外翻损伤使足内翻;内翻损伤使足外翻;外旋损伤可在内翻时使足内旋。如有胫腓联合骨折并距骨后脱位,可用一手握胫骨下段向后推,另一手握前足向前提,并徐徐将踝关节背伸,利用紧张的关节囊将后踝拉下,或利用长袜套套住整个下肢,下端超过足尖 20 厘米,用绳结扎,做悬吊滑动牵引,使后踝逐渐复位。

2. 固定　整复后,采用夹板固定。内翻骨折固定在外翻位,外翻骨折固定在内翻位,最后可用踝关节活动夹板将踝关节固定背伸 90°位。

（四）经穴治疗

1. 体针

取穴：足三里、外丘、丰隆、三阴交、筑宾、地机。

治法：穴区常规消毒后，选用 30 号毫针，足三里穴直刺 1.0～2.0 寸，丰隆穴直刺 1.0～1.4 寸，地机穴直刺 1.0～1.4 寸，三阴交穴直刺 1.0～1.4 寸，外丘穴直刺（0.2～0.6）寸，筑宾穴直刺（0.8～1.0）寸，所选穴位均用平补平泻手法。每日针刺 1 次，每次留针 20～30 分钟，留针期间行针 2～3 次，均用中等强度捻转手法，捻转幅度 2～3 圈，捻转频率 2～4 个往复，每次行针 5～10 秒，7 次为 1 个疗程。适用于踝部骨折后小腿肌肉萎缩。

2. 耳针

取穴：踝、坐骨神经、肾、交感、内分泌。

治法：每次选用 3～5 穴，中等强度刺激。每次留针 30 分钟，留针期间行针 2～3 次，每日 1 次。适用于踝部骨折后小腿肌肉萎缩。

3. 按摩治疗　医者先拿捏小腿后侧按痛处，理顺筋络，点按商丘、解溪、丘墟、昆仑等穴。然后将踝关节跖屈、背伸、内翻、外翻数次，再在局部进行揉按。适用于骨折后期。

4. 艾灸疗法

取穴：阿是穴。

治法：将艾条点燃，在足踝部位压痛最明显处，回旋灸治 10～15min。并在合谷、内关、大陵等穴针刺。边行针边令患者活动患部，以患者能耐受为度。每次 15 分钟，隔日 1 次，8 次为 1 个疗程。适用于骨折末期。

5. 中药外敷

（1）取栀子、赤芍、羌活、桂枝各 60g，乳香、没药、沉香各 30g，楠香 150g，血竭 50g，紫荆皮、三七、白芷、续断、骨碎补各 60g。研成细末，用温水调拌备用。用时敷贴于患处，每次 5 小时，每日 1 次，10 次为 1 个疗程。适用于骨折早期。

(2)取当归、红花、白芷、防风、制乳香、羌活、制没药、骨碎补、续断、宣木瓜、透骨草、川椒、土鳖虫、煅自然铜各等量。共研粗末,用时取 120g 加入大青盐、白酒各 30g 拌匀,装入布袋内缝好,干蒸后轮换敷于患处,每次 1 小时,每日 2 次。适用于骨折中后期。

(3)取姜黄 150g,羌活 120g,干姜 120g,栀子 120g,乳香 150g,没药 150g。上药共研细末,用凡士林调成 60% 软膏,外敷患处。适用于骨折初期。

(4)取樟脑、生地黄、红花、三七、麝香、血竭,冰片、薄荷冰各等分。浸制成酒,以药酒适量涂抹患处。适用于骨折早期。

(五)其他治疗

1. 温热敷

(1)取水温在 40～45℃ 的矿泉水浴池,每次沐浴 15 分钟,每日 1 次,10～15 次为 1 个疗程。适用于骨折后期。

(2)取伸筋草、秦艽、钩藤、独活、当归、乳香、没药各 9g,络石藤 10g,红花 6g。水煎,先熏蒸后淋洗患处,每次 20～40 分钟,每日 2 次。适用于骨折后期。

(3)取宽筋藤 30g,钩藤 30g,忍冬藤 30g,王不留行 30g,刘寄奴 15g,防风 15g,大黄 15g,荆芥 10g。解除夹板固定后,先熏蒸后淋洗患肢。适用于骨折后期。

(4)取川芎 10g,延胡索 10g,牛膝 10g,血竭 10g,槲寄生 10g,桑枝 10g,艾叶 10g,胡麻仁 10g。加黄酒适量,水煎,先熏蒸后淋洗患处。适用于骨折后期。

(5)取钩藤 45g,忍冬藤 45g,宽筋藤 30g,五加皮 30g,王不留行 30g,刘寄奴 20g,海桐皮 20g,防风 20g,大黄 15g,荆芥 20g。煎水,熏洗患肢。

2. 康复锻炼　整复固定后,抬高患肢,膝关节置于 135°位,可进行练习足趾的活动,然后逐渐进行踝关节的屈伸,但禁止做引起损伤的内翻或外翻动作,膝关节活动一般不受限制。双踝骨折从第 2 周起,可在保持夹板有效固定的情况下,加大踝关节的主动活动范围,并辅以被动活动。被动活动时,医者一手握紧内、外侧夹板,另一手握前足,做背伸和跖屈,但不做旋转或翻转活动;3周后可将外固定打开,对踝关节周围的软组织(尤其是肌腱经过处)进行按摩,理顺筋络,点按商丘、解溪、丘墟、昆仑、太溪等穴。若采用袜套悬吊牵引法,亦应多做踝关节的主动伸屈活动。

八、预防与调护

1. 整复固定后即可鼓励患者做足趾屈伸练习,1周后做小腿肌肉收缩锻炼,10日后逐渐练习踝关节屈伸活动,切忌做旋转与内外翻。3～4周拍 X 线片如有骨痂形成(骨折线模糊),可间歇拆除夹板,做踝部软组织轻轻按摩,以中草药煎水外洗。一般 4～6 周可拆除夹板固定,练习踝关节功能。若石膏固定者,可于 4～6 周去除,必要时改用小夹板固定,练习踝关节背伸跖屈活动,预防关节粘连。

2. 患者静卧,抬高患肢高于心脏位置 15°,以促进静脉回流,消除肿胀。

3. 注意查看患肢有无红肿和异常感觉。严密预防踝部压迫性溃疡,或因张力过大而发生水疱。

4. 要求患者做膝关节、跖趾关节及趾间关节活动,以促进血液循环,减轻水肿和疼痛,促进功能恢复。

5. 骨折 2 周后加大踝关节活动范围,解除固定后做被动的踝关节伸屈活动和练习起立、下蹲动作。袜套牵引者还应做踝、膝关节活动。

第七节　跟骨骨折

跟骨骨折以足跟部剧烈疼痛、肿胀和瘀斑明显、足跟不能着地行走、跟骨压痛为主要表现。本病成年人较多发生,常由高处坠下或挤压致伤。经常伴有脊椎骨折,骨盆骨折,头、胸、腹伤。

跟骨为松质骨,血液循环比较丰富,骨不连者少见。但如骨折线进入关节面或复位不良,后遗创伤性关节炎及跟骨负重时疼痛者很常见。

一、解剖特点

跟骨为七块跗骨中最大的一块,位于足后下部,构成踵(足后跟)。

1. 跟骨前部 以跟骨沟最低处的向下垂线,定为跟骨前部与跟骨体部的分界,内侧与载距突的腓侧缘分界。其呈方形,上面主要有前距关节面和上结节,前面为鞍形的跟骰关节面。从内部的骨小梁结构来看,主要为前关节面下面的压力小梁。CT 的问世使一些学者对跟骨前部引起较为密切的关注。Miric 从前至后将关节面分为距下关节的前关节面、中关节面和跟骰关节面。前、中关节有一个共同的关节腔。但是,如果前、中关节面是相连的话,前部可能包括一部分的中关节面,而如果前、中关节面是分开独立的话,跟骨前部不包括中关节面。跟骨的前部呈方形,其上面参与构成跗骨窦的下壁,有距跟骨间韧带和跗骨管韧带的止点,有趾短伸肌的起点。外侧的骨皮质较薄。内部的骨小梁较体部较为稀少,在与体部相连的跟骨沟下处,有一个骨小梁稀少的"中立三角区"。跟骨骨折的原始骨折线常在此处开始,向后内延伸。有 $51\%\sim68\%$ 的跟骨骨折涉及跟骰关节,其中部分病例还可以发生跟骰关节的脱位。对这类骨折,跟骨和骰骨往往需连同固定才能达到较为可靠的固定效果。

2. 跟骨体部 体部前面与前部为界,上面与丘部的下面为界,后面与粗隆部为界。跟骨体部内侧的皮质较外侧为厚,表面凹陷有足底部主要的血管、神经和肌腱通过。从内部的骨结构来看,骨小梁比较稀少。位于距突下的跟骨体内侧面,向腓侧凹陷构成跗管的侧壁,长伸肌腱、胫后动静脉和胫后神经从其后上向前下斜行通过,所以跟骨骨折在内侧放置钢板较为困难且不妥。

如果跟骨骨折钢板置于外侧,螺钉从外向内侧钻入时要避免损伤这些重要结构。跟骨体部的外侧面较平坦,腓骨长短肌腱和足背外侧皮神经从后上向前下通过。根据跟骨内外侧的外表形态来看,外侧放置钢板较为方便。跟骨体部内侧的骨皮质较厚,而外侧皮质较薄,因此发生骨折的内侧很少塌陷、外膨和粉碎,而外侧往往塌陷、外膨和粉碎。尽管跟骨外侧塌陷和粉碎很严重,但是可以依靠内侧较为完整和较厚的皮质骨而得到较可靠的固定。跟骨体部内在结构的特点是分布压力骨小梁。垂直压缩暴力引起的跟骨骨折,由于骨质较致密的丘部塌入跟骨体内,造成跟骨外侧壁的外膨、跟骨的宽度增加和外踝与外膨的跟骨外侧壁碰撞。跟骨体的塌陷和压缩,引起跟骨的高度降低、轴长和水平长的缩短。

3. 跟骨粗隆部　表面粗糙,前面与皮质较厚的体部相连。粗隆部的下半部为跟骨结节,跟腱止点于此。从其内在的骨小梁结构来看,主要为较密集的跟骨张力小梁。位于跟骨后部的结节部较为粗大,在后面,突出的跟骨粗隆有一个聚集增厚的皮质骨,起到抵抗跟骨遭受冲击所产生的压缩力,也是主要肌组的附着点。跟骨后面的形状像一个基底在下的三角。后面的中下 1/3 是跟腱的附着处,与上 1/3 的关节囊相分开,上 1/3 通常是光滑和没有跟腱附着。因此,如果在上 1/3 处形成的舌型骨折块,可以不受跟腱的牵拉发生移位;而联系到中下 1/3 处形成的舌型骨折块,此骨折块承受小腿三头肌较大的牵拉力,而可以造成明显的向上移位。下 1/3 较宽,是跖筋膜和跟腱的汇集点。粗隆部的内在结构主要是分布较为密集的张力骨小梁。当跟骨骨折形成舌型骨折块时,或后部发生粉碎骨折时,利用骨质较致密粗隆部进行复位,可以得到较满意的复位和可靠的固定。

4. 跟骨载距突部　外侧与体部为界,上面主要为中距关节面,载距突向外侧倾斜与跟骨沟的最低部形成约 27° 上翻角。载距突周围有坚强的三角韧带、距跟骨间韧带和距下关节的前后关节囊。载距突相连于较厚的跟骨内侧皮质骨中部,由较厚密的皮质骨构成,中间为松质骨,外形约呈平行四边形,长边与跟骨的长轴形成一定的前倾角。其突向内上方形成载距突的上翻角,在上面形成跟骨的中关节面,与跟骨的内侧壁共同构成较为坚强的内侧承重柱。垂直内翻损伤时常造成载距突的劈裂。在垂直压缩型跟骨骨折,斜形的原始骨折线将跟骨劈裂成两个主要的骨折块,前内侧的载距突骨折块和后外侧的粗隆骨折块。载距突的周围,有坚强的肌腱、韧带和关节囊附着,以致载距突折块通常是静态和没有移位的骨折块,但在很严重的损伤中它也可以发生移位。关节囊主要为前、中关节合一的关节囊;韧带主要为跟距骨间韧带、颈韧带和内侧的三角韧带;肌腱主要为趾长屈肌肌腱和长屈肌肌腱。由于载距突骨折块不发生移位,所以常牵拉移位粗隆骨折块来对合载距突骨折块,以便达到良好的骨折复位。应用外侧钢板,按照载距突 30°左右的上翻角,将 2～3 枚螺钉固定到载距突上,可以使骨折块达到可靠的固定。

5. 跟骨丘部　从跟骨沟最低处向后至跟骨体后上最低处划一连线,连线上面的部分为跟骨的丘部,其下面与跟骨体相连。跟骨丘部的内部结构主要为后关节面下面的密集压力小梁,其形状像一个基底在下的三角,丘部的皮质骨较厚,内部有体部放射状的骨小梁集中到丘部的皮质下,使丘部的骨质更为致密。跟骨遭受到垂直压缩暴力时,丘部常发生向前下旋转和被压缩塌入跟骨体内,引起跟骨丘部高度的明显降低,平均要降低 8 毫米左右。丘部构成重要的距下后关节面,而后关节面的粉碎程度和复位程度与手术的效果有密切的关系。丘部是构成 Gissane 角和 Bohler 角的主要依据,如果丘部的位置发生改变,Gissane 角和 Bohler 角必然发生改变。因此,丘部的正确复位,通常可以恢复正常的距下关节、Gissane 角和 Bohler 角。复位后的丘部可以用单枚螺钉或利用外侧钢板上的螺钉,将其固定到载距突上。

二、骨折分类与类型

临床分类方法超过 20 余种，都有各自的依据、特点和优缺点。分类依据主要有 X 线片和 CT 表现两类。基于 X 线片的主要是 Essex-Lopresti 分类方法，分为舌型和关节塌陷型两型骨折，又根据严重程度分为不同亚型，这对理解骨折的形态和选择治疗方法具有重要意义。

以 CT 为分类依据的有多种分类方法，其中较为常用的主要是 Sanders 分型方法，它根据冠状位和轴位 CT 图像中后关节面骨折的情况，将跟骨关节内骨折划分为四大类型和不同的亚型：Ⅰ 型，所有无移位的关节内骨折，无论后关节面骨折线有多少；Ⅱ 型，跟骨后关节面为两部分骨折，移位≥2 毫米，根据原发骨折线的位置可分为 Ⅱ A、Ⅱ B 和 Ⅱ C；Ⅲ 型，跟骨后关节面有两条骨折线，为三部分移位骨折，又分为 Ⅲ AB、Ⅲ BC 及 Ⅲ AC 三个亚型，各亚型均有一中央凹陷骨折块；Ⅳ 型，跟骨后关节面为四部分及以上的移位骨折，包括严重的粉碎性骨折。这种分类方法主要反映了跟骨后关节面的损伤程度，对治疗方法的选择和预后的判断有重要意义。Zwipp 等通过 CT 表现制订出骨块—关节分类法，类型达 7 种，利于有效地判断骨折的严重程度和选择手术方法。其他还有 Crosby、Eastwood、Burdeaux 等分型方法，各有优缺点。

另外，约有 65％的跟骨骨折伴有跟骰关节损伤，俞光荣等根据跟骰关节面损伤的特点将跟骰关节损伤分为四种类型。Ⅰ 型：关节面有骨折线但无移位；Ⅱ 型：关节面有一条骨折线伴骨折块移位或跟骰关节半脱位，骨折线可在水平面或矢状面；Ⅲ 型：关节面有两条骨折线伴骨折块移位或跟骰关节半脱位，骨折线可在水平面或矢状面；Ⅳ 型：关节面有三条骨折线以上的粉碎性骨折伴骨折块移位或跟骰关节半脱位。这种分类方法对确定手术和内固定方法及判断预后具有重要意义。

目前的各种分类方法都不能全面评价和反映跟骨骨折的损伤情况及损伤机制,所以在选择治疗方法、制订手术方案和评价预后时,可将不同的分类方法相结合,综合考虑。

三、病因

跟骨骨折的病因多样,约 75％ 为高处坠落伤,为足跟着地后遭受撞击所致,其他如交通伤、挤压伤、运动伤等,其骨折的机制相应也比较复杂。关节外骨折最常见类型是累及前结节和结节。前结节骨折可进一步分为撕脱性骨折和压缩性骨折。前结节骨折是足跖屈和内收的结果。结节骨折分为鸟嘴样骨折和撕脱性骨折,产生结节骨折的机制是跟腱的强力牵拉作用。关节内骨折多是由距骨在跟骨上的直接垂直暴力造成,少部分可能由于扭转力造成。低能量损伤导致无或轻微移位的骨折,高能量损伤导致粉碎性骨折。

1. 跟骨结节纵行骨折　多为高处跌下时,足跟外翻位结节底部着地,结节的内侧隆起部受剪切外力所致。很少移位,一般无须处理。

2. 跟骨结节水平(鸟嘴形)骨折　为跟腱撕脱骨折的一种。如撕脱骨块小,不致影响跟腱功能。如骨折片超过结节的 1/3,且有旋转及严重倾斜,或向上牵拉严重者,可手术复位,螺丝钉固定。

3. 跟骨载距突骨折　为足内翻位时,载距突受到距骨内下方冲击而引起,极少见。一般移位不多,如有移位可用拇指将其推归原位,用短腿石膏固定 4～6 周。

4. 跟骨前端骨折　较少见。损伤机制为前足强烈内收加上跖屈。应拍 X 线斜位片,以排除跟骨前上突撕裂骨折,用短腿石膏固定 4～6 周即可。

5. 接近跟距关节的骨折　为跟骨体的骨折,损伤机制亦为高处跌下,跟骨着地,或足跟受到从下面向上的反冲击力量而引起。

骨折线为斜形。X线片正面看,骨折线由内后斜向前外,但不通过跟距关节面。因跟骨为骨松质,因此轴线位观跟骨体两侧增宽;侧位像,跟骨体后一半连同跟骨结节向后上移位,使跟骨腹部向足心凸出成摇椅状。

四、诊断

根据患者的外伤病史、症状、体征、X线片和CT检查结果不难做出诊断,但全面的诊断还应包括骨折的分型和病情的评估,这对评估骨折的具体情况、指导治疗和评价预后有重要的作用。病情评估主要包括以下三个方面的内容:①跟骨骨折本身,为全面准确地认识跟骨骨折,并为指导治疗和判断预后提供依据;②后足部和全身的情况;③合并伤。以上因素对确定治疗方案、手术方法和手术时机等都有重要的影响。

(一)症状与体征

症状主要是后跟疼痛、肿胀,活动受限,不能着地,着地时疼痛加剧,伴有脊柱骨折时则存在胸腰部疼痛,活动受限,应予注意。查体时可见足跟部肿,皮下瘀斑,足底扁平,足跟增宽,呈外翻畸形,跟骨压痛、叩痛,足踝部主动活动受限。当合并肌腱断裂、神经损伤及足骨筋膜室综合征时,可出现足部运动障碍、感觉缺失和肿胀张力异常增高等,合并四肢和脊柱损伤时则存在相应的体征。

(二)辅助检查

1. 实验室检查 应常规检查血常规、尿常规、血糖、肝肾功能等,全面评估病情,为治疗提供参考。

2. X线片 常规拍摄双侧跟骨前后位片、侧位片和轴位片,观察跟骨骨折的类型、骨折块位置和数量、关节面的塌陷情况等,测量跟骨的高度、宽度、后跟内外翻的角度、Bohler角和Gissane角等。对合并伤患者还应拍摄相应部位的X线片。

3. CT检查 诊断困难者可行CT扫描或MRI检查,尤其是

CT 扫描在该骨折分型诊断及预后判定上作用较大(图 5-11)。治疗时除了明确骨折类型外,更须着重功能治疗,即早期活动患足和逐渐承重步行,以达到满意的功能恢复,而不宜过分强调骨折块的解剖复位和坚强的固定。跟骨为松质骨,血液循环比较丰富,骨不连者甚少见。但如骨折线进入关节面或复位不良,后遗创伤性关节炎及跟骨负重时疼痛者很常见。

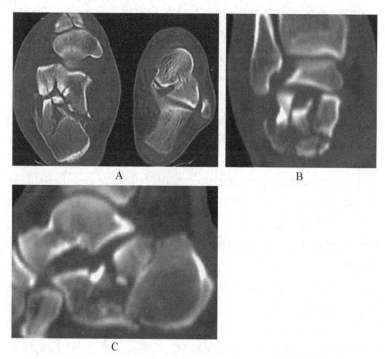

图 5-11 跟骨骨折 CT 扫描

A.CT 轴面像,右侧跟骨体部粉碎性骨折,右足软组织肿胀;B、C. 为多平面重组(multi-planar reformation,mPR)重建跟距关节冠状面像和矢状面像,利于观察跟距关节面情况。

4. CT 三维重建　有条件者,可行 CT 图像三维重建,它可从空间多个角度直观地显示跟骨骨折的细节,为手术治疗提供宝贵的参考依据。

(三)鉴别诊断

1. 足部扭伤　由于外力导致的足关节韧带损伤,多表现为局部疼痛、肿胀、瘀青、活动受限等,与跟骨骨折有相似之处,可以通过 CT 检查是否存在跟骨骨折,与该病相鉴别。

2. 足部关节脱位　由外力暴力撞击导致的足关节稳定结构受损,患者可表现为足部关节变形、肿胀、剧烈疼痛、活动受限等,与跟骨骨折有相似之处,可以通过 CT 检查是否存在跟骨骨折,与该病相鉴别。

五、并发症

1. 伤口皮肤坏死、感染　外侧入路"L"形切口时,皮瓣角部边缘易发生坏死,所以手术时应仔细操作,避免过度牵拉切口,缝合不应有张力。一旦出现坏死,应停止活动。如伤口浅部感染,可保留内置物,伤口换药,有时需要皮瓣转移。深部感染需清创、静脉应用敏感抗生素,如内固定无松动,不取出。内固定已松动,需取出。

2. 神经炎、神经瘤　手术时可能会损伤腓肠神经造成局部麻木或形成神经瘤引起疼痛。如疼痛不能缓解,可切除神经瘤,将神经残端埋入腓骨短肌中。由于跟骨畸形愈合后,内侧挤压刺激胫后神经分支,引起足跟内侧疼痛,非手术治疗无效时,可手术松解。

3. 腓骨肌肌腱脱位、肌腱炎　骨折后由于跟骨外侧壁突出,缩小了跟骨和腓骨间隙,挤压腓骨长、短肌肌腱。肌腱与螺钉、钢板的摩擦及手术后瘢痕也可引起肌腱炎。腓骨肌肌腱脱位、嵌压后,如患者有症状,可手术切除突出的跟骨外侧壁,扩大跟骨和腓骨间隙。

六、西医治疗

(一)非手术治疗

骨折应准确复位,恢复整体外形和长、宽、高等几何参数;矫正后足的负重力线,消除畸形,复位膨隆的外侧壁以避免发生跟腓撞击和肌腱卡压;恢复关节面的正常形态和平整,尽可能解剖复位;恢复跟骨三个关节面之间的正常解剖关系,恢复 Gissane 角和 Bohler 角;固定方法应可靠稳定,允许早期功能锻炼和负重;尽可能减少软组织损伤,避免术后疼痛和关节僵硬。最终,最大限度地恢复后足关节的功能。

1. **物理疗法**　①用红外线照射足跟部骨折处,距离为 30～40 厘米,患者感舒适、皮肤出现桃红色均匀红斑为佳。每日 1 次,每次 15～20 分钟,10 次为 1 个疗程。②将磁头置于足跟部骨折处,每次 20 分钟,每日 1～2 次,6 次为 1 个疗程。

2. **一般治疗**　包括早期功能疗法、闭合复位石膏、支具或其他外固定器固定等。主要适用于以下情况:部分关节外跟骨骨折;年迈不能行走或截瘫患者,关节重建无必要或无意义;无移位的关节内骨折;有手术禁忌证者,如伴有严重复合伤、严重心血管、糖尿病等,手术治疗前的临时处理。

(1)休息并抬高或单纯石膏固定:对跟骨骨折不做复位,仅休息、冰敷并抬高患肢,或仅做单纯石膏固定,这一方法应用很广,直至 20 世纪 60 年代早期。由于骨折不复位,后期并发症很多,因此目前对有移位的骨折已不主张应用这种方法。

(2)功能疗法:该方法的要点是对跟骨骨折不做复位,早期活动和负重,通过功能锻炼,减轻骨折部位的肿胀,以便使关节间的纤维化与粘连降至最低,从而保存后足的部分活动功能。其主要优点是损伤小,且可使后足保留部分功能;缺点是造成跟骨骨折畸形愈合,使患者需要在晚期接受截骨矫形等手术治疗,且使晚期手术变得困难。目前该方法很少使用。

（3）闭合复位石膏外固定：主要是利用韧带向导的作用，通过牵引、锤击松动和挤压牵拉等手法使骨折复位，并用石膏外固定以维持骨折的复位。其优点是软组织的医源性损伤比较小，并且可达到一定程度的骨折复位，相对减少骨折畸形愈合的机会；缺点是常不能准确地复位骨折并恢复关节面的正常形态，部分患者还无法满意地恢复跟骨的外形、后跟轴线。此外，石膏对骨折复位的维持效果不佳，容易发生骨折再移位，固定时间较长，容易造成后足关节僵硬、足跟疼痛等。

无移位的跟骨骨折，包括骨折线通向关节者，用小腿石膏托制动 4～6 周，待临床愈合后即拆除石膏，用弹性绷带包扎，促进肿胀消退，同时做功能锻炼。但下地行走不宜过早，一般在伤后12 周以后下地行走。

有移位的骨折，如跟骨纵行裂开，跟骨结节撕脱骨折和跟骨载距突骨折等。可在麻醉下行手法复位，然后用小腿石膏固定于功能位 4～6 周，后结节骨折需固定于跖屈位。

60 岁以上老年人的严重压缩粉碎性骨折宜采用功能疗法，即休息 3～5 日后用弹性绷带包扎局部，再做功能锻炼，同时辅以理疗按摩等。

（二）手术治疗

手术治疗方法较多，主要是撬拨复位螺钉内固定和切开复位钢板螺钉内固定手术。目前，手术治疗已被越来越多的人接受，得到广泛开展，特别是切开复位内固定手术，已经成为治疗有移位跟骨骨折的最常用和有效的方法。近年来，微创治疗跟骨骨折已开始兴起，新技术新方法得到应用，疗效不断得到改善。

1. 切开复位内固定术

（1）关节内跟骨骨折的手术适应证：①关节面不平整，台阶≥1 毫米，如 Sanders Ⅱ、Ⅲ、Ⅳ型骨折。②跟骨长度缩短明显。③跟骨宽度增加不少于 1 厘米。④跟骨高度降低≥1.5 厘米。⑤Bohler 角缩小不低于 15°。⑥Gissane 角缩小不低于 90°或增大不低于 130°。⑦跟骰关节骨折块的分离或移位不低于 1 毫米。⑧伴有跟骨周围关节的脱位或半脱位。⑨跟骨外膨明显影响外踝部腓骨长、短肌肌腱的活动。⑩跟骨轴位片示内翻畸形成角＞15°，外翻不低于 10°。

（2）关节外跟骨骨折的手术适应证：①跟骨体骨折有较严重的压缩、移位、短缩和增宽畸形。②跟骨体外侧壁的剪切骨折。③跟骨粗隆后上骨折块分离≥1 厘米。④前突骨折发生疼痛性骨不连接。⑤鸟嘴型骨折。

（3）手术禁忌证：①局部软组织覆盖条件差的患者。②年迈不能行走、截瘫和其他内科疾病导致行走很少的患者。③糖尿病或其他神经系统疾病引起的肢体感觉减退或丧失者。④患严重的系统性疾病，如心脏病、心衰、肝衰竭、肾衰竭等。

（4）手术入路：分内外侧切口。①外侧切口：主要包括外侧直切口、后外侧切口、外侧扩大"L"形切口等。跟骨外侧有滋养跟骨和局部软组织的血管、腓肠神经、腓骨肌肌腱等结构。经外侧斜行直切口对软组织剥离相对少，创伤小，但易损伤外侧血管、腓肠神经及腓骨肌肌腱等。外侧扩大"L"形切口比较符合跟骨外侧解剖的特点，目前最为常用。②内侧入路：McReynolds 于 1958 年应用内侧入路，取内侧斜行切口，与跟骨结节长轴平行，显露神经血管束，向前方固定，分离踇展肌和踇长屈肌，向下方牵开，显露跟骨内侧壁和载距突。③载距突入路：2001 年，Zwipp 报道内侧载距突入路。其优点是可很好地显露载距突，切口及创伤小，损伤神经血管束的机会较小；缺点是显露比较局限。它仅适用于单纯载距突骨折的复位和内固定，也可作为外侧入路的辅助方法，用于治疗伴有载距突骨折和内侧关节面骨折的关节内复杂骨折。④内、外侧切口联合应用：优点是直接显露内侧壁骨折块和后关节面，便于精确复位，还可正确地复位载距突骨折块，操作方便。缺点是软组织损伤严重，创伤大，有足部疼痛、肿胀和创口愈合困难的危险，且易损伤上述结构。它主要适用于同时具有跟骰关节、距下关节及载距突的骨折和跟骨内外侧柱均损伤严重的骨折。

(5)内固定材料应用及选择:内固定物包括钢针、螺钉、钢板等,各有优缺点。钢板种类较多,包括 AO 钢板、"H"形钢板、"Y"形钢板、"T"形钢板、交锁解剖钢板、俞光荣的可塑性钛钢板、小蝶形钛钢板等,均有优缺点,都可达到良好的固定效果。应根据具体情况,选用合适的材料,以达到最佳的固定效果。

(6)跟骨骨折的手术固定原则:①固定应可靠,以利于骨折愈合和早期功能锻炼,避免出现术后骨折再移位。②微创性,后足部软组织相对脆弱,应最大限度地减小手术本身的创伤。③符合跟骨的解剖特征和跟骨骨折的特点,并方便术中操作和固定。④符合生物学和后足生物力学的特点。

(7)骨缺损的处理:严重骨折复位后可发生明显的骨缺损,但多数情况下不需要植骨,因为跟骨以骨松质为主,血液循环丰富,跟骨具有较强的再生能力。但对>2厘米的严重骨缺损和当固定后关节面到载距突的长螺钉难以维持后关节面骨折复位时,多主张植骨。此时植骨可对塌陷的关节面及骨折块起到支持作用,防止继发性跟骨体塌陷,刺激骨折早期愈合。植骨方式有多种,多主张用髂骨植骨,也可根据情况使用异体骨或骨替代物。

(8)伤口的关闭:对闭合性跟骨骨折患者,可按照常规关闭创口,应分层缝合,手术操作应仔细轻柔,避免粗暴地牵拉和钳夹,在创口两端可酌情置入 1~2 条橡皮片引流,要严密缝合皮肤,避免缝扎腓肠皮神经,创口加压包扎。

2. 撬拨复位经皮螺钉或钢针固定 目前常用的撬拨复位固定方法是将一枚斯氏针穿过跟骨结节后下方,放置牵引弓,从多个方向牵引以松解骨折块,也可用一枚钢针或螺钉自跟腱止点处或其外侧插入关节面后部主要骨折块的中心,方向与跟骨结节上面平行,将螺钉作为一个杠杆,进行撬拨,松解压缩的骨折块,恢复跟骨的高度和对线。关节面外后侧和中间部位的单独骨折块可用另外一根经皮克氏针进行撬拨复位,纠正骨折塌陷和旋转。透视示骨折复位满意后,在相应部位做几个小切口,打入 3～6 枚空心骨皮质螺钉固定。

3. **骨折复位外固定架固定术**　目前应用于跟骨骨折的外固定支架主要有 Ilizarov 外固定支架、"U"形外固定支架、可调式跟骨外固定支架和撑开式骨折复位外固定支架等。Ilizarov 外固定支架治疗严重跟骨骨折是通过闭合及撬拨复位,用 Ilizarov 外固定支架固定骨折,并对距下和踝关节维持进行轻度持续的控制性牵引,允许患者在伤后早期负重和活动,刺激跟垫使之不发生退变和保持弹性,有效预防后跟疼痛并发症的发生。特别适合于开放性跟骨骨折,特别是 GustiloⅢ型开放性骨折,可进行一期复位固定,并利于创面的处理,还适用于局部软组织条件差而不允许行切开复位内固定、多发创伤或全身一般情况差的患者,也可作为螺钉、钢针等内固定的辅助治疗,以加强骨折的复位固定效果。

4. **后足关节融合**　后足关节融合手术主要用于严重粉碎性跟骨骨折,其中最主要的一部分是 SandersⅣ型跟骨骨折。这些骨折常有骨缺损,要重建跟骨外形、复位后关节面几乎不可能,内固定长期固定效果不佳,最终将发展为距下和中跗关节僵硬及创伤性关节炎,其功能的恢复及疗效并不比距下融合者为好,所以可以进行一期距下关节融合术。但在融合时应注意,为了最大限度地保存足踝部的功能,获得一个跖行足,在融合时应恢复跟骨的正常形态,恢复其长、高和宽度等指标,恢复正常足弓的正常形态,这对避免日后因后足畸形而造成后足生物力学发生显著改变有重要作用。

七、中医治疗

(一)汤剂疗法

1. **早期**　早期瘀血,肿胀较重。治宜活血化瘀,消肿止痛。方用:当归 20g,生地黄 15g,川芎 10g,赤芍 10g,桃仁 12g,红花

9g,牛膝 15g,茯苓 12g,泽泻 10g,大黄 5g,延胡索 10g,丹参 15g,甘草 10g。每日 1 剂,分早晚 2 次服,共服 5 剂。

2. 中期　治宜接骨续筋,和营止痛。方用续骨活血汤加减:当归 15g,赤芍 15g,白芍 15g,生地黄 15g,红花 10g,土鳖虫 10g,骨碎补 20g,煅自然铜 20g,川续断 20g,乳香 15g,没药 15g。水煎分 2 次服,每日 1 剂。

3. 后期　治宜补养气血,补益肝肾。方用补肾壮筋汤加减:熟地黄 12g,当归 12g,续断 12g,山茱萸 12g,茯苓 12g,杜仲 10g,白芍 10g,黄芪 15g,自然铜 12g,土鳖虫 10g。水煎分 2 次服,每日 1 剂。

(二)中成药疗法

1. 长春红药片　黄酒或温开水送服,每次 5～6 片,每日 3 次。

2. 中华跌打丸　口服,每次 1 丸,每日 2 次。小儿及体虚者减半;外伤出血者,将丸研细,外敷患处。

3. 跳骨片　口服,10－20 岁每次 4 片,20－30 岁每次 5 片,30－40 岁每次 6 片,50 岁以上每次 7 片,每日 2 次。

4. 双虎肿痛宁　每日 3～4 次,外搽患处。

5. 正骨膏　温水洗净患处,再用白酒擦洗,将膏药加温软化,将药物摊匀,贴于患处 5～7 日取下,隔 1～2 日后再以前法贴之,伤重者可另换膏药贴之。

(三)正骨疗法

1. 手法复位

(1)跟骨结节纵向骨折:无须复位。闭合前骨折块有明显向上移位者,应在适当麻醉下,以骨圆针穿过结节骨块中部,将膝关节屈曲,由两助手分别把住患足及小腿,医者握紧牵引弓,先向后牵引以松解骨折面的交锁,再向下牵引,直至骨折块复位为止。

(2)跟骨结节横形骨折:若骨折块不大,无须复位。若骨折块较大,且向上移位者,在适当麻醉下,患者取俯卧位、屈膝,助手尽量使足跖屈,医者以两拇指在跟腱两侧用力向下推挤骨折块,使其复位。

(3)跟骨体骨折:骨折线接近跟距关节,若跟骨体后部同跟骨结节向后向上移位,减弱了腓肠肌的紧张力,影响足的纵弓,从而妨碍了站立和行走,应充分矫正。在适当麻醉下屈膝 90°,一助手固定其小腿,医者两手拇指交叉于足底,二手掌紧叩挤压跟骨两侧,矫正骨折的侧方移位和跟骨的增宽,同时尽量向下牵引以恢复正常的结节关节角。若复位仍有困难,可在跟骨上做骨牵引。

(4)波及跟距关节面的跟骨骨折:年老而骨折不明显者,不必复位。年轻而骨折较明显者,整骨方法同跟骨体骨折,应尽可能地矫正跟骨体的增宽和恢复结节关节角。

2. 固定

(1)跟骨结节纵向骨折:无移位的跟骨结节纵向骨折,局部制动,扶拐不负重行走 3～4 周即可。有移位的骨折,复位后以石膏托固定患肢于膝微屈、足跖屈位 4 周。4 周后拔去钢针,再固定 2～3 周。

(2)跟骨结节横形骨折:移位不大的跟骨结节骨折,可以用石膏托固定患足于跖屈位 4 周。若骨折块向上移位,复位后用石膏托固定患肢于膝关节屈曲、足跖屈 30°位 4～6 周。

(3)跟骨体骨折及波及跟距骨折面的跟骨骨折:复位后,用跟骨夹板或石膏托固定患足于跖屈位 4～8 周。

(四)中药外敷

1. 取大驳骨、煅自然铜、骨碎补、土鳖虫、地龙、枳实、重楼、虎杖、胡椒各 2.5g,制穿山甲、红花、血竭、鸡血藤、桑寄生、牛膝、川芎、续断各 5g。共研细末,加 50 度白酒 500ml 浸泡 48 小时后过滤,自容器上添蒸馏水至全量 500ml 即成。口服,每次 20～30ml,6 小时 1 次(儿童酌减)。

2. 取釜脐墨、陈小麦、黄柏、制乳香、制没药、栀子、姜黄、三七、骨碎补、螃蟹壳各 20g。将釜脐墨研碎,陈小麦炒后研末,混匀,加适量米醋煎成糊状,冷却后加少量朱砂及余药(研细末)外敷患处。

3. 取鲜接骨草叶 500g。捣烂,加少许乙醇炒至略黄,以小火煎 6～8 小时,取汁过滤,配成 45% 的药酒 500ml(1:1浓度)(也可将接骨草叶量加倍,按上法制成 2:1 浓度),搽患处。

4. 取大黄、黄柏、黄芩各 15g。共研细末,加红玉膏(东丹、氧化锌各 30g,白凡士林 240g)调敷患处,再在外层包敷三色敷药[牡荆子去衣(炒黑)40g,紫金皮(炒黑)240g,当归、五加皮、木瓜、丹参、羌活、赤芍、白芷、姜黄、独活、天花粉、牛膝、威灵仙、防风、防己各 60g,甘草 18g,秦艽、川芎各 30g,连翘 24g。共研细末,饴糖调敷]。

5. 取樟脑、乳香(去油)、没药(去油)、松香、蓖麻子(去壳,去油)、麝香、冰片、银珠、茄稞虫(用高粱酒浸至虫烂)各 30g。共为细末,隔水炖透,搽敷患处。夏季药膏太薄,可加松香末(随加随搅)至好摊为度。

6. 取杜仲 30g,当归 30g,川芎 30g,骨碎补 30g,川续断 30g,千年健 30g,乳香 30g,没药 30g,牛膝 30g。研成细末,调敷患处,每次 5 小时,每日 1 次,10 次为 1 个疗程。

(五)饮食治疗

1. 赤小豆适量,赤砂糖少许。赤小豆水煎,加赤砂糖少许温服之。适用于活血化瘀期。

2. 猪骨头 1000g,黄豆 250g,精盐、生姜各适量。猪骨头、黄豆加水小火烧烂,加精盐、生姜调味,分饮食之。

3. 猪脊骨 1 具,大枣 120g,莲子 90g,降香、生甘草各 9g,精盐、生姜各适量。猪脊骨洗净,大枣、莲子、降香、生甘草放入锅中,加水小火烧烂,加精盐、生姜调味,分多次饮之。

4. 鲜湖蟹(带黄)2 只取肉,大米、生姜、醋、酱油各适量。大米粥煮熟时,入蟹肉,再加以生姜、醋和酱油服食,常服。

5. 乌雄鸡 1 只,三七 5g,黄酒、酱油各适量。乌鸡去皮毛、内脏、洗净;三七切片,纳入鸡肚中,加黄酒,隔水清炖,熟后用酱油蘸服,常服。

6. 生黄芪 30g,大米 100g。黄芪浓煎取汁,加大米煮成粥,早晚服食。

7. 当归 20g,黄芪 100g,嫩母鸡 1 只。加水同煮汤食用。

8. 枸杞子、续断各 10g,骨碎补 15g,薏苡仁 50g。将骨碎补与续断先煎去渣,再入其余 2 味煮粥进食。每日 1 次,7 日为 1 个疗程。每 1 个疗程间隔 3～5 日,可用 3～4 个疗程。适用于跟骨骨折。

(六)其他治疗

1. 温热敷

(1)取杜仲、狗脊、牛膝、伸筋草、三七、骨碎补、续断、桃仁、红花、落得打、独活各等分,水煎,先熏蒸后淋洗骨折局部,每次 20～40 分钟,每日 2～3 次。

(2)取伸筋草 5g,透骨草 5g,五加皮 4g,三棱 4g,莪术 4g,秦艽 4g,海桐皮 4g,牛膝 2g,木瓜 3g,红花 3g,苏木 3g。加水煎煮,趁热先熏蒸后淋洗患处,每日 2 次,1 剂药用 2～3 日。具有消肿止痛,舒筋活络的功效。适用于跟骨骨折中、后期,踝关节虚肿不消,屈伸不利,重着麻木,强直拘挛等。

(3)当归、羌活、独活、乳香、没药、桃仁、红花,续断、骨碎补、透骨草、煅自然铜各等分。共研细末,用时取 120g 加入大青盐、白酒各 30g,拌匀。装入布袋内缝好,干蒸后轮换熨患处,每次 1 小时,每日 1 次。适用于骨折中后期。

2. 康复锻炼　骨折整复后,可做跖趾关节的屈伸活动。2 周后做扶拐不负重的步行锻炼。解除固定后,逐渐下地负重行走,并做足底踩滚圆棍等活动,使关节面与足弓自行模造而恢复部分功能。

八、预防与调护

1. 骨折初期即可开始跖趾、趾间关节屈伸活动。2 周后可扶拐不负重行走。解除固定后做足底搓滚圆筒活动和踝关节抗阻力跖屈背伸练习,促使关节面和足弓的自行恢复。

2. 患者静卧,抬高患肢高于心脏位置 15°,以促进静脉回流,消除肿胀。

3. 严密查看患肢有无红肿或异样感觉。

4. 早期合理地进行功能锻炼。骨折 2 周内仅做踝关节的背伸跖屈活动,2 周后即嘱患者于夹板固定下在床上做足掌部的滚搓圆柱物运动,尽可能地逐步塑形,矫正跟骨体的畸形和恢复结节关节角。6～8 周后可逐渐下地负重行走。

第八节　趾骨骨折

趾骨骨折是指由于直接外力或传导外力引起的趾骨断折,如重物压砸足背、足趾撞触硬物等,以第 1 和第 5 趾为好发部位,远侧趾骨较近侧趾骨骨折概率大,可为横形、斜形、纵向骨折或者粉碎性骨折,常表现为足部肿胀、疼痛、活动受限、畸形等。伤后应及时治疗,一般预后良好。

一、解剖特点

趾骨是脚趾上各块骨的统称,足趾除踇趾为 2 节外,其余为 3 节构成。每节趾骨分底、体、滑车三部分。在站立时协助维持躯体平衡,行进时主要辅助足的推进力和弹跳力。趾骨骨折在临床上较为多见,居足骨骨折的第 2 位。趾骨骨折多因奔走急迫、踢撞硬物或砸伤所致,易合并皮肤和趾甲损伤,伤后又容易并发感染。

二、骨折分类与类型

由外伤引起者为外伤性骨折;发生在原有骨病(肿瘤、炎症等)部位者为病理性骨折。骨折端与外界相通为开放性骨折,如与外界不通则为闭合性骨折。此外,还可根据骨折的程度、稳定性和骨折后的时间做出其他分类。骨折发生后常在局部出现疼痛、压痛、肿胀、瘀血、畸形、活动受限及纵向叩击痛、异常活动等。一般多可据此做出诊断。当然,如果骨折损伤了血管、神经等,则会出现相应的表现,故应注意是否有其他器官同时损伤,帮助确诊和进一步了解骨折部位、类型及指导治疗。

三、病因

趾骨骨折占足部骨折的第 2 位,多因重物砸伤或踢碰硬物所致。前者多为粉碎性或纵裂骨折,后者为横断或斜面骨折。常合并皮肤与趾甲损伤。多为直接暴力损伤,如重物高处落下直接打击足趾,或走路时踢及硬物等。重物打击伤常导致粉碎性骨折或纵向骨折,同时合并趾甲损伤,开放骨折多见。踢撞硬物致伤多发生横形或斜形骨折。也有些骨折是由积累性劳损所造成,如长期、反复、轻微的直接或间接损伤可致肢体某一特定部位骨折。

四、诊断

依据外伤史,临床表现及 X 线检查可做出诊断,对开放性骨折合并软组织挫裂伤的程度应予充分估计,以利手术清创修复,避免组织坏死、感染。

(一)症状与体征

根据骨折的性质、部位、轻重程度不同,症状各不相同,常以疼痛、肿胀、活动受限为主要症状表现,严重者会引起畸形。

足趾畸形、肿胀、压痛,纵向叩击痛阳性,骨擦音明显。

(二)辅助检查

1. X 线检查　摄前足的正位、侧位及斜位片,诊断骨折的部位、类型、移位情况,可提示趾骨原有结构破坏,骨小梁结构紊乱、断裂、骨皮质断裂、隆起等,可见骨折线,骨折块有无移位(图 5-12)。

2. CT 检查　当足部发生隐匿性骨折及多处骨折时,针对足部

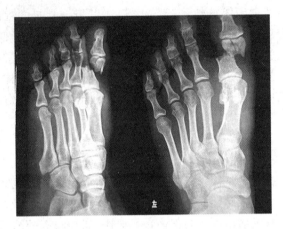

图 5-12　趾骨骨折的 X 线检查

进行多方向的图像重建,能更清晰地显示骨折的移位情况和骨折线。

(三)鉴别诊断

跖骨骨折　表现为疼痛、肿胀、瘀斑、足跟行走及行走受限等,但疼痛部位较趾骨骨折更为靠近中足。根据外伤史、临床症状,结合 X 线检查足部正、斜及侧位片,提示骨折部位,即可鉴别。

五、并发症

如果趾骨骨折处理不及时或护理不当,可能会并发愈合畸形。经手术治疗后,患者需要长时间卧床休息,导致活动受限,加之恢复期时间较长,容易诱发一系列并发症,其中包括便秘、压疮和静脉血栓等。

六、西医治疗

通常,骨折经过适宜的治疗,如复位和固定,在骨折段有良好血液供应的条件下,经过一段时间多可自行愈合。骨折的正确的现场急救和安全转运是减少患者痛苦、防止再损伤或污染的重要措施,其中最要紧的是妥善固定。

(一)非手术治疗

1. 急性期治疗　受到外伤时,若皮肤表面有破损,可用清水冲洗后,用干净纱布进行包扎,或用纱布、衣物等进行按压止血;若皮肤表面无破损,避免移动患肢,将足部固定,立即就医处理。

2. 一般治疗　无移位趾骨骨折,无须做特殊治疗,休息静养2～3周即可行走。有移位趾骨骨折属单发趾骨骨折者行手法复位,将邻趾与伤趾用胶布一起固定,可早期行走;属多发趾骨骨折者,在复位后用超过足趾远端的石膏托板固定2～3周即可进行功能训练。治疗中需注意纠正旋转畸形及跖侧成角畸形,避免足趾因轴线改变而出现功能障碍。必要时可在麻醉下复位。

3. 药物治疗　①镇痛药:若患者伤后疼痛感剧烈,可酌情应用非甾体类镇痛药物缓解症状,如布洛芬缓释胶囊、塞来昔布胶囊等。②抗生素:需要进行手术,或开放性损伤者,可使用抗生素来预防感染,如头孢菌素。

4. 物理疗法　将500～2000高斯磁片2～4片贴于骨折压痛最明显处,每次20～30分钟,20次为1个疗程。

(二)手术治疗

开放骨折需要急诊手术处理,清创时可同时处理骨折。如果 趾骨折累及趾间关节或跖趾关节,或者严重粉碎、不稳定的第1趾骨近节骨折,仍然需要手术治疗,通常可采用克氏针或螺钉固定。粉碎性骨折多需要接骨板治疗。术后先用行走管型石膏固定4～6周,然后再穿术后专用鞋4～6周。

七、中医治疗

(一)汤剂疗法

1. 早期　方用桃红四物汤加减:桃仁、川芎、当归、赤芍、生地黄、红花、牡丹皮、制香附、延胡索。

2. 中期　治宜接骨续损，和营止痛。方用续骨活血汤加减：当归、赤芍、白芍、生地黄、红花、土鳖虫、骨碎补、煅自然铜、川续断、积雪草、乳香、没药。

3. 后期　治宜活血止痛，舒筋活络。方用舒筋汤加减：白芍、熟地黄、菊花、牡丹皮、牛膝、秦艽、白术、枸杞子、玉竹。

(二)正骨疗法

趾骨骨折的治疗应注意维持跖趾关节的灵活性，矫正骨折端向跖侧的成角。无移位骨折可采用邻趾胶布粘贴固定或塑形铝板固定3～4周，有移位骨折用手法整复、夹板固定。

1. 手法复位　患者仰卧位，伤足垫高，用一块纱布包裹伤趾。医者双手拇、示指分别握捏住骨折的远折端，首先相对拔伸牵引5min，纠正重叠移位，然后顺势屈曲骨折远端，以矫正向跖侧成角畸形。若有侧方移位者，医者一手拇指捏住末节牵引，另一手拇、示指挤捏骨折端，纠正侧方移位。

2. 固定　复位成功后，采用2块小板分别放置在伤趾的跖侧和背侧，在跖侧板上中段垫一适当厚度的压垫，以防止跖侧成角移位，然后绑扎固定。也可使用塑形铝板或者压舌板固定。如果用邻趾固定法，需在两趾蹼间夹一纱布，再用胶布缠绕粘贴固定。缠绕胶布时，注意不宜过紧，以免皮肤组织坏死。固定时间为3～4周。若为粉碎性骨折，骨折端无明显骨痂形成者，要适当延长固定时间。

整复固定完成后抬高患肢，做踝关节的屈伸活动。可扶单拐适当下地行走，但伤肢不宜负重。解除固定后，弃单拐练习负重步行，并做跖趾关节的功能活动。

(三)经穴治疗

1. 艾灸

取穴：足三里(双侧)、悬钟(患侧)、阿是穴。

治法：采用温针灸。温针时间每次30分钟，每日1次，连续治疗15日为1个疗程。

2.中药外敷

(1)取赤芍、桃仁、川芎各 30g,丹参 90g,法半夏、生天南星、煅青礞石各 45g,石菖蒲 20g,肉桂 15g,当归、紫河车、黄芪、党参各 60g,天麻 50g。共研细末,炼蜜为丸(每丸 10g)。姜汤送服,每次 1 丸(儿童用量酌减),每日 3 次,1 个月为 1 个疗程。

(2)取何首乌、制天南星、芍药、丹参、骨碎补各 500g,当归、牛膝各 300g,细辛 250g,赤小豆 1000g,制川乌 710g,煅自然铜 120g,青桑炭 2500g,猴骨、续断各 100g。共研细末,醋糊为丸(如梧桐子大),朱砂为衣。每次 30 丸,温酒下(醋汤亦可)。

(3)取骨碎补、血竭、丁香、白芷、续断、马钱子、白及、硼砂、生草乌、肉桂、甘松、细辛、生川乌、生牛膝、苏木、杜仲、伸筋草、透骨草各 20g,羌活、独活、麻黄、五加皮、皂角核、红花、乳香、没药、泽兰叶各 10g,虎骨 8g,黄丹 800g,冰片 15g,麝香(酌加)1.5g。共研细末,以香油 1600g 浸泡 7 日后煎成膏,摊贴于膏药皮纸上,贴患处。

(4)取羊骨(打碎)100g,生栀子、生木瓜、生大黄、独活、生草乌、生半夏、路路通各 30g,生天南星、赤芍、红花各 15g,羌活 70g,紫荆皮 60g,生蒲黄、旋覆花、苏木各 22.5g。共研细末,以 3 倍饴糖调敷伤处。

(5)取煅自然铜、荆芥、防风、皂角、茜草、续断、羌活、独活、乳香各 30g,白及、血竭、硼砂、螃蟹末各 40g,骨碎补、接骨木、红花、没药、桂枝、鲜土鳖虫 20g。共研细末,以 3 倍饴糖调敷伤处,7 日换药 1 次。

(6)取干红花 50g 磨碎之后和蜂蜜调匀,外敷在骨折局部,并用纱布固定和包扎,避免污染,每日换药 1 次。

(四)其他治疗

1.温热敷

(1)取秦艽、五灵脂、茴香、独活、桃仁、红花、当归各等量。水煎,熏洗患处,每次 20～40 分钟。每日 2～3 次。

（2）取温水适量与食醋混匀，再与铁末浸混拌匀，装入布袋，外裹棉垫，热熨患处，每次 10～30 分钟，每日 1 次，10 次为 1 个疗程。

2. **康复锻炼**　整复固定后，即可下地行走；解除固定后，练习跖趾关节与趾间关节屈伸活动。

八、预防与调护

1. 患者静卧，抬高患肢高于心脏位置 15°，以利于血液回流，消除肿胀。

2. 注意观察患肢有无红肿和异样感觉。

3. 尽早开始功能锻炼，促进血液循环和功能恢复。整复固定后即可下地活动。3～5 周拍 X 线片，若示骨折愈合即去除外固定，练习跖趾、趾间关节屈伸活动。并辅以局部按摩，加快关节功能恢复。

4. 开放性骨折术后要注意患足清洁卫生，避免污染，杜绝感染。

第九节　跖骨骨折

跖骨骨折多因重物打击足背、碾压及足内翻扭伤引起。跖骨干骨折因相邻跖骨的支持，一般移位不大。第 2、3 跖骨颈部易发生应力性骨折（疲劳骨折）。第 5 跖骨基部骨折是由于足突然内翻，腓骨短肌猛烈收缩撕脱造成，很少移位，需与该部未闭合的骨骺相鉴别。跖骨与趾骨骨折在临床上十分多见，约占全身骨折的 7%，多见于成年人，其中 2/3 为趾骨骨折，1/3 为跖骨骨折，籽骨骨折则极为少见。

一、解剖特点

跖骨为圆柱形的小管状骨，并列于前足。由内向外依次为第

1～5 跖骨,每一跖骨可分为基底、干、颈、头 4 部分。5 根跖骨并列构成足的横弓。第 1、5 跖骨头参与构成足的纵弓,又是足三点持重的前部两个支重点。第 1、2、3 跖骨基底部,分别与第 1、2、3楔骨相接;第 4、5 跖骨基底部与骰骨相接,共同构成微动的跖跗关节。第 1～5 跖骨头分别与第 1～5 趾骨近节骨基底相接,构成跖趾关节。第 1 跖骨较粗大,与内侧的楔骨、舟骨和距骨构成足的柱状部,第 1 跖楔关节是柱状部的重要组成部分,既可传导行走时的重力,又对稳定整个跖跗关节起一定作用;第 2～5 跖骨为足的片状部,有保持行走时足的平衡和稳定的作用。第 2 跖楔关节是片形部的重要组成部分,是由第 2 跖骨底向后深入 3 个楔骨前面的凹形区内相互紧密交锁而成,第 2 跖楔关节的这种结构,使第 2 跖骨基底与跗骨有了坚固的结合,成为跖跗关节的重要稳定因素。

二、骨折分类与类型

1. **按骨折线分类**　可分为横断形、斜形、粉碎性骨折。

2. **按骨折部位分类**　跖骨骨折可分为跖骨基底部骨折、跖骨干部骨折和跖骨颈部骨折。以基底部骨折为多,干部次之,颈部较少。跖骨基底部骨折,常为多发性骨折,且易合并跖跗关节脱位。单一的第 5 基底或结节部骨折,为内翻伤力使腓骨短肌强力收缩引起的撕脱性骨折,多移位不大。第 1 跖骨基底部单一的骨折脱位,则是足跖屈位由高处坠落的垂直冲击力所致。第 2、3 跖骨干骨折,是由于长途跋涉,足部肌肉疲劳,足弓塌陷,跖骨负担增加,骨皮质和骨小梁过度疲劳而发生的骨折,多发于第 2、3 跖骨颈部。

3. **按骨折移位程度分类**　可分为移位性骨折和无移位性骨折。由于跖骨并相排列,相互支撑,单一或 1～2 根跖骨骨折,多无移位或移位轻微;第 5 跖骨基底或结节部撕脱骨折,也多无移位;而多发性跖骨骨折,由于失去了互相支撑作用,多移位明显,且多向跖侧突起成角移位,甚或重叠移位跗关节脱位容易伴发第

2跖骨基底部骨折的重要原因。

三、病因

本病多因直接暴力引起,如压轧、重物打击足背等,少数由间接暴力所致,如扭伤等。直接暴力引起者,往往数根跖骨同时骨折,骨折线多为横形,少数为斜形或粉碎性。骨折端可向跖侧成角,远折端向跖侧移位,或有侧方移位。足扭伤时,由于足强力内翻,腓骨短肌、腓骨第3肌猛力收缩,可发生第5跖骨基底部撕脱骨折。第2、3跖骨颈可因长途步行而发生疲劳性骨折。

四、诊断

(一)症状与体征

不同部位的跖骨骨折表现也略有不同。

1. **第5跖骨基底部撕脱骨折** 腓骨短肌附着于第5跖骨基底部结节处,足严重内翻扭伤可造成裂纹骨折或完全的撕脱骨折,X线拍片检查时应注意与儿童的正常骨骺相区别。

2. **行军骨折** 较少见,发生于长途走路,在第2、3跖骨颈或干骨折,也可发生在胫骨。一般无移位,又称疲劳骨折。骨折多在不自觉中发生,无外伤史,症状不重,仅早期患足稍痛,局部轻度肿胀,感觉足部疲劳不适,有时有较多骨痂发生才发现。

(二)辅助检查

检查凡疑为骨折者应常规进行X线拍片检查(图5-13),可显示临床上难以发现的不完全性骨折、深部的骨折、关节内骨折和小的撕脱性骨折等,即使临床上已表现为明显骨折者,X线拍片检查也是必要的,可以帮助了解骨折的类型和具体情况,对治疗具有指导意义。

1. **X线检查** 应包括正、侧位,并须包括邻近关节,有时须加摄斜位、切线位或健侧相应部位的X线片。仔细阅读X线片后应辨明以下几点:①骨折是损伤性或病理性;②骨折是否移位,如何

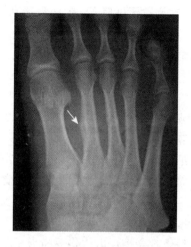

图 5-13　跖骨骨折的 X 线拍片检查

示第 2 跖骨中段疲劳骨折,可见骨膜反应。

移位;③骨折对位对线是否满意,是否需要整复;④骨折是新鲜的还是陈旧的;⑤有否邻近关节或骨伤损伤。

2. CT、MRI 检查　CT 扫描可见跖骨骨髓腔密度增高及局部软组织增厚,为早期诊断提供重要的依据。MRI 检查可见骨组织完整性受损,骨膜及周围血管损坏。

(三)鉴别诊断

1. 跗骨窦综合征　其症状与跖骨骨折相似,表现为足掌中心部位疼痛,通常发生在脚扭伤后,X 线检查无特异性表现。MRI 检查可发现跗骨窦处积液及骨髓水肿。

2. 骰骨、楔骨骨折　由于骰骨和楔骨邻于跖骨后方,故疼痛部位和症状与跖骨基底部骨折相似,并且同样发生于外伤后,但是在 X 线及 CT 上可清晰地显示出骨折线位于骰骨和楔骨,以此作为鉴别诊断。

3. 病理性骨折　发生于跖骨的良性或恶性骨瘤,可因改变或破坏跖骨结构,导致骨质硬度降低,在日常活动中或受到轻微外力下即发生骨折。X线检查及CT检查可发现肿瘤灶或骨折破坏,MRI查见肿瘤浸润范围等。

五、并发症

1. 血管神经损伤　在高能量冲击下(如重物砸于脚背、挤压伤等),骨折端可刺破血管、神经,导致血管神经损伤。其中血管损伤主要表现为足背动脉搏动消失等,在开放性骨折中可能会导致失血性休克。而神经损伤主要表现为足部感觉异常、麻木等。

2. 骨筋膜室综合征　跖骨骨折后,由于出血、炎症反应带来的渗出,会导致足内部压力过高,从而进一步导致血流障碍、缺氧等情况发生。然后患者会表现出创伤后持续的肢体疼痛、皮肤苍白、感觉异常、麻痹、动脉搏动消失等。

3. 骨折延迟愈合　跖骨骨折患者可能会出现骨折的延迟愈合或不愈合的情况,如果出现这些情况,则应该延长固定时间或者是进行切开植骨、内固定治疗。

跖骨骨折的并发症很大的原因跟护理不当有关。在治疗后,患者应该特别注意日常护理。不管是非手术方法治疗,还是手术治疗,患者在治疗后,都需要适当地进行脚趾屈伸活动。

六、西医治疗

(一)非手术治疗

1. 第5跖骨基部撕脱骨折,腓骨短肌附着于第5跖骨基底部结节处。足严重内翻扭伤可造成裂纹骨折或完全的撕脱骨折,X线拍片检查时应注意与儿童的正常骨骺相区别。一般无移位者可用胶布固定,绷带包扎,必要时用石膏靴(带橡皮跟可行走)固定约6周。其他跖骨基底部骨折无移位也可用同法治疗。

2. 第2、3、4跖骨颈骨折如有移位,应手法复位,短腿石膏固定,否则畸形连接后影响走路。手法复位不成功,可手术复位,钢针固定。

3. 行军骨折较少见,发生于长途走路,在第 2、3 跖骨颈或干骨折,也可发生在胫骨。一般无移位,又称疲劳骨折。骨折多在不自觉中发生,无外伤史,症状不重,仅早期患足稍痛,局部轻度肿胀,感觉足部疲劳不适,有时有较多骨痂发生才发现。患者要适当休息,早期用足弓支持,胶布固定包扎或石膏固定约 3 周,可防止过多骨痂形成。以后可用足弓垫(横弓及纵弓垫),分散重力,至症状消失。愈合后无后患。

4. 趾骨骨折如有伤口,应清洁伤口,防止感染。如无移位,局部包扎固定。如有移位应手法复位,固定患趾于趾屈位。

(二)手术治疗

跖骨骨折的手术方法为切开复位或闭合复位克氏针内固定和切开复位微型钛板内固定。

1. 克氏针内固定患者术后石膏固定 6 周,微型钛板内固定患者未石膏固定,术后 3 日即开始功能练习。随访骨折愈合及术后行走情况,评价治疗效果。结果所有患者均获得随访,时间为 3～24 个月,平均为 12 个月。骨折愈合率 100%,骨折愈合时间为 6～12 周,平均为 8 周。伤口均甲级愈合,微型钛板内固定患者站立及行走早于克氏针内固定患者。

2. 微型钛板螺钉内固定治疗跖骨骨折,尤其是粉碎性骨折,优于克氏针内固定,具有解剖复位,固定可靠,可早期活动锻炼,并发症少,是一种更理想的内固定方法。但传统的克氏针内固定仍然是一种简单有效的治疗方法。

3. 闭合复位小夹板或石膏外固定由于骨折端间的相互限制作用,使骨折复位极为困难,复位后由于屈肌及骨间肌的牵拉作用,常导致骨折的侧方移位及背侧成角,影响治疗效果。

4. 跖骨干骨折切开复位克氏针内固定术,对于横形骨折主张采用交叉克氏针固定,斜形骨折可与骨折线垂直穿 2 根克氏针固定。但因为骨折断面很小,2 根克氏针相互干扰,操作困难,断端存在一小的间隙,影响愈合。髓腔内穿克氏针,操作虽然简单,但针需穿过关节可能损伤肌腱,对关节有一定的损害,容易造成肌腱粘连,由于不能防止骨折旋转,还需要辅以较长时间的石膏外固定,关节不能早期活动,势必造成关节僵硬。斜形骨折可与骨折线垂直穿 2 根克氏针固定,操作容易,但由于跖骨干细小、皮质薄,克氏针经过皮质只有很短的一段,而且克氏针光滑,骨折端难免沿针滑动,出现分离现象,影响骨折的愈合。若克氏针针尾露出皮肤外,有刺伤他处的危险和不小心触及针尾引起疼痛的可能。

5. 采用微型螺钉钢板加压内固定术,可使骨折端紧密接触,有效防止旋转,固定牢靠。肌腱在光滑的钢板上滑动,不易造成粘连,术后拆线同时可以拆除石膏托进行活动,能够保证关节的功能。尽管微型加压螺钉钢板内固定术治疗跖骨干骨折可能增加感染机会,加重骨膜损伤,使骨折愈合迟缓,但是只要在手术中仔细操作,减少骨膜剥离,彻底消毒,规范铺巾,熟练操作,减少手术时间,就可以减少感染机会和对骨折端血供的破坏,促进骨折早日愈合。

七、中医治疗

(一)汤剂疗法

1. 早期　治宜活血化瘀,消肿止痛。方用:柴胡 9g,瓜蒌根 9g,当归 9g,红花 6g,甘草 6g,穿山甲 6g,大黄 12g,桃仁 9g。水煎分 2 次服,每日 1 剂。

2. 中期　方用新伤续断汤:当归尾 12g,醋煅自然铜 12g,骨碎补 12g,桑枝 12g,土鳖虫 6g,丹参 6g,桃仁 6g,泽兰叶 6g,延胡索 6g,乳香 3g,没药 3g,续断 10g,苏木 10g。水煎 2 次服,每日 1 剂。

3. 后期　解除固定后,用中草药熏洗患部,加强功能锻炼。

(二)正骨疗法

1. 手法整复　跟骨结节纵向骨折的骨折块一般移位不大,予以挤按对位即可。跟骨结节横形骨折是一种撕脱性骨折,如撕脱骨块小,不致影响跟腱功能。如骨折片超过结节的 1/3,且有旋转及严重倾斜,或向上牵拉严重者,可在适当麻醉下,患者取俯卧位、屈膝,助手尽量使足跖屈,医者以两手拇指在跟腱两侧用力推挤骨折块,使其复位。跟骨载距突骨折与跟骨前端骨折极少见。一般移位不多,如有移位可用拇指将其推归原位,用短腿石膏固定 4~6 周。骨折线不通过关节面的跟骨骨折,若跟骨体后部同跟骨结节向后向上移位,应予充分矫正。患者仰卧位、屈膝 90°,助手固定其小腿,医者两手指相交叉于足底,手掌紧扣跟骨两侧,用力矫正骨折的侧方移位和跟骨体的增宽,同时尽量向下牵引以恢复正常的结节关节角。对有关节面塌陷,粉碎而移位较多者,可用手掌扣挤足跟,尽量矫正跟骨体增宽,手法宜稳,在摇晃足跟时,同时向下用力,以尽可能纠正结节关节角。对于跟骨结节骨骺分离,骨折片明显上移,或跟骨体部冠状位骨折,后骨折段向上移位者,在常规无菌操作下,用一骨圆针在跟骨结节部的后上方穿入,做向后、向下的牵引,使向上移位的跟骨结节得以复位,恢复跟骨结节关节角下部的正常位置。牵引时间为 3~4 周,并早期进行功能锻炼。

2. 固定　无移位骨折一般不做固定。对有移位的跟骨结节横形骨折,接近跟距关节骨折及波及跟距关节面未用钢针固定者,可用夹板固定。即在夹板两侧各置一棒形压垫,用小腿两侧弧形夹板做超踝关节固定,前面用一弓形夹板维持患足于跖屈位,小腿后侧弓形板下端抵于跟骨结节之上缘,足底放一平足垫。

(三)经穴治疗

1. 体针

取穴:三阴交、解溪、足临泣、京骨、足通谷、公孙、悬钟。

治法:取适宜毫针针刺上述穴位,留针 30 分钟,10 次为 1 个疗程。

2.艾灸

取穴:足三里(双侧)、悬钟(患侧)、阿是穴。

治法:采用温针灸。温针时间为每次 30 分钟,每日 1 次,连续治疗 15 日。

3.中药外敷

(1)取煅自然铜 50g,骨碎补 30g,龟甲、鳖甲各 20g,金毛狗脊、龙骨、牡蛎各 50g。共研细末,用黄酒调成糊状,敷在患处局部,每日 1 次,10 次为 1 个疗程。

(2)取侧柏叶、大黄各 2 份,黄柏、薄荷、泽兰各等分。共研细末,用水、酒各半调成糊状,加热外敷。

(四)其他治疗

1.温热敷 在患肢局部采用石蜡结饼法,控温 40~42℃,每次 20~30 分钟,每日 1 次,连续治疗 15~20 次。

2.康复锻炼 跖骨骨折复位后,可在夹板固定下练习踝关节屈伸活动;2 周后可扶拐不负重行走;解除固定后,练习跖趾关节屈伸活动与逐渐负重行走。

八、预防与调护

1.为避免患部负重,可在鞋底相当于跖骨头后方加一横垫,减轻负重,长期应用,一般可获痊愈。

2.固定后早期练习小腿肌舒缩活动及足趾屈伸活动,如全身情况好即可扶双拐不负重下地活动。解除外固定后可练习踝关节及足趾各关节活动,配合局部手法按摩。